ANTONIA WESSELING

wo du uns *findest*

Roman

Forever

Forever by Ullstein
forever.ullstein.de

Originalausgabe bei Forever
Forever ist ein Verlag der Ullstein Buchverlage GmbH Berlin

1. Auflage Mai 2023

Umschlaggestaltung: zero-media.net, München
Titelabbildung: © FinePic®
Gesetzt aus der Quadraat Pro powered by *pepyrus*
Druck- und Bindearbeiten: CPI books GmbH, Leck
ISBN 978-3-95818-681-1

»Ich fand es schlimm, dass (geschrieben wurde), es sei ein ›trauriges Geständnis‹, dass ich zur Therapie gegangen bin (…). Das soll doch eher ein Zeichen von Stärke sein oder von Mut, den man ergreift, um sich helfen zu lassen.«

Wincent Weiss

Playlist

Gewinner – Clueso
Wie es mal war – Wincent Weiss
Pläne – Wincent Weiss
Warum – Wincent Weiss
Auf anderen Wegen – Andreas Bourani
Ich muss immer an dich denken – SDP
Nie vergessen – Glasperlenspiel
Still – Jupiter Jones
Wie soll ein Mensch das ertragen – Philipp Poisel
Deine Nähe tut mir weh – Revolverheld
Ich will nur – Philipp Poisel
Ich will nur dass du weißt – SDP
Niemals Allein – SOPHIA
Falling Apart – Michael Schulte
Leer – Ambre Vallet

1. Kapitel

Ben

– vor zwei Jahren –

Die Musik dröhnt höllisch laut aus den Boxen. Wer sich heute Abend nicht vollends heiser schreien möchte, hat nur mit stummen Handbewegungen die Chance, sich zu verständigen. Obwohl ich davon ausgehe, dass die wenigsten hier sind, um Klatsch und Tratsch auszutauschen.

Spaß haben, für ein paar Stunden dem strengen Lernpensum entkommen und alltägliche Gedanken im Kölsch ertränken. So lautet normalerweise die Mission, wenn ich mit meinen Jungs freitagabends feiern gehe. Meist sind wir auf einer legendären Medizinerparty oder in einem der vielen Clubs der Stadt. Wären wir anspruchsvoller, hätte es uns sicher nicht in diesen heruntergekommenen Keller gezogen, doch hier sind wir nun.

Jedenfalls Aaron und ich. Wo Max und Daniel abgeblieben sind, kann ich nicht genau sagen. Ein Nicken in Richtung Bar genügt, dass Aaron mir folgt. Hier ist nicht nur der Bass leiser, sondern auch der Geruch von verschwitzten Körpern wird um einiges erträglicher.

Die ersten Kölsch sind ziemlich schnell leer. Der Alkohol gibt sein Bestes, um den Abend in Schwung zu bekommen. Dabei sollte ich mir die Frage stellen, wie geschickt es ist, mich gleich zu Beginn des neuen Semesters so volllaufen zu lassen. Mit einem Kater kann ich das Lernen morgen vergessen. Ich lasse mich auf den Hocker vor dem Tresen sinken und bestelle die nächste Runde. Aaron finanziert sein Studium gerade so mit BAföG und ist deshalb häufig ziemlich knapp bei Kasse. Also geht diese hier auf mich.

Ich schiebe unsere leeren Kölschgläser über die Bar und mache auf uns aufmerksam.

»Wie viele?«, fragt der Barkeeper.

»Diesmal nur vier Ginger Ale«, sage ich und sehe mich nach dem anderen Teil unserer Gruppe um. Max und Daniel sind seit einer gefühlten Ewigkeit auf der Tanzfläche verschwunden, um Max auf andere Gedanken zu bringen.

Seit er von seiner Freundin Elena verlassen wurde, ist er für uns kaum wiederzuerkennen. Kein Wunder, denn als Elena sich vor einem halben Jahr für ein Auslandssemester nach Paris aufmachte, war nicht abzusehen, dass sie sich vom nächstbesten Franzosen ein Kind machen lässt. Für Max am wenigsten. Er fiel ziemlich tief, als sie ihm zuerst via WhatsApp das Ultraschallbild zuschickte und ihm dann noch rasch offenbarte, die Zwillinge seien nicht von ihm. Ja, richtig. Streng genommen ließ sie sich sogar zwei Kinder machen.

Natürlich war das richtig mies von ihr. Aber wir sprechen nicht darüber. Vor allem nicht vor Max. So viele Nummern er hier im Club auch einstecken mag, wir wissen genau, dass er immer noch an sie denkt, wenn er sich abends einen runterholt. Viel schlimmer ist, dass er seitdem des Öfteren das Maß verloren hat. Und genau deshalb fange ich an, mir Gedanken zu machen.

»Wir sollten sie suchen«, erkläre ich und greife zwei Gläser. »Max und Daniel.«

»Bist du heute auf Kuschelkurs?«, fragt Aaron grinsend und nimmt ebenfalls zwei Limonaden von der Theke.

»Nein«, sage ich und rolle die Augen. »Aber wenn die hier nicht gleich mal eine Trinkpause einläuten ...«, ich hebe die Gläser, »kann ich auch dich vom Boden aufwischen.«

»Gar nicht wahr!«, verteidigt sich Aaron. »Aber ich wüsste auch gerne, wo die beiden sich rumtreiben.«

Wir schieben uns an ein paar Mädels vorbei, die offenbar damit beschäftigt sind, ihre Instagramstorys mit Bildern und Videos des heutigen Abends zu füttern.

Zwei der Mädchen lösen sich aus der Gruppe. Zumindest glaube ich das im ersten Moment, bis ich merke, dass sie nicht zu den anderen gehören, sondern sich, genau wie ich, nur den Weg zur Tanzfläche erkämpfen.

Mit ihren rosa Haaren, die in dem flackernden Licht metallic glänzen, fällt mir die Größere der beiden zuerst auf. Mein Blick streift die vielen Tätowierungen, die ihren Arm zieren, bevor ich ihre dunkelhaarige Freundin mustere.

»Wieso bleibst du stehen?«, ruft Aaron über den Lärm hinweg und läuft mir beinah in den Rücken. »Wenn wir die beiden nicht finden, ist die Limo hier pisswarm.«

Nur mit Mühe kann ich meinen Blick von der Dunkelhaarigen abwenden. Aus dem Augenwinkel registriere ich, wie sie auf der Tanzfläche ihre Hüfte schwingt und den Kopf lachend in den Nacken wirft. Sie trägt eine enge Jeans und ein lockeres weißes Top, das ihre gebräunte Haut betont. Okay wow! Vielleicht wird der Abend interessanter als gedacht ...

»Geh schon mal vor!«, rufe ich Aaron zu. Laut genug, dass er mich verstehen kann.

Ich werfe immer wieder einen verstohlenen Blick auf die Tanzfläche und nehme im Laufen einen Schluck. Ginger Ale. Shit! Wobei ich über das Stadium »Mut antrinken« nach dem achten Kölsch sowieso hinaus bin.

Um einen lockeren Anmachspruch bin ich in der Regel nicht verlegen. Das gruselige »ich starre dir in die Augen, bewache nachts dein Bett und bitte dich nebenbei, dich von mir fernzuhalten« zieht nur in Filmen wie Twilight und Co, aber sie vorsichtig von der Seite anrempeln, höflich um Entschuldigung bitten und zur Wiedergutmachung ein Getränk anbieten funktioniert auch dann, wenn man kein Glitzer-Vampir mit Cringefaktor 1000 ist.

»Da sind sie doch.« Aarons Stimme reißt mich aus meinen Überlegungen. Wo kommt der denn plötzlich her? Hatte ich ihn nicht vorgeschickt? Ich beschließe, meine Pläne auf später zu verschieben und erst mal nach den anderen zu sehen.

»Was steht ihr hier rum? Wollt ihr die Toiletten hüten?«, rufe ich den Jungs zu, als wir uns ihnen nähern. Ich werde stutzig. Max ist leichenblass. Fuck. Das habe ich mit »Maß verlieren« gemeint.

Sein graues Shirt scheint durchgeschwitzt, dabei stehen die zwei ziemlich abseits im luftigen Flur.

»Was ist denn passiert?«, fragt Aaron. »Sag bloß, du hast 'ne Abfuhr bekommen. Nimm's nicht persönlich, die meisten hier sind bestimmt nicht einmal volljährig.«

»Lass gut sein«, raune ich in seine Richtung und bemerke, wie Max, wenn überhaupt möglich, noch blasser wird.

Er ist mit seinen ein Meter fünfundsiebzig der Kleinste und vor allem der Schmalste von uns. Kein Wunder, dass es ihn so schnell umhaut. Als er sich wie ein nasser Sack auf die Knie sinken lässt, versuche ich ihn mit einem groben Schulterklopfer dazu zu bewegen, sich wieder aufzurichten. »Ein bisschen frische Luft, und wir kriegen dich wieder hin.« Ich will ihn am Arm hochziehen, doch Daniel hält mich zurück. »Willst du, dass er uns gleich auf die Füße reihert? Er braucht nur ein Glas Wasser«, schlägt er stattdessen vor und dreht sich wieder zur Bar um.

Schnell nicke ich. »Vielleicht ist das wirklich die beste Idee. Wir sind gleich wieder da«, sage ich und schnappe mir Aaron. Zwar müssen wir uns wieder durch die Menge schlängeln, aber immerhin erhasche ich so einen erneuten Blick auf die Dunkelhaarige, die mittlerweile ein bisschen abseits mit ihrer Freundin ebenfalls eine Limo trinkt. Ich mustere sie im Gehen von der Seite, versuche einen Wortfetzen aufzuschnappen. Zu gerne würde ich einmal ihre Stimme hören oder ihren Namen in Erfahrung bringen.

»Wir hätten Max nicht allein lassen sollen«, überlege ich laut.

Aaron dreht sich zu mir um und runzelt die Stirn. »Das haben wir nicht, Daniel war bei ihm. Und ich denke nicht, dass mit einem Babysitter irgendjemandem geholfen wäre. Wir sind immerhin nicht seine Mutter.«

»Aber wir wussten, dass es ihm beschissen geht.«

»Jetzt komm mal runter. Er beruhigt sich schon wieder. Immerhin hat er sich keinen Zugang gelegt.«

Nach den Klausuren hatten im vergangenen Semester einige Kommilitonen wirklich übertrieben und sich auf einer privaten Feier intravenös Alkohol verabreicht. Eine absolut kranke Idee. Spätestens nachdem zwei Studierende, die ich nur flüchtig kannte, die Nacht im Krankenhaus verbracht hatten, sollte allerdings auch jedem Idioten klar sein, dass das reichlich bescheuert gewesen ist. Aber wenn man mich fragt, würde ich es als natürliche Selektion bezeichnen.

»Können wir hier Brot bekommen? Und Wasser?«, bitte ich den Barkeeper.

»Keine Ahnung, ob es euch aufgefallen ist, aber von Ginger

Ale wird man in der Regel nicht betrunken«, sagt er, ohne die Miene zu verziehen. Sein Tonfall hingegen verrät, wie unglaublich witzig er sich findet. Haha! Ich nehme mir vor, ihn lustig zu finden, sobald wir Max wieder auf die Beine bekommen haben. Bis dahin habe ich keine Zeit für den Quatsch.

»Wäre sehr freundlich«, erkläre ich und ziehe einen Geldschein heraus.

Der Typ winkt ab. »Geht aufs Haus!« Eine gekühlte Plastikflasche mit stillem Wasser, die vermutlich ihre Daseinsberechtigung in genau solchen Situationen findet, taucht auf der Theke auf. »Brot haben wir nicht mehr. Sorry!«

Aaron greift nach der Flasche und nickt dankend. »Wollen wir mal hoffen, dass das reicht.«

Auf der Tanzfläche ist es etwas leerer geworden. Ich gehe davon aus, dass es an dem Song liegt, den anscheinend nicht nur ich noch nie zuvor gehört habe. Zumindest hat es den Vorteil, dass wir jetzt schneller vorankommen.

»Gehört der Typ zu euch?«

Fragend wende ich mich der Stimme zu, um im nächsten Augenblick verblüfft festzustellen, dass sie dem rosahaarigen Mädchen gehört, das mit der heißen Brünetten unterwegs ist. Ich schaue zu Max, der wirklich fertig aussieht. Aaron reicht ihm gerade die Wasserflasche, die er kaum an seinen Mund halten kann ...

»Hast du Interesse?«, schnellt eine ironische Frage von mir zurück. Es ist höllisch anstrengend, die ganze Zeit so schreien zu müssen. »Könnte aber sein, dass er gerade anderweitig beschäftigt ist.« Könnte nicht nur sein. Ist so.

»Heute nicht«, antwortet sie und blickt sich zu ihrer Freundin um. Ich sehe, wie sie genervt die Augen verdreht.

»Wir wollten eigentlich nur Hilfe anbieten«, erklärt die Brünette stirnrunzelnd.

Jetzt, wo ich sie aus der Nähe sehen kann, finde ich sie sogar noch attraktiver. Die weichen Gesichtszüge und das warme Braun ihrer Augen wirken freundlich und irgendwie vertrauenswürdig.

»Hilfe?«, wiederhole ich etwas perplex, als Aaron plötzlich wieder neben mir auftaucht. Die Mädchen tauschen Blicke aus, die ich nicht sofort einordnen kann. »Ihr seht nämlich allesamt etwas überfordert aus.«

Na gut! Damit mag sie nicht einmal unrecht haben. Doch bevor ich etwas sagen kann, mischt sich Aaron ein. »Er hat einfach etwas über den Durst getrunken. Mit einer leichten Alkoholvergiftung kommen wir als Ärzte auch allein klar.«

Der spöttische Ausdruck auf dem Gesicht der Rosahaarigen scheint meinen Kumpel herausgefordert zu haben. Normalerweise prahlen wir nicht mit unserem Studium.

»Ben? Wir bräuchten mal eine weitere Hand«, höre ich Daniel rufen. »Beeilung!«

Ich werfe einen entschuldigenden Blick in Richtung der Mädchen. »Lieb gemeint, aber ich denke, wir kommen allein klar.«

Schnell drehe ich mich um, nehme aus dem Augenwinkel aber wahr, wie die beiden Mädels sich an den Tisch nahe am Ausgang stellen.

Ich unterdrücke den Impuls, einen Blick zurückzuwerfen, und verfluche die Tatsache, dass der Abend ausgerechnet jetzt eine andere Richtung nehmen musste.

Als wir die Jungs erreichen, versucht Daniel erneut, Max aufzurichten.

»Wir sollten ihn vielleicht auf die Toilette bringen. Da erregen wir weniger Aufsehen«, schlage ich vor. Wenigstens kann man sich auch hier schon halbwegs normal unterhalten.

»Und weniger Frauen«, sagt Daniel mit einem vorwurfsvollen Blick zu uns.

Ich hebe abwehrend die Hände und helfe, Max an der Wand hochzuziehen. Noch nie haben sich knapp fünfundsechzig Kilo so schwer angefühlt.

»Mir ist schlecht«, presst Max hervor. Seine Augen sind geschlossen und die Worte gequält. »Ich glaube, ich muss ...«

Bevor er weiterreden kann, hat Aaron ihm wieder die Wasserflasche an die Lippen gehalten.

Ich knie mich auf den Boden vor die Wand und ziehe Max ein Stück zur Seite, damit seine Füße den Durchgang zu den Toiletten nicht versperren. Sein Kopf kippt benommen auf die Schulter.

»Gleichmäßig atmen«, kommandiere ich und nehme Aaron die Wasserflasche aus der Hand. Schnell drehe ich den Deckel ab und lasse etwas Flüssigkeit über Max' Stirn laufen.

Er zuckt kurz zusammen, öffnet die Augen und verliert seinen Blick. »Mir isso schlecht.« Undeutliche Worte stolpern aus seinem Mund gerade noch rechtzeitig, sodass ich einen Schritt zurückspringen kann, bevor er sich aus vollem Hals übergibt.

Der Geruch von Erbrochenem dringt stechend in meine Nase. Kurz glaube ich, ebenfalls meinen Mageninhalt verlieren zu müssen, drehe mich aber schnell genug um.

Verdammt!

So wie wir gerade noch versucht haben, Max aus dem Geschehen zu ziehen, spüre ich plötzlich sämtliches Interesse auf uns liegen. Max ist hochrot angelaufen, und auch die anderen Jungs stehen etwas hilflos im Gang.

»Hey!«, donnert eine laute Stimme zu uns rüber.

Shit! Shit! Shit! Wieso müssen wir ausgerechnet an diesem Abend so viel Pech haben? Als der Kerl mit dem schwarzen Hemd sich uns noch ein Stück nähert, weiß ich unsere privaten Hauspartys schlagartig noch mehr zu schätzen. Weniger Gaffer und vor allem weniger Mittfünfziger, die sich einmischen.

»Sorry, Mann. Wir wissen nicht, was er gegessen hat. Vielleicht den Magen verdorben«, setzt Aaron zur nächstbesten Erklärung an.

»Ja, den kann man sich mit hartem Zeug hier schnell verderben.«

»Er hatte einen ziemlich schlechten Tag«, beteuere ich und deute auf Max, der noch immer kaum auf die Beine kommt.

»Einen schlechten Tag habe ich auch, wenn Gäste ihre Grenzen nicht kennen. Mann, Jungs! Ihr seid doch keine sechzehn mehr! Ich gebe euch fünf Minuten, und dann seid ihr aus meinem Club verschwunden!«

Spitze. Der Kerl ist also auch noch der Besitzer von einem Club, den wir, so wie es aussieht, ab sofort nur noch von außen sehen werden.

»Tut uns wirklich leid«, setze ich zur Verteidigung an, werde jedoch zum zweiten Mal an diesem Abend überrascht.

»Die Jungs gehören zu uns, Willi! Es tut mir leid, wir haben uns etwas übernommen. Ich kümmere mich drum, okay?«

Irritiert starre ich das Mädchen mit den rosa Haaren an. Sie und ihre Freundin scheinen uns nicht aus den Augen gelassen zu haben.

»Zu euch?« Willis Blick wird ein wenig weicher. »Oh, man, Louisa. Dann passt das nächste Mal wirklich besser auf deine Freunde auf.« An uns gerichtet, schüttelt er nur seinen Kopf. »Das wird weggemacht, verstanden?«

Wir nicken synchron.

Kaum ist dieser Willi schnaufend verschwunden, treten die Mädels zu uns. Zumindest habe ich jetzt den Namen von Miss Rosa.

»Keine Hilfe brauchen, soso«, spottet Louisa und verschränkt die Arme vor der Brust.

»Wir konnten ja nicht ahnen, dass du hier was zu sagen hast«, werfe ich ein.

»Der Boss ist Lous Onkel«, erklärt die Brünette und mustert mich. Sie deutet auf die Tür zum Außenbereich, der wie in den meisten Clubs viele Gelegenheitsraucher schafft. »Wie viel habt ihr getrunken, dass er es nicht bis dahin geschafft hat?«

Ich zucke nur mit den Schultern und beobachte, wie Max sich endlich wieder auf die Beine rappelt.

»Und ihr seid Ärzte?«, hakt sie nach. »Ihr seid doch nicht mal fünfundzwanzig, oder?«

Ich bin gerade mal dreiundzwanzig.

Ausgerechnet jetzt mischt sich Daniel ein. »Wir studieren noch«, korrigiert er, und ich wünsche mir augenblicklich, dass die grässliche Musik seine Antwort verschluckt. Warum musste Aaron auch auf dicke Hose machen? Die Mädels können sich ein Grinsen natürlich nicht verkneifen. Klasse.

Es fehlt nicht viel, und dieser Abend fällt an Twilight vorbei, ins Drehbuch von Köln 50 667.

Betreff: Kennenlernen für Extradeppen.

Während Louisa losläuft, um Putzzeug zu holen, bleibt ihre Freundin mit etwas Entfernung zu uns stehen. Ich kann nicht anders, als immer wieder einen Blick in ihre Richtung zu werfen. Doch bevor ich den Entschluss fassen kann, sie noch einmal anzusprechen, ist Louisa mit Eimer und Lappen wieder da.

»Gründlich!«, sagt sie im schmunzelnden Befehlston und stellt die Sachen auf dem Boden ab. »Ich habe vor meinem Onkel meinen Kopf für euch hingehalten. Willi ist echt genervt.«

Max nickt schuldbewusst und greift nach dem Eimer. Sein Gesicht hat mittlerweile wieder Farbe angenommen, und die Sauerei ist zum Glück schneller beseitigt als gedacht. Die ganze Zeit über spüre ich den wachsamen Blick der beiden Freundinnen auf uns.

»Genug für heute. Lasst uns gehen, okay?«, fragt Daniel in die Runde und deutet hinter sich.

»Vermutlich besser so«, antwortet Max geknickt. Auch Aaron stimmt zu, greift nach dem Eimer und bringt ihn ordnungsgemäß zurück, bevor Louisa uns darin eigenhändig den Kopf waschen kann.

»Kriege ich noch einen Moment?«, bitte ich die Jungs, als sie sich langsam zum Ausgang bewegen.

»Einen Moment wofür?«, horcht Daniel nach.

»Er will sich die Freundin klären«, kombiniert Aaron und verdreht die Augen.

»Ernsthaft jetzt? Mädchen gibt es hier jede Woche.«

Ich schenke meinen Freunden ein unschuldiges Lächeln und bleibe ihnen eine restliche Antwort schuldig.

»Beeil dich!«, höre ich Daniel rufen, als ich zwischen einer Gruppe Neuankömmlinge abtauche. Das habe ich vor, und wenn ich sichergehen will, dass Louisas Freundin nicht wieder in der Masse verschwindet, muss ich das auch.

Meine Augen entdecken die Dunkelhaarige sofort, nun ein bisschen weiter im Geschehen, dafür aber ohne Beisein von Miss Rosa.

»Habt ihr was vergessen?« Sie lächelt mich an. Ein viel zu freundliches Lächeln dafür, dass wir uns heute nicht von der charmantesten Seite gezeigt haben. Vielleicht ist dieser Gesichtsausdruck aber auch einfach ihre Art? Zu gern würde ich das herausfinden.

Ich nicke, woraufhin sie mich fragend ansieht.

»Deine Nummer.« Eine ungewohnte Aufregung pulsiert in meinen Adern. Wie bereits erwähnt: Normalerweise bin ich deutlich gelassener, wenn ich Frauen anspreche. Normalerweise habe ich aber auch nicht so einen Abend hinter mir.

»Hm?«

Fuck. Hat sie die Frage nicht verstanden, oder war das ein etwas unbeholfener Korb?

Ich sag doch, die Nummer mit dem Anrempeln hätte besser funktioniert. Hitze schießt in meine Wangen. Auf einmal erscheint mir auch die Luft viel dicker als vorhin. »Moment! Hat hier vielleicht wer einen Stift?«

Bravo, Benedikt! Sollte sie dir tatsächlich eine Abfuhr erteilen, gibt es jetzt sogar noch Zeugen.

Immerhin drückt mir jemand einen Kugelschreiber in die Hand. Instinktiv hole ich Luft, bevor ich den Stift hebe und auf ihren Arm deute. »Darf ich?«

Sie sieht perplex aus, nickt jedoch.

»Meld dich einfach, wenn du Bock hast.« Kaum haben die Worte meinen Mund verlassen, frage ich mich, ob es viel zu sehr danach klingt, als wolle ich ihr gerade eine schnelle Nummer anbieten.

Nicht, dass ich daran kein Interesse hätte ... Es ist nur, dass ich eigentlich ...

»Mache ich.«

Ich gehe einen Schritt zurück und sehe zu, wie sie sich über die Stelle auf ihrer Haut streicht, auf die ich gerade meine Nummer gekritzelt habe. Ich sollte zurück zu den anderen, vorher will ich ihr aber zumindest noch eine Information entlocken.

»Wie heißt du eigentlich?«

»Mel«, sagt sie und hebt die Hand. Überrascht nehme ich wahr, wie sie hinter mir jemandem zuwinkt.

»Mel wie Melanie oder Melissa?« Ich werfe neugierig einen Blick über die Schulter, doch entdecke niemanden, der ihr gewinkt haben kann. »Oder einfach Mel?«, schiebe ich hinterher und drehe mich wieder zu ihr um. Zumindest glaube ich das. Denn als ich mein Gesicht wieder in die Richtung bewege, in der ich sie vermute, muss ich feststellen, dass sie verschwunden ist.

Wie von der Tanzfläche radiert. Auf und davon. Verwirrt runzele ich die Stirn. Das Licht flimmert, die Tanzfläche hat sich längst wieder gefüllt, und ein neuer Popsong dringt aus den Boxen. Viele Argumente sprechen dafür, diesen Abend als außerordentlichen Reinfall zu betrachten. Doch ich? Ich kann mir auf einmal ziemlich gut vorstellen wiederzukommen.

2. Kapitel

Melina

Ich starre auf die Benachrichtigung, die schon vor fast zwei Minuten auf meinem Smartphone aufgeblinkt hat.

Oh mein Gott.

Das ist nicht wahr.

Das kann nicht wahr sein.

Mein Puls rast, und in meinen Ohren rauscht es, als stünde ich direkt vor dem offenen Meer.

Mit zittrigen Händen fahre ich über das Display und klicke auf den Titel des Videos, von dem ich meine Augen kaum lösen kann.

Jonte ist seit zwei Jahren einer der angesagtesten YouTuber schlechthin. Bekannt geworden ist er durch seine humorvollen Videos, in denen er auf andere Creators im Netz reagiert. Doch mittlerweile ist er auch in Werbespots im Fernsehen zu sehen, und die Teenager tragen sogar Pullis mit seinem Logo.

»Ben!« Meine Stimme klingt leicht panisch. »Ben! Wo bist du?«

Ich kann mir das Video unmöglich ansehen. Ich kann nicht. Nicht ohne Ben.

Mit flatterndem Herzen stoße ich mich vom Schreibtisch ab und stürme aus dem Schlafzimmer. Beinahe falle ich über Viktor.

Der dicke rote Kater liegt mitten im Türrahmen und hebt irritiert den Kopf, als sein Frauchen sich im letzten Augenblick abfängt und einem Sturz entgeht.

»Benedikt!« Wie kann er mich in dieser kleinen Wohnung nicht hören? Ich erreiche unsere Küchenzeile und atme erleichtert aus, als ich ihn vor dem Toaster entdecke.

»Hast du was gesagt?« Mein Freund hebt seine Kopfhörer vorsichtig an und wirft einen Blick über die Schulter. Mit der freien Hand klappt er das Sandwich zu, das er sich gerade belegt hat.

»Und ob ich etwas gesagt habe!«, erkläre ich aufgeregt. »Das Essen kann warten. Du musst mitkommen. Ich muss dir was zeigen.« Mein Herz rast immer noch, als ich an seinem Shirt ziehe und versuche, ihn Richtung Schlafzimmer zu bewegen.

»Etwas zeigen? Kann das nicht warten? Ich habe den ganzen Vormittag gelernt und bin echt hungrig«, knurrt er widerwillig. »Lass mich das Sandwich wenigstens mitnehmen.«

Ich gestatte ihm keine Widerrede. Essen können wir doch später. Und zwar dann, wenn die Aufregung erst einmal verdaut ist. Wenn das jemals der Fall sein wird.

»Wie viele Follower waren es gestern Abend, als du dich das letzte Mal eingeloggt hast?«, frage ich und spüre, wie meine Mundwinkel so in die Wange stechen, dass es beinahe schmerzt.

»Puh«, überlegt Ben und macht ein fragendes Gesicht. »Knapp zehntausend?«

Ich verdrehe grinsend die Augen. »Neuntausendachthundertsechzig.« Wahnsinn! Als ich vor sechs Monaten den Kanal erstellt habe, hätte ich mir niemals erträumt, dass sich so viele Menschen für meine Kochvideos interessieren. Schließlich sollte das alles hier nur ein Hobby werden. Doch je greifbarer die Zehntausend-Marke wurde, desto mehr wurde der Ehrgeiz entfacht, sie tatsächlich einmal zu erreichen. Die letzten Tage habe ich sogar eine Art Protokoll darüber geführt.

»Setz dich hin«, befehle ich und schiebe Ben den Schreibtischstuhl unter den Po. Mein Freund lässt sich verwirrt sinken.

»Mach es nicht so spannend. Kam das letzte Video gut an?«, fragt Ben und will nach der Maus greifen. Im letzten Augenblick ziehe ich sie ihm mitsamt Tastatur weg.

»Warte!« Meine Hände zittern wieder, als ich das Passwort meines Computers eingebe und die YouTube-Startseite aufrufe.

»Was. Sagst. Du. Jetzt?«

Ben betrachtet zuerst die falsche Seite des Bildschirms. Ungeduldig deute ich auf das Anzeigebild des Videos, das vor zehn Minuten online gegangen ist.

»Ich reagiere auf: VLOG – Mein FREUND backt vegane Muffins und es geht schief | Jonte«

Anstatt weiterhin auf den Computer zu starren, sehe ich nun Ben an und warte auf eine Reaktion in seinem Gesicht.

»Das ist ein Scherz, oder?«, fragt er und reißt mir die Maus aus der Hand. »Du willst mich reinlegen und filmst das.«

Misstrauisch sieht er sich im Schlafzimmer nach einer versteckten Kamera um.

Schnell schüttele ich den Kopf und lasse mich auf seinen Schoß sinken. »Teddy? Hatten wir nicht gesagt, dass wir keine Pranks machen? Ich verspiele kein Vertrauen für Klicks.«

Ben nickt. »Okay. Tut mir leid.« Er sieht vollkommen verwirrt aus. »Hast du es schon angesehen?«

»Natürlich nicht«, sage ich. »Das machen wir doch zusammen.« Auch wenn *@melvloggt* eigentlich mein Projekt ist, hat Ben mich von Anfang an unterstützt. Mir Mut zugesprochen. Die Zweifel beiseitegeschoben und sich sogar das ein oder andere Mal vor die Kamera gewagt. Und das, obwohl er zu Beginn alles andere als begeistert gewesen ist. Das ständige Filmen lenke ihn vom Medizinstudium ab, erklärte er. Also versprach ich ihm, er werde mit dem ganzen Kram wenig zu tun haben.

Nie hätte ich mir träumen lassen, dass jemand wie Jonte auf ein Video von uns reagiert.

»Mach mal an«, flüstere ich nervös und muss mich zusammenreißen, nicht allzu fest in Bens Oberschenkel zu kneifen. Zuerst kommt die Werbung. Nach ein paar Sekunden können wir sie wegklicken. Jonte, eigentlich heißt er Johannes, taucht im Video auf. Er sitzt wie immer mit dicken Kopfhörern vor seinem Desktop und begrüßt die Zuschauer, die live zugesehen haben.

»Ich will wissen, wie er uns gefunden hat«, überlegt Ben und spult ein paar Sekunden vor.

Wir können mitlesen, wie jemand im Chat meinen Kanal vorschlägt. Kurz darauf ruft Jonte die Startseite auf und liest die letzten Videotitel vor.

»Wollen wir vegane Muffins ansehen?«, fragt er seinen Chat. Er fordert seine Community auf, ausreichend Snacks zum Zuschauen zu holen.

Als genügend Zuspruch kommt, klickt Jonte das Video an.

Ich beiße mir fest auf die Zähne, als mein eigenes Gesicht auf dem Bildschirm aufleuchtet. Zwar habe ich mich an den Anblick meiner selbst in den letzten Monaten gewöhnt, und sogar daran, meine Stimme im Schnitt zu hören, doch jetzt ist es etwas vollkommen anderes. Zu wissen, dass diesen Ausschnitt heute viele Tausend Menschen gesehen haben, schnürt mir vor Aufregung fast die Luft ab.

»Hallo, ihr Lieben«, höre ich meine eigene Begrüßung. »Schön, dass ihr wieder bei @melvloggt *eingeschaltet habt. Heute habe ich noch mal einen besonderen Gast für euch. Mein Freund Benedikt wird nämlich seine Back-*

künste unter Beweis stellen.« Ich grinse breit. Nicht ich, sondern die Melina im Video.

Ben taucht im Hintergrund auf. »Sie hat mich gezwungen«, witzelt er.

»Gar nicht wahr«, widerspreche ich. »Er freut sich mindestens so sehr wie ich.«

Ben vergräbt sein Gesicht in den Händen. Vermutlich ist es für ihn genauso befremdlich, sich vorzustellen, wie viele Menschen uns zusehen und an unserem Leben teilnehmen. Das Video läuft weiter. Jonte kommentiert belustigt Bens Bemühungen, die angebrannten Muffins durch eine Zuckerglasur passabel aussehen zu lassen.

»Die haben doch gut geschmeckt«, verteidigt sich Ben und legt seine Hände auf meine Schulter.

»Mega«, bestätige ich grinsend und erinnere mich noch zu gut an die Zuckerschock-Teigklumpen, die tagelang in unserer Küche gestanden haben. Bis sie schließlich so hart waren, dass wir mit ihnen in den Krieg hätten ziehen können.

Ben liest einige Kommentare aus dem Chat durch.

Die meisten schreiben engagierte Kommentare, und man könnte meinen, wir haben sie wirklich gut unterhalten.

»Wenn ihr Bock habt, die beiden weiterzuverfolgen, schaut doch gerne mal auf dem Kanal vorbei. Sie freuen sich sicher über ein Abo«, fordert Jonte seine Community auf und scrollt erneut durch die Übersicht unserer letzten Videos.

Ich rutsche unruhig auf Bens Schoß hin und her. »Aktualisier mal!«

Wir halten gespannt den Atem an, als Ben die Startseite meines Kanals aufruft. Es lädt. Viel zu lang. Verdammt! Wir wohnen in einer Großstadt. In Köln. Kann man nicht erwarten, dass das Internet hier halbwegs funktioniert?

Ich reiße die Augen auf, kralle meine Fingernägel jetzt doch fest in Bens Arm und muss im nächsten Moment lachen.

Das kann nicht sein, oder?

Das Video ist erst vor einer halben Stunde online gegangen, und unsere Abonnentenzahl hat sich seitdem beinahe verdoppelt.

»Komm schon! Das ist ein Witz«, platzt Ben hervor. »Da hat dir jemand Follower gekauft.« Irritiert lehnt er sich zurück und atmet tief durch.

Ich übernehme die Kontrolle über die Tastatur und klicke mich durch unsere Videos. Die Klicks steigen. Minütlich kommen neue Kommentare. »Nein. Schau doch!«, sage ich ebenso fassungslos. »Das ist echt. Unglaublich! Aber echt.«

Und trotzdem wage ich es kaum, mich über das plötzliche Wachstum zu freuen. Als könne ich damit riskieren, doch nur aus einem schönen Traum zu erwachen.

»Damit hast du nicht gerechnet?«, necke ich Ben und ziehe ihn an mich. »Vielleicht werden wir jetzt berühmt.«

»Bloß nicht!« Ben winkt vorsichtig ab. »Dieser Kanal sollte ein Hobby werden. Neben dem Studium.«

Ich verdrehe lächelnd die Augen. »Du Spielverderber. Natürlich wird er das bleiben.« Trotzdem wäre es doch schön, noch mehr Leute mit meinen Videos zu erreichen. Wenn es um verrückte Fantasien geht, kann mein rationaler Freund mich selten verstehen. Anders als sein Zwillingsbruder Leo ist Ben Realist. Würden die beiden Jungs sich mit den dunklen Haaren, denselben haselnussfarbenen Augen und den markanten Wangenknochen nicht so verdammt ähnlich sehen, würde einem niemand glauben, dass die beiden Brüder sind.

»Ich freue mich für dich.« Ben streicht mit seiner Hand durch mein langes braunes Haar. »Wirklich. Du hast das verdient wie niemand sonst.« Ehe ich mich's versehe, greift er mir unter die Arme, schiebt mich zur Seite und erhebt sich vom Schreibtischstuhl. Aufgeregt folge ich ihm zurück in den Flur. »Und trotzdem würde ich jetzt immer noch gerne mein Sandwich essen. Ich muss gleich weiterlernen.«

»Komm schon«, antworte ich. »Zuerst muss ich noch einen Post schreiben. Oder einen Vlog starten? Wir könnten uns direkt bedanken und alle Neuen herzlich willkommen heißen.«

Ben bleibt stehen und beißt sich auf die Lippe. »Können wir das auch später machen?«

Hm. Ich versuche, mir die Enttäuschung nicht anmerken zu lassen. Ben hat die letzten Wochen sehr viel zu tun. Nicht nur, weil sein Praktisches Jahr im Krankenhaus noch mehr Zeit und Nerven beansprucht als das Studium selbst. Sondern auch, weil bald das letzte Staatsexamen ansteht.

Ich hatte nie Zweifel, dass er das schafft. So wie er bisher jede Klausur mit Bravour bestanden hat. Und trotzdem weiß ich, dass sein hoher Anspruch an sich selbst ihn viel Energie kostet.

»Abgemacht.« Ich werfe ihm eine Kusshand zu. »Setz dich aufs Sofa. Ich bringe dir das Sandwich.«

Ben schenkt mir ein dankbares Lächeln und lässt sich in unserer Sitzecke nieder.

Seit ich vor fast einem Jahr bei ihm eingezogen bin, hat sich in der kleinen Wohnung einiges verändert. Auf den Fensterbänken stehen Pflanzen. Am meisten mag ich die kleine Monstera, die übergangsweise in einem neongelben Plastikbecher stehen muss. Erst vor ein paar Tagen ist der schöne Keramiktopf, den meine Mutter uns getöpfert hat, zu Bruch gegangen.

Leben mit Katze kann gefährlich sein.

Aber auch die Bilder an den Wänden sind erst durch mich ergänzt worden. Auf den Fotos, die in schmalen Rahmen über dem

Fernseher hängen, sind wir beide zu sehen. Ein einfaches Selfie im Unipark. Ein Polaroid beim Backen. Mein liebstes Foto entstand letztes Jahr vorm Eiffelturm. Ben fand es *so peinlich*, dass ich eine freundliche Französin bat, uns davor küssend zu fotografieren. Doch ich finde, es hat sich gelohnt. Ich liebe das Bild. Gleich daneben hängt ein Sonnenaufgang in Acryl auf großer Leinwand. Leos Freundin Maggie hat es uns zu Weihnachten geschenkt – sie ist eine echte Künstlerin. Man sieht auf Anhieb, wie viel Herzblut und Liebe in ihrer Arbeit steckt.

»Wir sind morgen mit ihnen zum Essen verabredet«, erinnere ich Ben. »Das weißt du noch, oder?« Fragend drehe ich mich zu ihm um. Er blickt schon wieder auf sein iPad. Wie immer.

»Mit wem?«

Mir wird klar, dass er gar keine Chance hatte, meinem Gedankengang zu folgen. »Mit Leo und Maggie.«

Ben nickt. »Ach so, ja. Natürlich.«

Ich öffne den Schrank, um Geschirr rauszuholen, und schiebe die heißen Sandwiches auf je einen Teller.

Der Geruch von warmen Tomaten und frischem Brot erfüllt meine Nase, und erst jetzt bemerke ich, wie hungrig ich bin. Durch die Aufregung am Vormittag scheine ich wirklich alles um mich herum vergessen zu haben. Ich lasse mich neben ihn auf die Couch fallen und schiebe Ben den Teller zu.

»Danke«, murmelt Ben.

Er ist so in seinen Text vertieft, dass ich ihn einige Sekunden von der Seite betrachte. Ben sieht erschöpft aus. Müde. Und trotzdem so konzentriert. Wie so oft frage ich mich, wie viel Disziplin es ihn kosten muss, trotz immenser Anstrengung durchgehend abzuliefern. Ich bin mir sicher, dass es den beiden Jungs guttut, mal wieder Zeit miteinander zu verbringen.

So unterschiedlich sie vom Charakter manchmal sein mögen,

verbindet sie einiges miteinander. Bevor Ben und ich beschlossen haben, zusammenzuziehen, hat Leo für einige Monate hier gewohnt. Als er entschied, sein Studium abzubrechen, stand er für eine Weile quasi auf der Straße. Er konnte seine Miete nicht selbst bezahlen und verlor auf der Stelle jegliche Unterstützung der Eltern. Die Winters sind unheimlich streng. Während ich mit viel familiärer Liebe und Zuneigung aufgewachsen bin, haben die Jungs von Kindheit an gelernt zu funktionieren. Koste es, was es wolle. Bis Leo es irgendwann nicht mehr tat und die hohen Erwartungen seines perfektionistischen Vaters enttäuschte. Kein Medizinstudium. Kein Studium überhaupt. Leo wollte schreiben. Und das konnte er. Das kann er immer noch. Das weiß ich, weil ich einige seiner Texte gelesen und geliebt habe.

Ich bin mir sicher, Ben würde sie auch mögen.

Wenn er Zeit finden würde, sich zu entspannen und damit zu beschäftigen.

»Alles okay?« Ich bin aufgestanden, habe meine Hände auf Bens Schultern gelegt und massiere ihm sanft den verspannten Nacken. »Sollte man als Mediziner nicht auch wissen, dass es ungesund ist, keine Pausen zu machen? Das weiß ja sogar ich. Und ich habe keine Ahnung von …« Ich beuge mich vor, um auf dem iPad etwas lesen zu können. Doch genau in dem Augenblick schließt Ben das Dokument.

»Über Pausen kann ich nachdenken, wenn das hier vorbei ist«, murmelt er und steht auf. »Sorry, Schatz. Ich geh rüber ins Schlafzimmer, ja? Dann kannst du hier ungestört dein Video drehen.«

»Okay«, sage ich und zwinge mich zu einem Lächeln.

3. Kapitel

Mel

– vor zwei Jahren –

»Gib schon her, ich will nur schauen«, beteuere ich und nehme Lou das Handy aus der Hand. Wir sitzen auf dem Teppich vor ihrem Sofa und scrollen uns durch die Dating-App, die ich mir vor ein paar Tagen runtergeladen habe. Streng genommen scrollt bisher nur Louisa, denn sie hat mir das Handy vor ein paar Minuten aus den Fingern gerissen.

»Soso ... Nur schauen. Als Nächstes erzählst du mir dann auch, du seist *nicht so eine*. Klischeehafter geht's gar nicht. Dabei weiß ich wirklich nicht, was du hast.« Meine beste Freundin grinst, wirft erneut einen Blick auf das Display meines Smartphones und schüttelt dann den Kopf. »Man, Mellibelli. Have fun! Du willst nicht nur schauen. Du willst rausgehen und den Jungs zeigen, wer du bist. Und als Allererstes wirst du bitte dieses Foto austauschen! Das hab aber nicht ich von dir gemacht, oder?«

»Doch!« Jetzt muss ich selbst lachen. Das Foto zeigt mich mit meinem Kater Viktor, und um ehrlich zu sein, finde ich es wirklich hübsch. »Ach und überhaupt, was soll das eigentlich heißen?

Wer ich bin? Du tust ja gerade so, als würde ich mich sonst im Haus verstecken.«

Louisa hebt eine Augenbraue. »Darf ich dich an den Typen aus dem Club erinnern? Es war fast schon peinlich offensichtlich, dass er dich scharf fand. Und was machst du?«

Abwehrend hebe ich die Hände. Ich denke ungern an den Moment vor zwei Wochen zurück, in dem ich mich einfach aus dem Staub gemacht habe, nachdem der – zugegebenermaßen ziemlich attraktive – Medizinstudent mir erst seine Nummer auf den Arm geschrieben und mich dann nach meinem Namen gefragt hat.

Mir sind eben für einen kurzen Moment die Nerven durchgegangen. Andererseits, wenn er ernsthaft interessiert war, warum zum Teufel hat er mir eine falsche Nummer gegeben?

»Vielleicht ist sein Handy kaputt. Oder er hat sich einfach verschrieben«, greift Lou meinen Gedanken auf. Es ist nicht das erste Mal, dass wir darüber sprechen, wir sind diese Unterhaltung schon mehrfach durchgegangen.

»Männer haben immer irgendwelche Ausreden«, erkläre ich ein wenig stur. »Wahrscheinlich hat er sich an dem Abend den halben Club klargemacht. Arrogant genug war er ja.«

Lou öffnet ihren rechten Dutt, der ihr durch unser Rumhängen auf dem Sofa so locker geworden ist, dass es wirkt, als würde die rosafarbene Haarkugel ihr gleich vom Kopf fallen. »Hunde, die bellen, beißen nicht.«

Während sie die rosa Haarsträhnen neu aufdreht, fängt meine beste Freundin plötzlich an zu bellen. Ich zucke erschrocken zusammen. »Du hast doch einen Knall!« Ein amüsiertes Lächeln kitzelt in meinen Mundwinkeln. Aber eigentlich möchte ich nicht zugeben, dass sie womöglich recht hat. Einfach abzuhauen war wirklich nicht die feine englische Art.

»Du könntest damit anfangen, wirklich auf die Männer zu schauen und nicht auf ihre Hunde …« Lou beugt sich erneut über mein Smartphone und entsperrt den Bildschirm. »Obwohl der hier wirklich süß ist.« Sie klickt mit ihren schwarz lackierten Nägeln auf das Foto des Typen, dessen Profil wir uns eben angesehen haben. »Das ist ein Mischling, oder?«

Ich werfe erneut einen Blick auf das Bild und nicke. »Bestimmt noch ganz jung.« Das schwarz-weiße Hündchen, das zu seinen Füßen sitzt, hat flauschige Schlappohren und blickt zuckersüß in die Kamera. Zugegeben, das Tier hat es mir wirklich mehr angetan als sein Herrchen. Dabei lächelt der blonde Typ recht nett in die Kamera.

»Also?« Lou lehnt sich an das Sofa und lässt ihren Kopf auf die Sitzfläche sinken.

»Jaja«, gebe ich mich geschlagen. »Die App bekommt eine Chance. Aber das Foto mit Viktor bleibt. Dann weiß ich direkt, ob mein Gegenüber Katzen mag.«

Als meine Freundin nicht reagiert, löse ich mich aus dem Schneidersitz und lasse mich auf die Couch plumpsen.

»Wie du meinst. Ich will nur, dass es dir gut geht«, erklärt Lou.

»Mir geht es gut«, beharre ich. Die Trennung von Chrissi, nein, Christopher, wir haben beschlossen, dass es Zeit ist, ihn beim vollen Namen zu nennen, weil es die emotionale Bindung endgültig cuttet, ist schon zwei Jahre her. Zwei Jahre, dass dieser Blödmann am Telefon Schluss gemacht hat, weil er fürs Studium nach München ziehen wollte.

»Eine Fernbeziehung ist für uns beide nichts«, beharrte mein Ex, als er zwei Wochen später seine Klamotten aus meiner Wohnung holte. Beeindruckend, wie Christopher das über meinen Kopf hinweg einfach so entschieden hatte. Aber stimmt schon: »Eine Fernbeziehung ist für uns beide nichts« klingt vielleicht auch eleganter als »Ich brauche jemanden zum Bumsen in der Nähe«. Und aus heutiger Sicht kann ich einfach nur froh sein. »Den Kater kannst du natürlich behalten«, willigte er noch großzügig ein.

Den Kater. Viktor ist seitdem der einzige Mann in meinem Leben. Ohne ihn hätte ich meinen Glauben an das männliche Geschlecht schon lange verloren.

Du kannst nicht alle über einen Kamm scheren, habe ich vor Kurzem entschieden – zwei Jahre nach der Trennung –, die Dating-App installiert und mir ein Profil angelegt.

»Willst du was spielen?« Lou beugt sich vor und zieht die Schachtel mit dem Monopolygeld aus dem Bücherregal. Es ist eine alte Version des Spiels. Manche Straßen haben ganz andere Namen als in der Version, die ich selbst zu Hause habe, und der Originalkarton ist laut Lou irgendwann von selbst zerfallen.

Wir spielen häufiger zusammen. Und weil es zu zweit weniger Spaß macht, übernimmt jede von uns zwei Spieler, die wiederum auch in Konkurrenz zueinander stehen. Was wirklich eine Herausforderung ist, denn ich ertappe Lou jedes Mal dabei, wie sie an ihre andere Figur kein Geld bezahlt oder das Gefängnis frühzeitig verlässt.

Obwohl ich – mit beiden Figuren – haushoch verliere, haben wir an diesem Nachmittag unheimlich viel Spaß.

Trotzdem verfalle ich auf dem Rückweg in eine Grübelei.

Lou meint es nur gut mit mir, aber sie macht sich umsonst Sorgen. Ich bin nicht allein. Schließlich habe ich sie. Und Viktor. Meine Eltern. Die Uni. Ich habe gar keine Zeit für eine Beziehung.

Und selbst wenn, man kann so was nicht erzwingen.

Aber du darfst auch nicht weglaufen, mahnt meine innere Stimme.

Dabei möchte ich mich doch einfach nur nicht mehr auf einen

dieser Typen einlassen, die mich bei der kleinsten Schwierigkeit fallen lassen ... so wie Christopher.

Erst als ich schon zwei Straßen von der Wohnung meiner besten Freundin entfernt bin, fällt mir ein, dass ich mit dem Rad hergekommen bin. Dieses ganze Wischwasch auf der albernen Dating-App hat mich schon völlig verrückt gemacht.

Mit eiligen Schritten laufe ich zurück zu dem Zaun, an dem ich den rostigen Drahtesel festgebunden habe. Ich drehe das Schloss auf die richtigen Zahlen und schiebe mich auf den Sattel. Mit dem Rad ist es nicht weit bis nach Hause. Ich wohne noch immer bei meinen Eltern, und wenn ich Glück habe, haben sie mir noch Reste vom Abendessen übrig gelassen. Wobei das Thema Essen bei uns in letzter Zeit viel zu häufig für Diskussionen gesorgt hat.

Mein kleiner Bruder leidet von Geburt an unter Epilepsie, und meine Mutter kontrolliert seine Ernährung schon immer sehr streng.

Ich trete heftiger in die Pedale, atme die Herbstluft ein und lasse mir vom kühlen Wind die Haare aus dem Gesicht pusten. Ich kann es kaum glauben, dass wir schon Mitte Oktober haben. Neulich habe ich doch noch Shorts getragen, und jetzt ertappe ich mich bei der Überlegung, meine Schals für den Winter aus dem Schrank zu kramen.

»Ich bin wieder zu Hause«, rufe ich, als ich ein paar Minuten später die Haustür aufschließe.

Es herrscht absolute Ruhe. Dabei ist eigentlich immer jemand da.

Mit knurrendem Magen gehe ich in die Küche und entdecke meine Mutter, vertieft in ein Magazin.

»Hallo«, versuche ich es noch einmal.

Endlich sieht sie auf. »Oh, hi, Süße! Ich habe gar nicht gemerkt, dass du da bist.«

»Gerade erst reingekommen. Gibt's noch was zu essen?«

Und schon habe ich ihre Aufmerksamkeit wieder verloren.

»Das hier musst du dir mal ansehen. Es ist ein sehr spannender Bericht über eine Ärztin, die …«

Ich hätte es mir denken können. Mam ist wieder einmal in einen medizinischen Erfahrungsbericht vertieft. Meine Eltern haben bereits einiges mitgemacht, was die Krankheit meines Bruders angeht. Manche Epileptiker reagieren nur sehr schlecht auf die Medikamente. Bei David mussten die Ärzte bereits verschiedene Präparate ausprobieren, während sie uns gleichzeitig erzählen, dass die Wahrscheinlichkeit einer wirksamen Behandlung abnimmt, je mehr Versuche es braucht. Wir machen uns alle Sorgen um ihn.

»Klar! Ich schaue es mir an«, verspreche ich, obwohl ich nicht wirklich glaube, dass uns das weiterbringt. Doch ich weiß, dass es meiner Mutter hilft, die Last nicht allein zu tragen. Und wenn ich ihr auch damit nur ein kleines bisschen helfen kann, werde ich mir noch Dutzende dieser Berichte durchlesen. »Muss nur erst noch was essen.«

Bevor sie reagieren kann, habe ich den Topf mit den Nudeln entdeckt – low carb Linsennudeln, passend zum Diätplan.

Während die Sauce in der Mikrowelle brutzelt, erzählt mir meine Mutter von ihrem Tag. Ich erfahre, dass sie meinen Bruder früher von der Schule holen musste, weil er auf dem Pausenhof gestürzt war.

»Er war richtig benommen. Die Lehrer dachten, es wäre ein Anfall.« Ma ist ganz weiß im Gesicht, während sie spricht.

»Das gibt nur eine Delle.« David steht plötzlich putzmunter in der Küche. »Außerdem war es keiner. Ich bin nur ausgerutscht.«

»Und wenn es einer gewesen wäre? Hattest du deine Medikamente dabei?«

»Bei dem Wetter und all den matschigen Blättern auf dem Boden legt man sich schnell auf die Nase, Mama«, sage ich ruhig. David wirft mir einen dankbaren Blick zu.

»Kann ich auch noch was haben?« Er deutet auf den Topf.

»Aber wir haben doch erst vor einer Stunde gegessen«, wirft unsere Mutter ein.

»Eben. Vor einer Stunde. Ich habe aber jetzt Hunger.«

»Dann nimm wenigstens mehr von dem Gemüse!«

»Ich esse auf dem Zimmer«, sage ich und nehme meinen angerichteten Teller. Der Geruch der dampfenden Tomatensoße lässt mir das Wasser im Mund zusammenlaufen.

In meinem Zimmer angekommen, stelle ich den Teller auf den Schreibtisch und ziehe mein Smartphone aus der Tasche. Sechs Benachrichtigungen in den letzten zehn Minuten. Drei davon sind von Lou. Nächstes Jahr möchte sie auf ein Konzert von dieser Rockband gehen, deren Namen ich mir die letzten Wochen einfach nicht merken konnte, und fragt mich, ob ich mitkomme.

Die vierte Benachrichtigung ist von meinem Telefonanbieter. Mein Datenvolumen beträgt weniger als zwanzig Prozent, und ich werde aufgefordert nachzubuchen, wenn ich weiterhin in Highspeed surfen möchte.

Und die letzten beiden Benachrichtigungen stammen tatsächlich von einem neuen Match.

Neugierig schiebe ich den Balken zur Seite und entriegle mein Handy.

Ich kann mich nicht einmal daran erinnern, dem Typen auf dem Bild überhaupt ein Like gegeben zu haben.

Seine blonden, etwas gelockten Haare erinnern mich an Christopher. Sein Lachen allerdings nicht. Es wirkt seltsam aufgesetzt, und sein selbstverliebter Blick flüstert mir zu, dass er hier »nur was Lockeres« sucht.

Ich antworte nicht auf seine Nachricht. Das ist zwar gemein, aber ich bin absolut sicher, dass Lou ihn gelikt hat und nicht ich. Also schiebe ich mein schlechtes Gewissen beiseite. Augenrollend klicke ich mich stattdessen durch die zahlreichen Bilder von jungen Männern, die mir mal oberkörperfrei, mal nur in Schwarz-Weiß und manchmal von ungünstigen Selfies entgegengrinsen.

Ohne genau hinzusehen, wische ich die Fotos zur Seite, bis ich plötzlich zusammenzucke.

»Das ist doch nicht wahr«, entfährt es mir. Wie groß kann ein Zufall nur sein?

Das Anzeigebild ist nur recht klein, der Abend im Club schon ein paar Tage her ... und doch habe ich ihn sofort erkannt: Ben. Falsche-Nummer-Ben. Die Aufnahme zeigt ihn vor einer einfachen Backsteinmauer. Die dunklen Augen und Haare, das dezente, aber dennoch selbstbewusste Lächeln ... Nur den Dreitagebart trägt er auf dem Bild nicht. Ich muss zugeben, dass ich ihn immer noch ganz süß finde.

Und trotzdem stelle ich erleichtert fest, dass Lou ihm noch kein Like gegeben hat. Wahrscheinlich wurde er mir gerade zum ersten Mal vorgeschlagen. Vielleicht ist er in diesem Moment sogar irgendwo in der Nähe?

Angespannt gehe ich auf sein Profil. Ich will bloß nichts Falsches anklicken. Ein weiteres Bild finde ich hier nicht.

»Ben, 23, Medizinstudent.«

Mehr steht nicht in seinem Profil. Wie langweilig. Nicht einmal sein Instagram hat er verlinkt. Aber immerhin weiß ich jetzt, dass zumindest der Name stimmt. Ich überlege kurz, dann gebe ich mir einen Ruck und wische das Bild nach rechts. Wenn er an mir vorbeiwischt, sind wir kein Match, und er dürfte mein Like doch eigentlich nicht sehen, oder? Mein Herz macht einen kurzen Hüpfer und sackt mir dann ziemlich tief in den Magen, als mir das Bild eines neuen Typen angezeigt wird.

Ich nehme an, das heißt, dass wir kein Match haben. Er hat seine Meinung seit dem Abend im Club also tatsächlich geändert.

Oder hat er mich genauso schnell erkannt und mir das plötzliche Verschwinden im Club krummgenommen. Tja, damit muss ich wohl jetzt leben. Ich schließe die App und lege das Smartphone auf meinen Schreibtisch. Beinah hätte ich vor Ablenkung meine Spaghetti vergessen. Gierig schlinge ich die ersten Nudeln herunter.

Was er wohl in der App sucht? Ich weiß, dass viele dort nur auf eine schnelle Nummer aus sind, den Kick oder vielleicht auch einfach nur Erfahrung. Das ist nichts für mich. Nicht, weil ich das verteufeln würde, sondern einfach, weil ich es mir schlicht und ergreifend nicht vorstellen kann, mit jemandem ohne tiefere Bindung eine Nacht zu verbringen. Vor allem, nachdem mich die Trennung von Christopher so hart mitgenommen hat, ist mir klar geworden, wie verletzlich mein Herz ist.

Vielleicht habe ich an dem Abend im Club doch die richtige Entscheidung getroffen, indem ich einfach abgehauen bin.

Ich überlege schon, die App von meinem Smartphone zu löschen, da vibriert es plötzlich auf meinem Schreibtisch. Erschrocken zucke ich zusammen, dann greife ich danach und tippe auf den Bildschirm.

Du hast ein neues Match!

Mein Herz macht einen Sprung. Verdammt, warum spüre ich da doch einen kleinen Funken Hoffnung in mir glühen, dass es Ben ist?

Viel zu schnell dafür, dass es mir doch eigentlich vollkommen egal sein könnte, öffne ich die App und bekomme erneut Bens Bild präsentiert. Ben. Mein Match. Streng genommen mein erstes wirkliches Match, denn Lous Eingriffe zählen vermutlich nicht mit. Und die Hunde?

Ich schiebe den Teller mit den Nudeln zur Seite und öffne das Postfach. Geschrieben hat er mir noch nicht, aber das lässt sich doch schnell ändern. Um ehrlich zu sein, habe ich noch nie einen Typen angesprochen. Online erscheint mir das auf einmal viel einfacher. Und anders als im Club kann ich doch direkt einen Rückzieher machen, wenn es mir zu schnell geht, oder?

Ganz ohne deine Kumpels unterwegs?, tippe ich, ohne die Nachricht abzuschicken.

Nein, das klingt blöd.

Schön, dich nüchtern zu sehen, klingt zu sehr nach einer Belehrung. Ich lösche die Buchstaben aus dem Feld und tippe erneut:

So schnell sieht man sich also wieder …

Diesmal schicke ich ab, schließe schnell die App und schiebe das Smartphone von mir weg. Ich weiß genau, dass ich sonst darauf starren und auf eine Antwort warten werde. Der Geschmack von Blei dringt in meinen Mund, und mir fällt auf, dass ich nachdenklich auf die Ecke eines Stiftes gebissen habe. Das ist der Grund, warum ich mich mittlerweile von Jungs fernhalte. Ich mache mir zu viele Gedanken.

Mein Handy vibriert, und mein Herz macht erneut einen Hüpfer.

Laut deiner Beschreibung steht das Mel weder für Melissa noch für Melanie, lese ich seine Antwort.

Verwirrt blicke ich auf unseren Chat, als erneut eine Nachricht eintrifft.

Die Antwort bist du mir schuldig geblieben, weil du plötzlich verschwunden bist.

Oh!

Ich hätte es dir erklärt, wenn deine Nummer richtig gewesen wäre,

tippe ich und widerstehe dem Drang, mich für mein Weglaufen zu entschuldigen.

Sag bloß, du wolltest dich melden, Mel wie Melina!,

spielt er den Ball einfach zurück.

Ich habe gedacht, das macht man so, wenn ein Typ einem seine Nummer auf die Haut tätowiert!

Er braucht unheimlich lang, um zu tippen. So lang, dass ich mich frage, ob er einen ganzen Roman verfasst hat.

Nur, wenn der Typ einem auch gefällt :D

Ohne es zu wollen, muss ich lächeln. Seine Schlagfertigkeit gefällt mir.

Ich hatte noch keine Chance, es herauszufinden.

Was für ein Unding! Die Nummer war aber richtig!

Ich runzle die Stirn. Eigentlich hat er keinen Grund, mich anzulügen. Oder?

Eine Zahlenfolge erscheint auf meinem Bildschirm. Fix vergleiche ich sie mit der Nummer, die ich noch am Abend im Club eingespeichert habe.

Du kannst mir vieles erzählen, aber die dritte Ziffer ist niemals als 1 lesbar, sondern garantiert eine 7.

Ich muss zugeben, dass ich ein klitzekleines bisschen erleichtert bin. Der Fauxpas mit der Handynummer scheint tatsächlich ein unglücklicher Fehler gewesen zu sein.

Entschuldige! Ich habe meine Nummer noch nicht so häufig auf Körperteile geschrieben.

Schon wieder bringt er mich zum Schmunzeln.

Gehört das etwa nicht zum Studium, Fast-Arzt-Ben?

Leider nicht. Aber jetzt, wo ich weiß, dass es zu drastischen Missverständnissen führen kann, werde ich vorschlagen, das aufzunehmen.

Wäre eine Überlegung wert :D

Ob er auch an der staatlichen Uni studiert? Oder ist er auf einer privaten? Zumindest sind wir uns noch nie über den Weg gelaufen. Was aber auch daran liegen könnte, dass unsere Fakultäten in unterschiedlichen Gebäuden sind. Außerdem sind die Medizinstudierenden meist eher unter sich.

Und du? Studierst du auch?

Germanistik. Ich interessiere mich am meisten für Literatur.

Nervös beiße ich mir auf die Unterlippe.

Das passt zu dir.

Ich habe keine Ahnung, ob diese Reaktion beleidigend oder als Kompliment gemeint ist.

Die einzigen Bücher, die ich lese, sind für die Uni. Und das ist schon eine ordentliche Menge.

Wie gefällt dir das Studium?,

frage ich und merke, dass der blöde Bleistift schon wieder zwischen meine Zähne geraten ist.

Es ist toll.

Ich habe keine Ahnung, warum mich seine Antwort so überrascht, aber damit habe ich nicht gerechnet. Wahrscheinlich, weil die meisten Studierenden schnell über das viele Lernen klagen. Und hey, auch wenn ich die ersten Semester wirklich gute Noten hatte, geht es mir manchmal doch genauso.

Sicher anstrengend, oder?,

frage ich nach.

Es geht. Dinge, die uns wirklich wichtig sind, fallen uns bekanntlich ja etwas leichter.

Dann ist es dir also sehr wichtig?

Ja.

Ein Mann der Worte.

Und warum willst du Arzt werden?

Ich gehe im Kopf einige Antwortmöglichkeiten durch und überlege, was einen wohl motiviert, sich durch ein so knallhartes Studium zu beißen. Als Arzt verdient man gutes Geld, es ist ein angesehener und sicherer Beruf. Wahrscheinlich lässt sich als Medizinstudent das ein oder andere Mädchen im Club beeindrucken. Und obwohl es so naheliegend ist, rechne ich zum zweiten Mal an diesem Abend nicht mit seiner Antwort.

Weil ich Leben retten will.

4. Kapitel

Ben

Seit Wochen ist mein Kopf so voll wie der beinah explodierende Papierkorb, den ich längst hätte ausleeren müssen.

Müssen. Sollen.

Alles nur Imperative in meinem Gehirn, die jede einzelne Zelle weiter strapazieren.

»Hast du die Einkäufe schon weggepackt?«, ruft Mel von der Küchenzeile aus. Sie wühlt vermutlich in den Vorräten herum. Die Geräusche dringen unverhältnismäßig laut an mein Ohr. Dabei sind es nur raschelnde Tüten aus dem Supermarkt und keine Alarmsirenen.

Ich antworte nicht. Weil mich alles, was ich sage, Kraft kostet. Kraft, die ich nicht habe.

»Teddy? Du hast die Sachen weggeräumt, oder?«

Habe ich. Nachdem sie mich zigmal darum gebeten hat.

»Sind im Regal!«, rufe ich und setze dann die Kopfhörer auf. Dabei höre ich beim Lernen keine Musik. Sie helfen mir einfach nur dabei, äußere Reize abzuschirmen. Und das kann ich gebrauchen.

Seit einer Stunde starre ich wieder auf das Tablet und versuche, mir die Zeilen einzuprägen. Doch das ist längst nicht mehr so leicht, wie es einmal war. Es mag arrogant klingen, weil so viele an dieser Hürde scheitern, doch ich bin nicht einmal beim Physikum großartig ins Schwitzen gekommen. Zu Beginn des Studiums habe ich die Inhalte der Vorlesungen wissbegierig in mich aufgesaugt, habe keine Minute verpassen wollen. Ich habe im höchsten Energielevel funktioniert. Weil ich es wirklich liebte. Das, was ich tat. Was ich noch immer tue. Nur dass der Berg, den ich jahrelang mühelos hinaufgejoggt bin, mich auf einmal so viel Kraft kostet.

Erschrocken zucke ich zusammen, als sich eine Hand auf meine Schulter legt.

»Was hörst du da?« Melina lächelt. Schon wieder versucht sie, einen Blick auf die Vorlesungsunterlagen zu werfen. Vielleicht kann sie auch einfach nicht glauben, dass ich immer noch an den gleichen Inhalten sitze wie gestern. Und vorgestern. Und letzte Woche. An denselben fünf Folien.

»Nichts Besonderes«, sage ich und lasse die Kopfhörer wieder in den Nacken sinken. »Was gibt's?«

»Nichts. Weißt du, wo wir uns heute Abend treffen? Leo sagt, du wolltest dich drum kümmern.«

Fuck.

Für einen Moment schaffe ich es, mir nichts von dem Schrecken anmerken zu lassen. Doch Mel kennt mich lang genug, um diesen Gesichtsausdruck zu verstehen.

»Stimmt etwas nicht?«, fragt sie besorgt.

»Oh nein!« Mein Körper verkrampft sich. »Ich hab's vergessen. Es … es tut mir so leid.«

»Was hast du vergessen?« Sie legt den Kopf schief, behält ihr Lächeln aber auf den Lippen.

»Das Restaurant. Verdammt! Ich habe vergessen anzurufen.«

Mel sieht mich einen Augenblick wortlos an. Dann seufzt sie.

»Oh Mann! Teddy, du bist echt ein Schussel in letzter Zeit. So was passiert immer öfter.«

Ja, denke ich. Das tut es. Und zwar, weil mir der ganze Stress wie Dünnschiss aus dem Arsch schießt.

»Es tut mir wirklich leid«, murmele ich, anstatt mich zu erklären, und stehe auf. »Wir haben noch vier Stunden. Sicher ist noch was frei.«

Ich höre Melina etwas sagen, kann sie aber nicht verstehen. Vielleicht sind ihre Worte auch gar nicht an mich gerichtet, sondern vielmehr an sich selbst.

Ich verziehe mich mit meinem Smartphone ins Schlafzimmer. Hier habe ich ausreichend Ruhe, um das Internet nach den Nummern zu durchforsten. Außerdem bin ich beim Telefonieren lieber allein. Als ich die erste Nummer wähle, rast mein Herz so schnell, als erwarte mich eine wichtige Prüfung.

Diese Angst kenne ich seit einigen Wochen – oder Monaten?

Die Angst, kein Wort mehr herauszubekommen und mitten im Gespräch umzukippen. Manchmal fange ich an zu schwitzen, manchmal überkommt mich die Panik wie eine übergroße Welle, und ich verliere meinen Halt. Dann frage ich mich, ob die anderen Menschen sehen können, wie sich alles in mir zusammenzieht. Die meiste Zeit fühlt es sich nämlich so an. Als hätte ich das Denken verlernt. Vielleicht, weil mein Kopf so voll und damit beschäftigt ist, die letzten Inhalte des Studiums zu verarbeiten.

»Rufst du dort an?«, höre ich Mels Stimme hinter der Tür. Ich will sie bitten zu gehen. Wenn ich weiß, dass sie mich hören kann, ist es unmöglich, diese verdammte Nummer zu wählen.

»Gleich«, antworte ich und gebe mir Mühe, unbesorgt zu klingen. »Ich muss noch kurz was erledigen.« Ich fahre mit der Hand über die Bügel und mache ein paar Geräusche. Erst als ich höre, wie sich die Schritte hinter der Schlafzimmertür entfernen, atme ich erleichtert durch.

Der Stress macht mich verrückt. Das weiß ich selbst.

Aber es ist nur eine Phase. Eine harte Zeit. Und es geht vorbei. Wie alles im Leben kommt und geht. Ich glaube daran. Nein, ich weiß es. Meistens.

• • •

»Es ist doch gemütlich hier«, sagt Maggie und sieht sich zwischen den klapprigen Tischen und Stühlen um. Erwartet habe ich einen kleinen und ruhigen Biergarten, in dem wir zu viert einen lauen Frühsommerabend genießen können. Damit hat dieser heruntergekommene Hof allerdings kaum etwas gemeinsam. »Sehr authentisch«, fügt Maggie hinzu.

Authentisch, ja. Das ist eine charmante Wortwahl, um den Imbiss zu beschreiben, den ich in der Not ausgewählt habe.

»Auf den Bildern sah es ... anders aus«, erkläre ich und beiße mir auf die Lippe. Die drei Tische, die möglicherweise vom Sperrmüll entführt wurden und hier ihr neues Zuhause gefunden haben, sehen nicht sehr vertrauenswürdig aus.

Als Maggie sich als Erste hinsetzt, halte ich den Atem an. Leos Freundin ist superschlank und deutlich leichter als Leo und ich. Trotzdem bin ich mir nicht sicher, ob dieser instabil aussehende Stuhl sie halten wird.

»Vielleicht sind die Bilder schon alt.« Leo grinst. Ich weiß, dass er mir die vermasselte Reservierung nicht krummnimmt, und trotzdem ärgere ich mich über mich selbst. Nachdem drei Restaurants, die wir gut kennen, für heute keinen freien Platz mehr hatten, war meine Wahl fürs Abendessen wohl zu waghalsig.

»Wir sind ja nicht hier, um die Möbel zu bewerten. Vielleicht schmeckt es ja besser, als es aussieht«, sagt Maggie und pustet den Staub von dem Tisch.

»Und das nächste Mal rufe ich frühzeitig an«, sagt Mel und lässt sich auf den Stuhl gegenüber von Maggie fallen. *Danke auch.* Ich weiß, dass sie die Bemerkung nicht böse meint. Und trotzdem spüre ich, wie sich eine dicke Faust in meinem Magen bildet.

Die erste gute Nachricht am Abend lautet, dass die Stühle unser Gewicht aushalten.

»Letzten Sommer waren wir Curry essen«, erzählt Leo. »Solange das Essen besser schmeckt als damals, bin ich glücklich.«

Maggie boxt ihm liebevoll in die Seite. »Das war doch lustig. Immerhin hast du danach Pfannkuchen bekommen.«

»Die *weltbesten Pfannkuchen der Welt*«, ergänzt Leo und lächelt sie von der Seite an.

Es ist immer noch irritierend, meinen Bruder so glücklich zu sehen. Ich kann mich nicht erinnern, ihn jemals zuvor so verliebt erlebt zu haben. Und das, obwohl Leo schon immer der wärmere Charakter von uns beiden war. Der, der etwas von Romantik versteht. Für mich bekam Liebe erst ein Gesicht, als ich Mel kennenlernte und sich mein Herz zum ersten Mal im Leben überhaupt vorstellen konnte, was es bedeutet, bei einem Menschen zu Hause zu sein.

»Ich kann sie euch mal backen«, sagt Maggie laut.

Irritiert sehe ich auf, und mir wird bewusst, dass ich den Anschluss an das Gespräch verloren habe.

»Ich liebe Pfannkuchen«, schwärmt Mel. *Pfannkuchen. Okay.* »Oder ihr kommt nächstes Mal wieder zu uns. Seit ich so viel für meinen Vlog koche, freue ich mich über dankbare Abnehmer beim Essen.«

Maggie nickt begeistert. »Das macht dir richtig Spaß, oder? Dieses Social-Media-Ding?«

Mel nickt. »Ich hätte nie gedacht, dass es das tun würde. Aber zu sehen, wie viele Menschen sich durch meine Videos unterhalten fühlen, macht ... glücklich! Die Community wächst, die Kommentare nehmen zu. Es ist faszinierend.«

»Wir haben uns das Reaction-Video angesehen«, meint Leo. »Unglaublich, wie viel Reichweite du gewonnen hast. Wenn das so weitergeht, kannst du sicher bald eine Menge Geld damit verdienen.«

»Es sind heute schon wieder dreitausend neue Follower dazugekommen. Ist das nicht der Hammer?« Mel klingt ganz aufgeregt. Sie hat während der letzten Monate eine Heidenarbeit in ihre Videos gesteckt, und ich freue mich sehr für sie.

»Lass dir von Leo keinen Floh ins Ohr setzen. Erst mal machst du ja noch dein Studium«, hake ich trotzdem ein.

Melina studiert im letzten Semester Germanistik, und eigentlich hat ihr das Studium immer viel Freude gemacht.

»Ja, na klar. Ich habe nicht vor, jetzt schlappzumachen.« Sie grinst. »Aber es wäre doch ein guter Nebenjob. Vielleicht könnten wir uns dann sogar mal einen Urlaub gönnen. Zum Beispiel in den Semesterferien. Ich bin mir sicher, dass dir das genauso guttun würde.«

Ich verpasse den Augenblick, in dem ich normalerweise hätte antworten sollen. Mel enttäuschen zu müssen, ist hart. Doch ein Urlaub passt gerade absolut nicht in meinen Zeitplan. Zuerst das Praktische Jahr im Krankenhaus zu Ende bringen und dann die Abschlussprüfungen schaffen ... Allein die Vorstellung, danach weitere Pläne oder Termine zu haben, schnürt mir die Luft ab.

Ohne dass ich es verhindern kann, beginnt mein Herz zu rasen. Das Thema ist gerade ein wenig zu viel für mich.

»Hat wer was dagegen, wenn ich mal nachsehe, ob hier überhaupt eine Bedienung kommt?« Bevor jemand etwas erwidern kann, bin ich vom Tisch aufgestanden und nähere mich der geöffneten Tür, die vermutlich in den Imbiss führt. Es riecht nach Bratfett und penetranten Gewürzen. So wie ich es erwartet habe, ist der Laden auch von innen ziemlich heruntergekommen. Kurz überlege ich, einfach auf dem Absatz umzukehren. Vielleicht sind wir für diesen Abend besser dran, wenn wir bei uns in der Wohnung kochen.

Doch in dem Moment wird der Kerl hinter der Theke auf mich aufmerksam. Er füllt gerade neue Pommes frites in die Fritteuse.

»Hallo«, sage ich. »Wir sitzen draußen und wollten etwas bestellen.«

Ohne etwas zu sagen, starrt der Typ mich an und wartet, bis ich die angeschlagenen Gerichte durchgelesen habe.

Große Auswahl sieht anders aus. Aber ich kann mich schlecht beschweren ... Immerhin ist es meine Schuld, dass wir hier sind, anstatt bei unserem Lieblingsitaliener Pizza zu essen.

Kommentarlos verlasse ich wieder den Imbiss und laufe über den unebenen Erdboden zurück zum Tisch.

»Ihr habt die Auswahl zwischen Pommes und Pommes«, sage ich ironisch und unterbreche vermutlich ein weiteres Mal das Gespräch am Tisch.

Die anderen tauschen schweigende Blicke aus. Sicher ist meine miese Laune keinem von ihnen entgangen.

»Ich komme mit und helfe tragen«, erklärt Mel und springt auf, ehe ich etwas sagen kann.

Sie versucht, Schritt zu halten, als ich mich beeile, zurück in den Imbiss zu gehen.

»Was ist denn los mit dir?«, raunt sie.

»Was soll los sein?«, frage ich und zwinge mich schnell zu einem Lächeln.

Mel sieht mich nachdenklich an, hebt dann jedoch einen Mundwinkel. »Schon gut.«

Ich nehme die drei Stufen vor dem Imbiss auf einmal.

»Habt ihr euch entschieden?«, fragt der Typ und unterbricht seine Arbeit.

»Viermal Pommes mit Ketchup«, bestellt Melina. »Und zwei große Salate. Willst du auch eine Limo?« Sie greift vorsichtig nach meiner Hand.

Ich nicke. »Oder nein, lieber eine Cola.«

Wir müssen nicht lange warten, bis unsere Fritten in vier Papierschalen auf einem Tablett stehen und verführerisch riechen.

Während ich die Getränke übernehme, balanciert Mel das Tablett gekonnt zurück an unseren Tisch.

»Dich könnten wir glatt bei uns im Café gebrauchen«, erklärt Maggie, als die Schalen sicher auf unseren Plätzen stehen.

»Meinst du, ich mache mich gut als Kellnerin?«, fragt Mel und grinst.

»Auf jeden Fall«, bestätigt Maggie und tunkt eine Pommes fast komplett in den Ketchup. »Ihr solltet sowieso unbedingt einmal ins Café zum Frühstücken kommen. Wir haben superleckere Bagels, Bowls und Smoothies ... Hey, du könntest uns doch in einem Vlog besuchen, oder? Mein Chef würde dich für die Werbung sicher zum Frühstück einladen.«

»Dann bin ich auch dabei«, wirft Leo ein und wendet sich im nächsten Augenblick an mich. »Oman ist super. Ihm verdanke ich mehrere Liter Kaffee und Nervennahrung, die ich während des Schreibens verdrückt habe.«

Im letzten Jahr ist Leos erster Roman erschienen. Ein Psychothriller, der noch immer bei mir auf dem Nachttisch liegt. Ungelesen, wie ich zu meiner Schande gestehen muss. Vermutlich weiß mein Bruder nicht einmal, dass ich einer der Ersten gewesen bin, die sich am Erscheinungstag das Buch besorgt haben.

»Nach der Prüfung«, erinnere ich ihn und trinke einen Schluck von der Cola. »Nach der Prüfung kann ich mich wieder auf anderes konzentrieren. Versprochen!« Ich lächle erschöpft.

»Das verstehe ich.« Mein Bruder nickt. »Aber du machst das. Das Studium ist genau deins. Und deshalb bin ich sicher, dass du das mit besten Ergebnissen meistern wirst.«

Ich wünschte, ich könnte Leos Zuversicht teilen. Denn auch wenn das Medizinstudium tatsächlich das ist, was ich schon immer tun wollte, schnürt mir der Gedanke daran derzeit ziemlich die Luft ab. »Danke, Leo.«

Ich starre auf die Schale mit den Pommes, die nur noch zur Hälfte voll ist. Ich habe gar nicht mitbekommen, wie die Fritten in meinem Magen verschwunden sind.

Als mein leerer Blick für eine Sekunde zu lange im Nichts verharrt, spüre ich Mels Aufmerksamkeit auf mir liegen. Ich hebe den Kopf und schaue sie an.

Mel macht sich Gedanken. Um mich. Schon länger. Das weiß ich. Ich wäre ein Idiot, wenn ich es nicht merken würde. Und ihre Sorgen meinetwegen lassen mein Herz an den meisten Tagen noch schwerer werden. Jemandem zur Last fallen zu müssen, den man liebt ... Ich hasse es.

Denn wenn einer auf dieser Welt diesen Kummer nicht verdient hat, dann ist sie es. Rasch greife ich nach ihrer Hand, fahre mit den Fingern über ihre warme Haut.

Alles wird wieder gut. Das verspreche ich ihr. Und mir.

• • •

Es dämmert, als wir durch die Wohnungstür treten.

Morgen habe ich Spätschicht. Das heißt, theoretisch könnte ich ausschlafen. Allerdings gehöre ich zu den Menschen, die in der Früh am besten lernen können, weshalb mein Wecker pünktlich um halb acht gehen wird.

»Magst du noch einen Film gucken?«, frage ich Mel. Ich weiß, dass man sie mit Netflix immer kriegen kann.

»Ehrlich?« Ihre Verwunderung schmerzt. Als wäre es so abwegig, dass wir unseren Abend zusammen gemütlich ausklingen lassen. Dabei machen wir das doch öfter. Zumindest haben wir es früher öfter gemacht.

»Klar. Ich mache mich nur kurz fertig. Wenn du willst, kannst du schon einmal einen Film aussuchen«, schlage ich vor und verschwinde im nächsten Moment im Bad.

Erschöpft sinke ich auf den geschlossenen Toilettendeckel und vergrabe das Gesicht in den Händen. Die Gedanken fahren Karussell in meinem Kopf. Viel zu schnell. Manchmal wünsche ich mir, es einfach anhalten zu können. Für einen kurzen Moment der Ruhe und des Durchatmens. Ich stehe auf und drehe den Wasserhahn auf. Mit geschlossenen Augen lasse ich die Kälte über meinen Unterarm laufen, bis ich gierig das ganze Gesicht unters Wasser halte.

Am liebsten würde ich den ganzen Abend, oder nein, die ganze Nacht, hier stehen und so tun, als könne ich den Stress mit purem Wasser auswaschen.

Doch die Gedanken an Mel holen mich wieder zurück in die Gegenwart. Ich habe ihr für heute ein bisschen Zweisamkeit versprochen.

Schnell streife ich die Jeans und das blaue Shirt von meinem Körper und schlüpfe in meine Jogginghose. Ich atme tief durch, spanne die Muskeln an und setze ein vorsichtiges Lächeln auf, bevor ich die Türklinke runterdrücke und ins Wohnzimmer zurückkehre. »Schon wieder Hunger?«, frage ich Mel verwundert.

Sie steht in Schlafshorts und einem Top vor der Küchenablage und sieht sich suchend um. »Ich weiß, wir haben gerade erst gegessen.« Sie grinst. »Aber ich könnte jetzt was Süßes vertragen. Ich glaube, ich kriege bald meine Tage.«

»Fehlt dir was? Wir haben Schokolade im Schrank. Und Kekse. Hast du schon einen Film rausgesucht?«

Mel nickt. »Habe ich schon aufgerufen.« Sie deutet auf die Tür zum Schlafzimmer. »Geh ruhig. Komme sofort.«

Ich lasse mich auf das Bett sinken und krabbele über die Decke hoch zum Kopfende, wo Mels Laptop aufgeklappt steht. Ein Blick auf das Display des Laptops verrät mit, dass Mel sich für einen Actionfilm entschieden hat. Ungewöhnlich, aber okay.

»Klingt gut?« Als sie im Türrahmen auftaucht und mich mit einem fast schüchternen Lächeln ansieht, kann ich nicht anders, als ihre Mimik zu erwidern.

»Die Empfehlung habe ich auf YouTube gesehen. Der Film soll echt gut sein, und du magst doch so was am liebsten«, erklärt sie und wirft eine Tafel Schokolade neben mich aufs Kissen.

Womit habe ich diese Frau verdient?

»Klingt sehr gut«, antworte ich. Dabei habe ich den Vorschautext noch gar nicht gelesen.

Mel klettert unter die Decke und vergräbt ihren Kopf an meiner Schulter. »Darf ich?«

»Ja«, antworte ich knapp.

Ich bin ein schlechter Freund, geht es mir durch den Sinn.

Vorsichtig fahre ich mit der Hand über ihr dunkles Haar. In Mels Nähe zu sein, lässt meinen Puls langsamer werden. Es kehrt endlich Ruhe in mein Chaos ein.

Ich starte den Film und konzentriere mich auf das flackernde

Bild. Gar nicht so einfach, wenn die Müdigkeit schon nach wenigen Sekunden dermaßen kickt.

Immer wieder ertappe ich mich dabei, heimlich die Augenlider zuzuklappen.

»Hey, du schläfst doch nicht ein, oder?« Mels Stimme lässt mich hochfahren. Ihr Gesicht ist so nah, dass ich ihren Atem spüren kann. Plötzlich sind da ihre Küsse. Auf meiner Wange, am Hals. Ohne nachzudenken, ziehe ich Mel an mich heran, merke, wie der Laptop vom Schoß in die Decke rutscht.

Ich will ihn festhalten, doch Mel schiebt ihn ein Stück von uns weg. »Egal«, flüstert sie und schmiegt sich enger an mich heran. »Ich kenne was Besseres als fernsehen.«

Ich schmecke ihre fordernden Küsse und spüre ihre Hand meinen Unterbauch hinabfahren. Normalerweise übernehme ich ab hier meist selbst die Initiative. Doch heute warte ich und lasse einfach geschehen.

Mel setzt sich auf, befreit mich aus der Decke und lässt sich auf meine Hüfte sinken.

Ich versuche, ihren Blick zu halten.

»Hast du keine Lust?«, fragt sie leise.

»Doch«, sage ich und strecke meine Arme nach ihr aus.

Sie beugt sich vor, um mich zu küssen. Ein vertrauter und doch ferner Geruch dringt zu mir herüber. Vielleicht ist es ein neues Shampoo oder ein Duft, den sie nie trägt. Vielleicht haben wir aber auch seit Wochen nicht mehr so eng beieinandergelegen.

5. Kapitel

Mel

»Das Essen wird langsam kalt«, ruft Louisa und zieht mich vorsichtig am Ärmel. »Wenn wir hier noch länger stehen, können wir auch gleich ein trockenes Brötchen beim Bäcker kaufen.«

Ich werfe einen Blick auf meinen Teller. Der Basmatireis und das Sojageschnetzelte schmecken warm vermutlich doch um einiges besser.

»Sorry«, murmele ich und nicke meiner Freundin zu. *Ich komme sofort*, soll das heißen. Sie rollt stumm die eisblauen Augen. Mit der dunklen Mascara, die sie heute trägt, sieht das fast bedrohlich aus. Aber auch nur fast. Denn ich weiß, dass Louisa ein herzensguter Mensch ist. Nur ohne Geduldsfaden. Was ich heute sogar verstehen kann. Den halben Morgen haben mich Kommilitonen im Flur angesprochen. Wenn ich vor einem halben Jahr noch geplant hatte, meinen YouTube-Kanal in der Uni geheim zu halten, wurde dieser Plan spätestens jetzt über den Haufen geworfen.

»Ich muss wirklich los. Wir sehen uns doch, oder?«, frage ich in die kleine Gruppe, die sich um mich herum gebildet hat. Wir sind die Treppe zur Mensa runtergegangen, als ein Mädchen mir auf die Schulter klopfte. »Bist du Mel von *@melvloggt*?«

Es dauerte keine zehn Minuten, und wir sind von einigen Studentinnen umzingelt. Absolut surreal, wenn man bedenkt, dass ich mit niemandem hier zuvor auch nur ein Wort gewechselt habe.

»Du grinst, als seist du frisch verliebt.« Louisa schmunzelt, während sie kurz darauf am Mensatisch ihre Gabel mit Reis vollschaufelt. Die rosa Haare sind wieder beidseitig zu zwei Dutts gedreht, die mit ihrer kindlichen Wirkung einen Kontrast zu Louisas vielen Tattoos am Arm bilden.

»Und du studierst Germanistik?«, hat ein Typ sie im ersten Semester gefragt. »Hätte ich bei dir nicht gedacht.«

»Und du hast ziemlich viele Vorurteile«, ist Louisas Antwort gewesen. »Hätte ich bei dir auch nicht gedacht.«

Ich saß damals einen Platz hinter ihr im Hörsaal und habe das Gespräch nur zufällig mitbekommen. Doch mir gefiel ihre selbstbewusste Art. Also habe ich mich in der nächsten Vorlesung einfach neben sie gesetzt, und wir wurden Freundinnen.

»Gar nicht wahr«, behaupte ich und nehme den ersten Bissen. Dabei fällt es mir schwer, das Flattern in meinem Bauch zu verleugnen. Denn ein Teil von mir will das heiße Glücksgefühl einfach rausschreien. Der andere Teil weiß, dass wir in einer überfüllten Mensa sitzen und ich heute schon mehr Aufmerksamkeit von fremden Menschen bekommen habe, als ich gewohnt bin.

»Du hast es dir doch verdient«, sagt meine Freundin versöhnlich. »Die vergangenen Monate hast du kaum etwas anderes gemacht. Außer studiert, natürlich. Hey, du lässt mich jetzt nicht auf den letzten Metern hängen und wirst Vollzeit-YouTuberin, oder?«

Ich schüttele abrupt den Kopf. Wie kommen bitte schön alle auf diese Idee? Es wäre irre, im letzten Semester das ganze Germanistikstudium hinzuwerfen. Vor allem, weil es mir wirklich

Freude macht. Mein Plan steht schon lange: nach der Uni als Lektorin bei einem Verlag anfangen. Oder vielleicht bei einer Literaturagentur.

»Natürlich nicht. Es macht einfach Spaß. Das Kochen, die Vlogs ... Die Rückmeldung.« Sofort muss ich noch breiter lächeln. »Die Leute mögen es.«

Louisa nickt. »Und sie mögen dich. Vielleicht sollte ich auch einen Kanal aufbauen.« Meine beste Freundin lehnt sich zurück und verschränkt die Arme vor der Brust. »Übers Tätowieren zum Beispiel. Das finde ich cool.«

Ich zucke mit der Schulter. »Versuch es!«

Louisa schüttelt den Kopf. »Ach, Quatsch! War nur ein Witz. Ich sehe lieber zu, wie du berühmt wirst. Aber wenn du coole Produkte zugeschickt bekommst, dann kriege ich was ab, oder?« Sie wirft mir ein unverschämtes Grinsen zu, das ich amüsiert erwidere.

»Ich bin gespannt, wie es jetzt weitergeht.« Vier Tage ist der Upload von Jontes Reaction-Video nun her. Vier Tage, in denen ich jeden Tag neue Abonnenten gewonnen habe.

Heute kommt ein neues Video von mir online, das ich schon letzte Woche gefilmt habe. Diesmal wieder weitestgehend allein, denn Ben war fast die ganze Woche im Krankenhaus.

»Was machst du denn da?«, erkundigt sich Louisa und reißt mich aus meinen Gedanken. Meine Freundin hat ihren Teller fast leer gegessen, während ich dabei bin, irgendwelche seltsamen Stückchen in der Soße auszusortieren. »Das sind Oliven.« Sie beugt sich über meinen Teller. »Wenn du sie nicht willst, kannst du sie mir geben.«

Ich nicke schnell und schiebe meine Portion zu ihr rüber. »Wer tut Oliven in so ein Gericht rein? Soll das nicht schmecken?«

Louisa schnauft. »Die sorgen doch erst für den richtigen Geschmack. Aber zurück zum Thema: Wie geht's jetzt weiter?«

Ich zucke mit den Schultern. »Erst mal muss ich ordentlich Content produzieren.«

»Wenn du jemanden zum Drehen brauchst …« Sie hebt die Hand.

»Das Angebot nehme ich sehr gerne an. Heute Nachmittag besuche ich meine Mutter auf der Arbeit. Wenn ich Glück habe, kann ich dann ein paar Aufnahmen im Tierheim machen.«

Seit meine Mutter dort arbeitet, verbringe ich selbst so viel Zeit zwischen verwahrlosten Katzen, Hunden und Meerschweinchen, dass ich beschlossen habe, meine Community mal mitzunehmen.

»Dog Content. So machst du also die Klicks«, überlegt Louisa mit einem Augenzwinkern.

»Wer weiß … Vielleicht inspiriert es doch die ein oder andere Person, das nächste Mal ein Tier aus dem Tierheim zu retten, bevor man einen Züchter unterstützt. Es ist also Werbung für einen guten Zweck.«

Meine Freundin nickt. »Na gut. Wenn du magst, komme ich mit. Abgesehen davon, dass ich mich dringend an meine Bachelorarbeit setzen sollte, habe ich Zeit.«

»Oh nein, fang nicht damit an!«, winke ich ab.

Wir stellen unsere Tabletts auf das Rückgabeband. Dann schlängeln wir uns an den vielen anderen Studierenden vorbei in Richtung Ausgang.

Für heute habe ich all meine Vorlesungen hinter mir, und das Seminar am Nachmittag wurde gerade abgesagt. Weil Ben vermutlich noch in der Klinik ist, habe ich es nicht eilig, nach Hause zu kommen.

Das Tierheim ist nur eine halbe Stunde zu Fuß von der Uni

entfernt. Das Wetter ist in Ordnung, weshalb Louisa und ich uns gegen die Straßenbahn entscheiden.

In letzter Zeit bin ich immer öfter auf der Arbeitsstelle meiner Mutter, um mit den Hunden Gassi zu gehen. Die Arbeit wird zwar nicht bezahlt, doch manchmal kommen mir die Stunden Abwechslung zum anstrengenden Studium wie ein kleiner Urlaub vor.

»Oh mein Gott.« Als wir den kleinen Vorhof betreten, schallt uns das erste Kläffen entgegen. »Wie viele sind das denn?« Louisa beeilt sich, als Erste von uns das Tor zu erreichen, und wirft einen Blick durch das Gitter.

»Immer unterschiedlich«, erkläre ich und drücke auf die Klingel. »Insgesamt ungefähr dreihundert Tiere. Aber viele davon sind Nagetiere, Vögel und Igel. Es ist ja nicht nur ein Tierheim, sondern auch eine Auffangstation.«

Kurz darauf sehe ich meine Mutter mit einem großen Schlüsselbund auf uns zu laufen. Sie lächelt, als sie Louisa entdeckt. »Huch. Heute sogar zu zweit. Wir können jede helfende Hand gebrauchen.«

»Das dachte ich mir.« Gemeinsam folgen wir meiner Mutter in das kleine Büro. Hier erwartet uns wie immer ein einziges Chaos.

»Tanja«, seufzt meine Mutter und rückt im Vorbeigehen ein Buch gerade. Die neue Auszubildende im Tierheim treibt meine Mutter regelmäßig zur Weißglut, weil sie alles durcheinanderbringt. Im Tierheim gibt es nur ein Büro für alle Angestellten, die meiste Zeit verbringen sie ohnehin mit den Tieren.

»Kannst du dir vorstellen, dass sie letztens angefangen hat, hier drin zu rauchen?« Meine Mutter schüttelt den Kopf.

»Eine E-Zigarette«, erkläre ich Lou.

»Als ob das einen Unterschied macht«, wirft meine Mutter ein.

»Also«, unterbreche ich das Thema. »Wie können wir helfen? Die Hunde?«

Ich stelle meinen Rucksack gegen ein Regal mit Ordnern, das verdächtig wackelt.

»Der kleine Willi müsste auf jeden Fall raus. Ihr könnt Spencer noch mitnehmen. Die beiden verstehen sich am besten und sind ähnlich aktiv.«

Spencer ist einer meiner Lieblingshunde. Der Mischling wurde hier abgegeben, weil der Familie das Gassigehen dann doch zu viel wurde. So was macht mich wirklich sauer. Tiere sollte man sich nicht wie eine Puppe zulegen und aussortieren dürfen, wenn die Freude vergeht. Solche Entscheidungen gehören besser durchdacht. Sein Schicksal ist nur eins von vielen Streunern, die in ihren Zwingern sitzen. Wann immer ich kann, gehe ich deswegen mit ihm Gassi und zeige ihm die Gegend. Die ersten Male schien er noch relativ schüchtern, doch mittlerweile kommt es mir so vor, als führe er mich aus und nicht andersrum.

»Willi ist ein Jack Russell«, sage ich zu Lou und öffne die Tür. Auf dem Weg zu den Gehegen erkläre ich ihr, welche Runde wir gehen und worauf wir besonders achten müssen. Zum Beispiel, dass wir den Park meiden, weil die vielen Eichhörnchen die Hunde verrückt machen.

Seit mir vor Monaten eins der Findelkinder ausgebüxt ist, bin ich besonders vorsichtig und lasse die Hunde immer an der Leine.

»Was magst du denn filmen?«, fragt Louisa, als wir die nächste Grünfläche erreichen. »Soll ich die Hunde zeigen? Bei dem Licht sieht das bestimmt super aus. Du kannst ja etwas Musik drüberlegen, und wir lassen sie spielen.«

Ich willige ein, ziehe mein Smartphone aus der Tasche und reiche es Louisa.

»Filmst du alles mit deinem Smartphone?«, fragt meine Freundin und mustert es skeptisch.

»Zu Hause nicht. Aber unterwegs. Vom nächsten Geld kaufe ich mir eine handliche Kamera, die ich mitnehmen kann. Aber erst mal muss ich sparen, der neue Laptop war schon so teuer. Und allgemein ... man sollte so was nicht überstürzen«, antworte ich und fasse die Leine fester. »Wie du selbst meintest, studiere ich ja auch noch.«

Lou verdreht die Augen. »Ich habe aber nie gesagt, dass du das hier nicht ernst nehmen sollst. Das ist eine riesige Chance für dich. Hey, Mel.« Sie verpasst mir einen liebevollen Seitenhieb. »Du weißt genau, was ich meine. Du hast das ganze Jahr von nichts anderem geredet.«

Meine Freundin hat recht. Dieser Kanal ist mein Baby. Allein an dem Profilbild, dem Banner ... Ich habe so viel Zeit da hineingesteckt, bis ich mit dem Design einigermaßen zufrieden war.

»Also noch mal: Hätte ich die Chance, mit meinem Hobby Geld zu verdienen, würde ich sie nutzen.«

»Ich bin einfach nur aufgeregt, alles ist viel und ... lass uns einfach anfangen, ja?« Hastig deute ich auf das Smartphone.

»Nichts lieber als das.« Meine Freundin grinst. »Ich bin eine unschlagbare Kamerafrau«, witzelt sie und positioniert sich, als erwarte sie einen Star auf dem roten Teppich.

»Du Spinnerin.« Auf der Stelle muss ich lachen. »Du kannst einfach ein paar Aufnahmen von den Hunden und mir machen. Ich lege im Schnitt Musik und ein Voiceover drüber.«

»Aye, aye, Käpt'n!« Lou zählt von fünf runter, und ich laufe los. Willi und Spencer lassen sich das nicht zweimal sagen. Sie jagen, trotz Leine, hinter mir her und haben mich in kürzester Zeit überholt. Laut atmend versuche ich, mit den beiden übermütigen

Hunden Schritt zu halten. Als wir die ersten Takes haben, bin ich durchgeschwitzt und außer Atem.

Aber es hat sich gelohnt. Die Aufnahmen sehen toll aus, und ich kann es kaum erwarten, sie hochzuladen.

6. Kapitel

Ben

Herr Schäfer ist ganz blass um die Nasenspitze.

»Ich werde nicht hingucken.«

Mühselig unterdrücke ich ein Grinsen. »Es reicht ja, wenn ich hinsehe.«

Mein Gegenüber lacht. Wie jedes Mal, wenn ich ihm Blut abnehme. Vor einigen Jahren hat er durch eine chronische Erkrankung sein Augenlicht verloren, aber nicht seinen schwarzen Humor. Ich bin mir jedes Mal unsicher, ob ich wirklich darüber lachen darf.

»Junger Mann, wenn Sie einmal so alt sind wie ich, dann werden Sie gelernt haben, dass man manche Dinge im Leben nur mit Humor erträgt«, erklärt er und lehnt sich zurück in das Krankenhausbett.

Ob man Stress auch mit Witz behandeln kann? Einfach über die eigenen Probleme lachen?

Haha. Ich bin heute Morgen kaum aus dem Bett gekommen, weil ich die halbe Nacht wach lag. Haha. Meine Freundin und ich haben die letzten drei Monate kaum miteinander geschlafen, weil ich den Kopf nicht frei kriege. Haha.

Funktioniert doch. Oder?

»Das hoffe ich«, antworte ich und ziehe die Nadel aus der Haut. »Ich komme später noch einmal wieder. Wenn Sie Glück haben, bekommen Sie gleich noch Frühstück.«

»Das ist ja wie im 5-Sterne-Hotel«, witzelt Herr Schäfer und zieht die Decke über seine Beine. »Wenn Sie jetzt noch die freundliche Krankenpflegerin fragen könnten, ob Sie mir einen Tee zum Brötchen bringt, sind Sie mein Held des Tages, Doktor Winter.«

Herr Schäfer weiß, dass ich noch kein Arzt bin, geschweige denn fertig promoviert habe. Und trotzdem nennt er mich jedes Mal so. »Sie sind der Einzige, bei dem ich den Stich kaum merke. Also sind Sie der beste Doktor.«

Ob ich ihm irgendwann sagen sollte, dass zum Arztsein mehr gehört als Blutabnehmen?

»Welche Sorte?«, frage ich höflich. Eigentlich gehört die Verköstigung der Patienten nicht zu meinen Aufgaben, aber ich gebe mein Bestes, alle zufriedenzustellen.

»Pfefferminz. Mit Zitrone.«

Ich nicke, bis mir auffällt, dass er mich ja gar nicht sehen kann. »Wird gebracht. Erholen Sie sich gut.«

Als ich das Zimmer verlassen habe, kommt mir Carina entgegen. Sie hat vor ein paar Wochen ihre Ausbildung als Krankenschwester abgeschlossen und arbeitet seitdem auf meiner Station.

»Herr Schäfer fragt nach einem Tee«, rufe ich ihr gestresst entgegen. »Pfefferminz mit Zitrone.« Sie weiß selbst nur zu gut, wie viel auf der Station zu tun ist. Deshalb muss ich bei ihr kein schlechtes Gewissen haben, wenn ich nicht stehen bleiben kann. Ich sehe nur noch ihr Nicken und schiebe ein »Danke« hinterher. Das nächste Zimmer wartet bereits, und wenn ich um vierzehn Uhr Feierabend machen möchte, muss ich bis dahin bei allen Patienten von der Liste Blut abgenommen haben.

Verdammt. Die Müdigkeit hängt mir so schwer in den Knochen, dass es mich umso mehr Anstrengung kostet, die Augen geöffnet zu lassen.

Ich biege gerade in den zweiten Flur von rechts ab, als mir Doktor Wegland entgegenkommt.

»Herr Winter. Wie schön, dass ich Sie hier sehe.« Anfangs war ich überrascht, dass der Oberarzt sich meinen Namen so schnell merken konnte, weil sich die Wertschätzung den PJlern gegenüber ansonsten sehr in Grenzen hält. Doch dann erfuhr ich in einer Mittagspause, dass er mit meinem Vater gemeinsam in Frankfurt studiert hat und sich deshalb freute, mich kennenzulernen.

Zufälle gibt's! Ich könnte drauf verzichten. Vor allem, weil mein Vater mich in Gedanken ohnehin wie ein Schatten durch den Klinikalltag begleitet. »Du kannst das noch besser! Streng dich an, Benedikt!« Leise und subtil höre ich seine Bemerkungen in meinem Kopf, während ich mich dem Oberarzt zuwende. Er sieht so aus, als wolle er mir etwas Wichtiges sagen.

»Schön, Sie zu sehen.« Nervös versenke ich die Hände in meinem Kittel. »Was gibt es denn?« Meine Zehen verkrampfen sich, und ich hoffe inständig, dass ich nichts vergessen habe. Im Kopf gehe ich meine Aufgaben von gestern durch, doch mir fällt nichts ein, bei dem ich nicht gewissenhaft gearbeitet haben könnte.

»Sie brauchen sich keine Sorgen zu machen. Ich freue mich einfach, wie zuverlässig Sie hier Ihre Arbeit machen.«

Erleichterung flutet meine Adern. »Selbstverständlich«, erkläre ich und setze ein schwaches Lächeln auf.

Ich brauche Koffein. Kaffee. Literweise. Am liebsten sofort.

»Sie können es ganz weit schaffen. Da bin ich mir sicher. Genau wie Ihr Vater. Bestellen Sie ihm schöne Grüße von mir.«

Schnell nicke ich. »Vielen Dank. Das bedeutet mir sehr viel.«

Ich warte auf das Herzrasen. Die Wärme in meiner Brust. Das

wohlige Kribbeln, wenn jemand meinen Fleiß lobt. Die ganze Energie sieht, die ich in meinen Alltag als werdender Arzt stecke. Aber aus irgendeinem Grund bleibt das Gefühl aus.

»Danke«, sage ich noch einmal, damit mein Unterbewusstsein kapiert, dass das hier gerade ein Kompliment gewesen ist. Aber nichts. Nur Leere. Eine große, schwere und so verdammt abartige Leere.

7. Kapitel

Mel

»Vierhundert Euro, hast du gehört?«, wiederhole ich und warte auf die Reaktion, die sich hoffentlich gleich auf Bens Gesicht abzeichnet. »Das ist doch der Wahnsinn! Für das Geld habe ich früher zwei Monate lang auf das Nachbarskind aufgepasst. Lou sitzt für die Kohle manchmal einen ganzen Monat an der Kasse.« Ich kann gar nicht aufhören zu reden, die Worte sprudeln mir aus dem Mund. »Ich kann mir von dem Geld endlich eine kleine Kamera für unterwegs kaufen. Es ist doch viel sinnvoller, das Geld zu reinvestieren. Außerdem ist so ein Ding echt praktisch. Ich kann ja nicht ewig mit dem Handy filmen, oder? Irgendwann erwarten die Leute sicher eine bessere Qualität und den ganzen Schnickschnack.«

Ben sitzt reglos auf dem Küchenstuhl und sieht mich immer noch so an, als habe er kaum ein Wort von dem verstanden, was ich gerade erzählt habe.

»Noch mal langsam. Vierhundert Euro bekommst du für eine Werbung? Für ein einziges Video?«, hakt er nach.

Ich nicke heftig.

»Gibt es für so was auch einen Vertrag?«

»Ich benutze nur diese Gewürze hier. Schau mal, die riechen

extrem lecker. Eins davon kostet allein fünf Euro. Das heißt …«, überlege ich laut. »Eigentlich sind es sogar vierhundertvierzig Euro, denn die Gewürze habe ich alle kostenlos bekommen.« Ich halte Ben eine Dose unter die Nase. »Knoblauch, Meersalz und – weißt du, was das ist?«

Ben dreht den Kopf zur Seite und muss heftig niesen.

»Sorry.« Schuldbewusst ziehe ich das Koriandergewürz weg. »Einen Vertrag gibt es auch.« Dabei muss ich zugeben, dass ich ihn nur überflogen habe. So viel kann da doch gar nicht drinstehen. Die Fakten sind geklärt. Ich bekomme vierhundert Euro. Vierhundert. Für ein Video, an dem ich wirklich Spaß habe.

Ich lasse mich auf Bens Schoß sinken und schmiege mein Gesicht an seine muskulöse Brust. Meine Finger wandern an seinen Hals. Die zwei obersten Knöpfe seines weißen Hemdes sind nur zu Hause meist geöffnet, sodass nur ich die dunklen Haare sehen kann, die um seine Brust wachsen. Ich drücke zarte Küsse auf die Mulde an seinem Schlüsselbein und verschließe meine Hände in seinem Nacken.

Bens Lippen versinken in meinen Haaren, und ich spüre einen zarten Hauch über meine Kopfhaut streichen. »Du machst das toll. Das weiß ich«, sagt er und schiebt mich von seinen Beinen. Er steht auf und schüttet sich ein Glas Wasser ein. In einem einzigen Zug stürzt er den Inhalt hinunter. »Und vierhundert Euro ist nicht schlecht für eine einzige Kooperation.«

Das breite Lächeln brennt in meinen Mundwinkeln. »Danke. Wenn ich so etwas öfter machen kann, führe ich dich vielleicht sogar mal zum Essen aus.«

Ben zuckt mit den Schultern. »Wir können ja mal schauen.«

»Sicher. Apropos Essen … hast du Hunger?«, frage ich vorsichtig und sehe mich in der Küche um.

»Haben wir nicht eben erst gegessen?«

»Eben? Das war heute Mittag«, sage ich irritiert.

Ben wirft einen Blick auf seine Smartwatch. »Oh, verdammt! Es ist ja schon spät geworden. Ich muss morgen früh raus.«

»Und du willst vorher nichts mehr essen?« Ein wenig besorgt ziehe ich die Brauen zusammen. »Ich kann uns was kochen. Eine asiatische Gemüsepfanne geht immer schnell. Oder ein Risotto? Wir haben noch frische Pilze.«

Ben schüttelt abwesend den Kopf und senkt seinen Blick. »Schon okay. Ich habe keinen Hunger.«

Oh, man. Das passt gar nicht zu ihm. Als ich Ben kennengelernt habe, war er neben dem Studium fast jeden Tag trainieren und hat sich diese widerlichen Weight Gainer Shakes reingezogen. Gleichzeitig hat er es genossen, mit mir gemeinsam neue Gerichte auszuprobieren. Jetzt fällt mir auf, dass er schon länger nicht mehr im Fitnessstudio war, und er hat heute Mittag schon so missmutig in seinem Essen rumgestochert.

Ich nehme Bens Hand und drücke sie ganz fest. »Hey, Liebling. Das ist alles ziemlich viel für dich, oder?«, versuche ich es noch einmal. »Wir könnten uns gemeinsam überlegen, wie es weitergeht.«

Auf der Stelle wird seine Miene härter, und ich bereue es, das Thema noch einmal angesprochen zu haben.

»Was meinst du mit *weitergeht?*«, fragt Ben und sieht sich nach rechts und links um.

Ich könnte eine Ausrede erfinden und ihn einfach in Ruhe lassen, aber das scheint mir nicht der richtige Weg zu sein.

»Ich sollte duschen gehen und mich lieber gleich hinlegen. Du weißt schon, sonst bin ich morgen in der Klinik hundemüde.«

»Okay«, murmele ich und beobachte, wie mein Freund die Küche verlässt. Anstatt zu kochen, mache ich mir lustlos eine Schale Granola und ziehe mir schließlich auch meinen Pyjama an.

Ich höre, wie im Badezimmer das Duschwasser läuft, und setze mich an meinen schmalen Schreibtisch. Die Augen leicht geschlossen, lasse ich den Kopf in den Nacken fallen und hole tief Luft. Schließlich ziehe ich den Laptop zu mir heran, schlage ihn auf und betrachte die Mail, die ich eben erst gelesen habe.

»Schön, dass dir unsere Produkte gefallen. Wir sind mit deinem Angebot einverstanden und würden dich gerne für die übernächste Woche buchen. Es wäre toll, wenn du das Video vorher zur Freigabe an uns senden könntest. Ganz liebe Grüße, Danni. Social Media Managerin.«

Ich formuliere eine Antwort, schicke sie ab und scrolle danach durch die restlichen E-Mails. Die Kooperationsanfragen kamen ziemlich schnell, nachdem ich die ersten Abonnenten gewonnen habe. Viele davon waren auf Englisch, kamen von unseriösen Firmen oder wollten mir Fast-Fashion-Kleidung andrehen. Ganz am Anfang wäre ich dem beinah auf den Leim gegangen, bis mir klar wurde, dass die Produkte gar nicht zu mir passen. Doch in den letzten Tagen sind ein, zwei wirklich gute Angebote reingekommen, die ich noch gar nicht alle beantworten konnte.

»Machst du das Licht gleich aus, oder soll ich die Tür lieber schließen?«

Ben ist hinter mir aufgetaucht. Er trägt seine Boxershorts und ein dunkles Schlafshirt, auf dessen Schultern sich nasse Flecken gebildet haben. Er hat die Angewohnheit, sich nach dem Duschen nie ganz abzutrocknen. Die braunen Haare sind bereits angetrocknet und fallen ihm leicht in die Stirn. Im Vorbeigehen dringt der frische Duft seines Shampoos in meine Nase, und auf der Stelle überkommt mich eine schmerzhafte Sehnsucht nach ihm. Ich möchte mich umdrehen, ihn an mich ziehen, mit den Lippen über seinen Bart fahren, die Hände in seinem Haar vergraben, ihn danach die ganze Nacht ansehen, und vor allem will ich ihm tausend Dinge sagen. Dass er mir wichtig ist. Dass ich für ihn da bin. Dass er sich keine Sorgen machen muss. Dass wir gemeinsam alles schaffen.

Doch ich sage nur: »Ich mache aus« und klappe den Laptop zu, ohne ihn auszuschalten. »Lege mich auch schlafen. Es ist ja schon spät.«

In wenigen Minuten bin ich komplett bettfertig. Ganz leise schleiche ich ins Schlafzimmer zurück und lasse mich vorsichtig auf die Matratze sinken. Von der anderen Seite des Bettes dringt ein gleichmäßiges Atmen zu mir. Ben scheint schon eingeschlafen zu sein. Mein Herz, das den ganzen Tag vor Adrenalin wild gehüpft ist, liegt auf einmal schwer in meiner Brust.

»Gute Nacht, Mel. Ich bin stolz auf dich!« Bens Stimme klingt so leise, dass ich mir wenige Sekunden später nicht sicher bin, ob ich mir alles nur eingebildet habe.

»Schlaf gut«, flüstere ich zurück, werfe einen letzten Blick auf den Wecker und klappe die Augen zu.

Es ist gerade einmal neun Uhr.

8. Kapitel

Ben

– vor zwei Jahren –

Wir haben uns letzte Woche bereits zweimal gesehen. Das erste offizielle Date fand relativ spontan nach der Uni statt. Ich gebe zu, dass ich das Ganze etwas besser hätte planen können. Vielleicht hätten wir am Ende dann nicht in ein Seniorencafé vor dem Regen flüchten müssen, sondern wären stattdessen in ein schönes Restaurant gegangen. Aber ganz ehrlich? Ich hätte mich mit Mel auch an einer Bushaltestelle unterhalten können und wäre überzeugt davon gewesen, noch nie ein schöneres erstes Date erlebt zu haben. Vor allem aber kann ich mich nicht daran erinnern, so häufig mit einer Frau gemeinsam gelacht zu haben. Bei unserem letzten Treffen habe ich beim Moonlight Minigolfen haushoch verloren, weshalb Mel für heute das Restaurant aussuchen durfte.

»Der Verlierer wählt dafür den Nachtisch«, verkündet Mel, als wir mit vollen Mägen den Koreaner verlassen.

»Ich bin eigentlich wirklich gut im Minigolf.«

Mel kichert, und ich verspreche, es ihr eines Tages zu beweisen. Für heute Abend entscheide ich mich jedoch erst einmal für den Besuch einer Eisdiele am Friesenplatz.

»Wenn dir das zu kalt ist, gibt es bestimmt auch warme Waffeln mit Kirschen oder so.«

Mel schüttelt den Kopf. »Es ist nie zu kalt für Eis.«

»Ganz meine Meinung.« Ich muss grinsen.

Die Luft brennt vor Kälte auf der Haut, und doch würde ich die halbe Nacht mit Mel durch die Straßen spazieren. Wenigstens hätte ich dann genug Gelegenheiten, mir das mit dem Kuss zu überlegen. Ich habe es noch nicht getan. Immer noch nicht. Und zwar nicht, weil ich mich nicht traue, sondern weil ich auf eine Art Signal warte. Ein Signal, das mir sagt, ob sie überhaupt geküsst werden will. Die meisten Frauen strahlen das irgendwann aus. Es ist eine Sprache, die einem nie jemand beigebracht hat. Und doch beherrschen sie die meisten ganz gut. Mel hingegen ist für mich in dieser Hinsicht ein Rätsel.

Sie lacht viel, wenn wir zusammen sind. Ich bin sicher, dass sie sich wohlfühlt, wenn wir Zeit miteinander verbringen. Aber mein Gefühl sagt mir, dass ich nichts überstürzen darf. Zumindest dann nicht, wenn ich kein Risiko eingehen will, sie zu verschrecken.

»Was schaust du so?« Sie gluckst, als sie meinen Seitenblick abfängt.

»Wie schaue ich denn?«

»Nachdenklich. Sag bloß, du überlegst jetzt schon, welche Sorte du nimmst.«

»Weißt du es denn schon?«

Jetzt lacht sie wieder. »Das ist keine Frage der Wahl. Eher eine der Reihenfolge.«

Verdammt. Wenn sie lächelt, hat sie diese Grübchen in den Wangen. Grübchen, die so verdammt süß sind, dass ich schnell wegschauen muss, um sicherzugehen, sie nicht erneut so anzustarren.

Wir erreichen die Eisdiele und bestellen uns jeweils einen großen Becher.

»Wenn du magst, können wir auch beides teilen«, schlägt sie vor. Schon wieder will ich sie einfach nur küssen – aber ist er das, der richtige Moment?

Doch immer wenn ich auf einen Augenblick mit besonders viel Blickkontakt warte, beginnt sie wieder zu reden.

»Wir haben vor ein paar Jahren mal überlegt, wie es wäre, eine eigene Eisdiele zu eröffnen.« Mel versenkt den Löffel in ihrer nächsten Kugel und grinst verschmitzt.

»Wer ist ›wir‹?«, horche ich interessiert nach.

»Mein kleiner Bruder David und ich. Wobei klein langsam relativ zu verstehen ist. Er ist gerade zwölf geworden.«

»Versteht ihr euch gut?«

Sie nickt. »Doch. Schon. Zumindest die meiste Zeit. Es ist manchmal nicht so einfach zu Hause wegen seiner Krankheit.«

Ich erinnere mich, dass sie ihn das letzte Mal bereits kurz erwähnt und mir von der Epilepsie erzählt hat. Die Krankheit wächst sich bei vielen Kindern noch raus. Wenn man Glück hat, verschwinden die Anfälle wieder. Doch David scheint eine besonders starke Form zu haben.

»Als Kind war es manchmal hart, so viel zurückzustecken. David hat viel Aufmerksamkeit bekommen. Natürlich unfreiwillig. Er ist halt das Sorgenkind meiner Eltern.«

»Verstehe.«

»Doch heute tue ich alles, um sie zu unterstützen.«

»Zeit mit der großen Schwester zu verbringen, ist für ihn sicher auch toll, oder?«

Mel zuckt mit den Schultern, das Lächeln noch immer auf den

Lippen. »Mal mehr, mal weniger … Jedenfalls haben wir früher zu Hause gerne Eis gemacht. Meist aus tiefgefrorenen Früchten oder Säften. Meine Mutter ist etwas streng, was seine Ernährung angeht.« Sie senkt den Blick. »Solches echtes Eis wie das hier mit Zucker hat es bei uns bestimmt noch nie gegeben.«

»Dann macht er eine Art ketogene Diät?« Viele Epileptiker verzichten weitestgehend auf Kohlenhydrate und ernähren sich hauptsächlich von pflanzlichen Fetten.

Verwundert sieht sie mich an. Dann hellt sich ihr Gesicht auf. »Stimmt ja … Du bist ja Arzt-Ben.«

»Fast-Arzt-Ben.«

Wir lachen. Und schon wieder sind da ihre Grübchen. Aber ich glaube, es ist nicht das Einzige, das ihr Lachen so verdammt echt und perfekt macht. Da sind auch noch ihre Augen. Augen in der Farbe des Schokoladeneises, das jetzt in ihrem Mund verschwindet. Ich würde gerne wissen, wie es sich anfühlt. Wie sich ihr Mund anfühlt, wie ihre Lippen schmecken.

Wir leeren unsere Becher recht zügig und bleiben nach dem Verlassen einen Moment vor der Eisdiele stehen. Ich gehe davon aus, dass es noch immer arschkalt ist, doch irgendwie bekomme ich davon überhaupt nichts mit. Adrenalin hält warm.

»Ich …«, setzen Mel und ich plötzlich gleichzeitig an.

»Du zuerst«, sage ich schnell.

»Ich wollte nur sagen, dass der Abend echt schön war.«

Mit wummerndem Herzen nicke ich. »Fand ich auch. Sehr schön sogar.«

Unschlüssig verharre ich in meiner Bewegung. Ist das jetzt der richtige Augenblick?

»Ich würde dann hier in die Bahn steigen. Wenn das für dich okay ist.« Sie deutet, mit einem plötzlichen Anflug von Schüchternheit, zu der Treppe, die runter zur Haltestelle führt.

»Klar!« Instinktiv nicke ich.

»Dann bis bald?«

Ich nicke schon wieder. »Bis bald!«

Mit einem verlegenen Lächeln im Gesicht dreht sie sich um und entfernt sich die ersten Schritte von mir.

Shit. Ich bin so ein Idiot.

»Mel!« Meine Stimme lässt sie zusammenzucken. Mit wenigen Schritten habe ich sie aufgeholt. »Ich habe noch etwas vergessen.« Jetzt oder nie. »Darf ich?« Meine Hand wandert an ihr Kinn, ich hebe ihren Kopf an und spüre, wie das Lächeln in ihren schönen Augen direkt in mein Herz schießt.

Unser erster Kuss schmeckt absolut richtig. Nach dem richtigen Timing. Den frischen Glücksgefühlen und einem Hauch von süßem Schokoladeneis.

9. Kapitel

Ben

Als PJler dürfen wir im Krankenhaus oft Studierende aus den jüngeren Semestern bespaßen, die hier ihre Pflichtpraktika absolvieren, und bei manchen frage ich mich, wie sie es im vierten Semester überhaupt durch ihr Physikum geschafft haben.

Der Typ heute erscheint mir zudem ziemlich selbstüberzeugt dafür, dass er so wenig Ahnung hat. Vermutlich würde er einer Patientin mit Armbruch ohne mit der Wimper zu zucken eine Herzrhythmusstörung diagnostizieren. Oder andersrum.

»Du musst den Butterfly andersrum halten«, sage ich ein zweites Mal und nehme ihm die Flügelkanüle aus der Hand. »Du willst das Blut schließlich mir beziehungsweise dem Patienten abnehmen und nicht aus deinem Bauch.«

Erst heute Morgen haben wir ausgiebig die Benutzung des Ultraschallgeräts und die Deutung der Bilder geübt, bevor ich in eine OP gerufen wurde. Noch nie habe ich mich so darauf gefreut, dabei zu sein, wie einer Patientin ein Magentumor entfernt wird. Doch seit einer halben Stunde sitzen wir erneut zusammen, und ich lasse zu, dass er mir den Arm zersticht.

»Achte darauf, dass die Gerinnungsröhrchen vollständig gefüllt werden!«, mahne ich. »Und die Schutzhandschuhe darfst du erst ausziehen, wenn du alles weggeräumt hast. Wenn du dich mit der Nadel stichst, kann es echt unlustig werden. Vor allem dann, wenn dein Patient HIV-positiv ist oder Hepatitis hat.«

Ich entlasse den Praktikanten und desinfiziere mir erschöpft meine Hände, räume die Instrumente zurück an ihren Platz und ziehe den weißen Kittel aus.

Bevor ich mich umziehen gehe, mache ich einen kurzen Abstecher zum Kaffeeautomaten. In weniger als einer Stunde bin ich mit den Jungs zum Spikeball verabredet. Bei schönem Wetter spielen wir häufiger zusammen. Zumindest war es früher so. In den letzten Monaten hat sich unsere Freundschaft ein wenig verlaufen. Das letzte Jahr des Medizinstudiums besteht aus drei Tertialen in den Bereichen Innere Medizin, Chirurgie und einem Wahlfach, in das wir demnächst wechseln. Seitdem arbeiten wir in unterschiedlichen Krankenhäusern und sehen uns viel zu selten. Dass ich außerdem ständig erschöpft und ausgelaugt bin, verbessert die Situation nicht unbedingt.

Vor allem Max kriege ich kaum noch zu Gesicht, seit Elena vor einem Dreivierteljahr aus Frankreich zurückgekommen und spontan bei ihm eingezogen ist. Dem Erzeuger ihrer neugeborenen Zwillinge war kurzerhand die Lust am Vatersein vergangen, Paris hatte mit zwei brüllenden Kleinkindern schnell seinen romantischen Charme verloren, und so hat sie sich wieder an Max erinnert, den sie für ihren François-Antoine-Clement sitzen lassen hatte.

Und voilà … Alte Liebe rostet nicht: Max nahm sie mit offenen Armen zurück. Sie und die Zwillinge natürlich. Ein richtiger Lottogewinn und überhaupt ein Wunder, dass er ihr nicht auch noch den Rückflug bezahlt hat.

Auch wenn ich nicht verstehen kann, wie er ihr so schnell verzeihen konnte, scheint er glücklich zu sein, und deshalb freue ich mich natürlich für ihn.

Auf dem Weg in den Pausenraum checke ich mein Telefon. Zwei neue SMS von meinem Vater. Christian Winter ist vermutlich der einzige Mensch, der heutzutage noch stinknormale SMS verschickt. Im Laufen öffne ich die erste Nachricht und lese:

> *Ich habe ein paar Bücher aussortiert. Wenn du zu Besuch kommst, kannst du sie mitnehmen. Hochinteressante Literatur! Ich bin sicher, sie ist was für dich. Wir sollten ohnehin demnächst noch einmal sprechen. Ich möchte mich mal in Ruhe mit dir unterhalten.*

Ich atme tief durch und rufe die zweite SMS auf:

> *Sag deinem Bruder, er soll sich bei eurer Mutter melden.*

Schnell mache ich einen Screenshot und schicke das Bild mit dem Kommentar »Bitte nicht immer vergessen« an Leo. Dabei bin ich sicher, dass es einen anderen Grund hat, weshalb er sich zu Hause nicht meldet.

»Mache ich«, tippe ich schließlich eine Antwort an meinen Vater. Zügig tausche ich die Arbeitskleidung gegen Sportshirt und Shorts, schließe meine Sachen in den Spind und verlasse die Klinik.

Der Himmel ist blau, die Luft angenehm warm, und ich spüre seit Tagen mal wieder etwas wie Vorfreude. Wenn ich Zeit mit den Jungs verbringe, komme ich ganz sicher auf andere Gedanken.

Die anderen sind bereits auf unserer Wiese in Deutz und spielen sich ein. Als ich ankomme, legen wir sofort los und sind nach einer Viertelstunde so durchgeschwitzt, dass wir uns für eine kurze Pause auf eine Bank fallen lassen. Eine Gruppe Teenager spielt nicht weit von uns entfernt Fußball, und immer wieder dringen die Rufe zu uns rüber. Ansonsten ist es überraschend ruhig hier. Die meisten Sonnenanbeter hat es wohl auf die weißen Rheintreppen am Wasser gezogen.

Ich stoße tief Luft aus und atme neuen Sauerstoff ein, in der Hoffnung, dass sich mein Herzschlag beruhigt.

»Hey, mach mal nicht schlapp!«, ruft Daniel und kippt sich den Inhalt einer gesamten Wasserflasche über die Stirn. Wie ein nasser Hund schüttelt er das schwarze Haar aus. »Harten Tag gehabt?«

»Das kannst du laut sagen.« Angestrengt schnaufe ich. »Und bei euch?«

»Zu Hause ist viel los, da ist die Klinik fast eine Entspannung«, erklärt Max und wischt sich mit dem Handtuch über die Stirn. »Elena ist oft bei ihrer Mutter und hilft ihr im Haushalt. Sie hat ein gebrochenes Bein und ruft ständig an.« Er seufzt.

»Und die Kinder?«, frage ich erstaunt.

»Die kann sie nicht immer mitnehmen. Die beiden laufen ja überall rum, und wirklich gut selbst beschäftigen können sie sich noch nicht.«

»Das heißt, du spielst den Babysitter?« Daniel wirft lachend einen der Bälle in die Luft, um ihn im nächsten Augenblick wieder aufzufangen. »Man, man, da hat sie dir ja wirklich ein Ei ins Nest gelegt.«

»Nicht nur eins.« Aaron grinst breit und klopft Max kumpelhaft auf den Rücken. »Wenn du Hilfe brauchst …«

Was auch immer ich von Elenas Aktion halten mag, Max hängen zu lassen, kommt für keinen von uns infrage.

Er nickt dankend. »Ich komme schon klar. Und bei euch? Wie läuft es?«

»Ohh, die Station ist ganz okay, und wir haben eine ziemlich heiße Oberärztin«, antwortet Aaron sofort.

»Was du nicht sagst.« Daniel verkneift sich ein Lachen. »Hätte nicht gedacht, dass du auf diesen Schickimicki-Look stehst.«

Die beiden arbeiten in der gleichen Klinik und schlagen seither mit lauter Insidern um sich, sodass Max und ich das ein oder andere Mal schon Schwierigkeiten hatten, den beiden gedanklich zu folgen.

»Dr. Lukas hat einen gepflegten Stil. Ein bisschen Eitelkeit ist nichts Schlimmes. Ich meine, hast du mal ihren Body gesehen?«

»Sag mal, kannst du dich im OP dann überhaupt noch konzentrieren?«, fragt Max amüsiert und dreht sich zurück zur Wiese. »Spielen wir noch weiter?«

Wir tauschen rasche Blicke aus und folgen ihm zurück auf unser Spielfeld. Während wir in Bewegung sind, ertappe ich mich immer wieder in Gedanken. Ob die Jungs schon direkte Pläne haben, was die Zeit nach dem Studium angeht? Mir fällt auf, dass wir uns ewig nicht mehr darüber unterhalten haben.

Ich fange den Ball direkt ab und spiele ihn gekonnt zurück auf das Trampolin. Er springt hoch und fliegt so weit, dass Daniel trotz seiner ein Meter neunzig kaum eine Chance hat, ihn zurückzuspielen. Ein weiterer Punkt für uns. Damit sind wir endlich in Führung.

Wir spielen noch eine halbe Stunde, als plötzlich, wie aus dem Nichts, ein starker Regen über uns einbricht.

»Das war's dann wohl«, sind wir uns einig. Max, der mittlerweile ein Stück außerhalb von Köln wohnt, ist als Einziger mit dem Auto da. »Ich kann leider nur einen von euch mitnehmen«, sagt er gepresst. »Auf dem Rücksitz liegt immer noch der eingeklappte Kinderwagen. Oder wir müssen versuchen, den in den Kofferraum zu hieven.«

Ich winke ab. »Mir macht das Wetter nichts aus. Lass uns einfach an der Bushaltestelle warten und die Bahn nehmen, wenn der Regen sich ein bisschen beruhigt hat.«

Die anderen beiden Jungs nicken. »Bei dem Verkehr in der Innenstadt sind wir mit der Bahn doch eh schneller.«

Wir verabschieden uns von Max, packen unsere Sachen zusammen und tragen sie zum verglasten Wartehäuschen. Der nächste Bus kommt in zehn Minuten. Zumindest dann, wenn man der Anzeige trauen kann. »Du hast uns noch gar nicht von Mel erzählt«, durchbricht Aaron plötzlich unser Schweigen.

»Was willst du wissen?«, frage ich und folge seinem Blick. Er mustert interessiert eine Werbetafel, die keine fünf Meter von der Haltestelle entfernt steht.

»DIE STARS DER GENERATION Z!« Was dort drunter geschrieben steht, kann ich nur erahnen. Dicke Regentropfen laufen die Glaswand hinunter und machen es unmöglich, aus der Ferne Genaueres zu lesen.

»Stimmt«, horcht Daniel auf. »Mel und ihre Bloggerkarriere. Sie geht voll ab, oder? Ich habe mir den Kanal gestern mal angesehen. Schaut echt professionell aus. Kann sie damit schon Geld verdienen?«

Ich lehne mich gegen die Wand und nicke vorsichtig. »Die ersten Anfragen sind schon da.«

»Hast du das Reaction-Video gesehen?«, höre ich Aaron an Daniel gerichtet fragen.

»Klar. Wer hätte gedacht, dass Melina unseren Kumpel noch berühmt macht?« Er dreht sich zu mir um: »Lässt sich nur hoffen, dass du nicht genauso miserabel operierst, wie du backst. Die Muffins sahen gefährlich aus.«

»Die kannst du zum Steinschlagen benutzen«, wirft Aaron ein.

»Macht euch gerne drüber lustig.« Ich verschränke die Arme vor der Brust und starre auf die Zeitanzeige. Noch vier Minuten, dann rumpelt hier hoffentlich irgendein Bus über die Straße.

»Ach was.« Aaron legt mir einen Arm um die Schulter. »Es ist doch super gelaufen. Die Zuschauer habt ihr köstlich amüsiert, und Melina hat jetzt eine Menge neuer Fans.«

»Wart's mal ab! Das ist erst der Anfang«, ruft Daniel.

»Das wird ein dickes Ding, ich sag's dir! Hat sie jetzt überhaupt noch Zeit für dich?«, fragt Aaron feixend in meine Richtung.

»Was soll das denn heißen?« Vermutlich sollte ich einfach meine Klappe halten. Mir nicht anmerken lassen, dass ich Aarons Kommentare ziemlich mies finde.

»Na ja. Wenn sie jetzt so viele neue Leute kennenlernt. Musst du ja aufpassen, dass du nicht demnächst abgeschrieben bist. An Verehrern wird's ihr demnächst nicht mehr mangeln!«

Mit einem Mal ist es, als trüge ich einen unsichtbaren Schal, der sich bei jeder Bemerkung enger zieht.

»Ihr machen die Videos Freude, okay? Weiter ist da nichts. In ein paar Wochen ist sie mit dem Studium durch. Wer weiß, ob sie danach noch Bock darauf hat.« Mein Blick in Aarons Richtung ist sicher feuriger als gedacht. Zumindest löst er sich aus der Berührung und hebt abwehrend die Hände. »Ganz ruhig. Ich mach doch nur Spaß.«

Daniels Augen funkeln warnend auf. »Lass gut sein, Aaron! Schau dir unseren Ben an.« Er nickt mir zu. »Spätestens wenn du Vollzeit arbeitest, wird sie sich um Zeit mit dir reißen. Ich meine, vielleicht wirst du mal Chefarzt oder so erfolgreich wie dein Vater! Wer kann's schon mit dir aufnehmen?«

Jetzt schnürt sich auch noch mein Magen zusammen. Wieder schiele ich auf die Anzeige neben der Bushaltestelle. Noch eine Minute.

Noch nie in meinem Leben habe ich mir so sehr gewünscht, dass es im Bus zu voll ist, um ein vernünftiges Gespräch zu führen.

So wie ich heute beim Sport noch dachte, der Tag hätte eine entspanntere Wendung genommen, weiß ich auf einmal nicht, was beschissener ist: meine Laune oder das verfluchte Wetter.

10. Kapitel

Mel

Es ist Mittwochnachmittag. Lou und ich stehen in unserer Küche und gehen die Zutaten des Rezepts durch, das ich heute abfilmen will.

»Hier ist das Licht deutlich besser«, erklärt meine Freundin und schiebt mich ein Stück zur Seite.

Ich streiche mir eine braune Haarsträhne hinters Ohr und lächle in die Kamera. »Hallo und herzlich willkommen bei *Mel vloggt*. Ich bin eben aus der Uni gekommen und fange jetzt erst mit dem Video an, das am Wochenende bereits online gehen soll. Dafür habe ich einen besonderen Gast bei mir. Und zwar Louisa. Ihr kennt sie schon vom letzten Mal.«

Lou hat die Kamera auf das Stativ geklemmt und taucht neben mir im Bild auf. »Heyho. Und weil ihr danach gefragt habt: Ich habe noch mehr Tattoos. Nicht nur die auf den Armen.« Sie zwinkert belustigt mit den eisblauen Augen. Würde ich meine beste Freundin nicht schon etwas länger kennen, würde ich sie in diesem Moment für süß und unschuldig halten.

»Hey!«, werfe ich kichernd ein. »Die willst du uns aber jetzt nicht zeigen. Sonst kann es nämlich passieren, dass YouTube mein Video sperrt.«

Ich entkomme ihrem Seitenhieb, indem ich aus dem Bild springe. »Komm schon! Womit fangen wir an?«

Die Gewürze, die ich im heutigen Video zeigen soll, stehen nebeneinander auf der Küchenablage. Lou nimmt sie nacheinander hoch, um die Etiketten zu lesen. »Die riechen aber echt gut. Hast du da auch so einen Code?«

»Einen Rabattcode?«

Sie nickt. »So was wie Melina10, Melvloggt oder ... wie wäre es mit YummiMel oder warte, SpicyMel? Oh man, ich kann so was echt gut. Kann man sich bei der Firma bewerben?« Die Ironie in ihrer Stimme ist kaum zu überhören.

»Um originelle Rabattcodes zu entwerfen? Ich bin mir sicher, das ist ein ziemlich systemrelevanter Job. Und ja, ich habe einen Code, mit dem man ganze fünfzehn Prozent auf jede Bestellung spart. Dementsprechend heißt er nicht Melina10, sondern Melina15.« Jetzt muss ich selbst lachen.

»Sag ich doch. Den Job kann ich auch«, erklärt Lou und holt die Wassermelone aus dem Kühlschrank. »Was willst du hiermit denn machen?«

Ich widme mich wieder der Kamera. »Wir machen einen sommerlichen Nudelsalat mit Melone und Cashewfeta. Das ist eine pflanzliche Version von Schafskäse und schmeckt richtig gut.«

Louisa macht sich daran, die Penne al dente zu kochen. In der Zwischenzeit schneide ich die zuckersüß duftende Wassermelone in kleine Stückchen und decke die mittlerweile ordentlich eingeweichten Cashewkerne auf. »Daran müsst ihr auf jeden Fall denken. Die Nüsse sollten mindestens drei bis vier Stunden vorher in Wasser eingelegt werden. Ihr könnt den fertigen Feta natürlich auch im Biomarkt kaufen. Das geht dann um einiges schneller, ist aber natürlich nicht so frisch wie unserer.«

Wir mixen die restlichen Zutaten und können den Feta etwas später glücklich in den Backofen schieben.

Während wir auf den Ofen- beziehungsweise den Cashewfeta warten, filme ich uns einfach weiter. Im Schnitt kann ich das dann so bearbeiten, dass wir uns im Zeitraffer bewegen und eine peppige Musik hinterlegen. Ich scrolle die letzten Kommentare unter meinem Video durch und beantworte einige Fragen. Jemand will wissen, mit welcher Farbmischung Lou ihre Haare so rosa bekommt, eine andere Person fragt nach dem Keksrezept aus dem letzten Video. Wiederum eine wahrscheinlich neue Zuschauerin findet meinen Freund heiß.

Die meisten Kommentare sind ziemlich lieb, aber vereinzelt tauchen auch mal blöde Sprüche auf, mit denen ich bislang allerdings noch ganz gut umgehen kann.

Als wir den Nudelsalat ansehnlich auf einem Teller drapiert haben, sind bereits über eineinhalb Stunden vergangen.

Und damit haben wir erst ein Rezept aus dem für dieses Video geplanten Menü abgearbeitet.

»Anstrengender als gedacht.« Lou sitzt im Schneidersitz auf dem Küchenstuhl und schürzt die Lippen. »Nach dem Essen muss ich los.«

Sie hat versprochen, am Nachmittag auf ihre kleine Schwester aufzupassen, und ich habe angeboten, sie zu begleiten. Lous Vater arbeitet Vollzeit und ist mit seiner zusätzlichen Aufgabe als alleinerziehender Vater von zwei Töchtern, die viel zu früh ihre Mutter verloren haben, oft überfordert.

Ich nicke, bis ich heruntergeschluckt habe und antworten kann. »Den Rest filmen wir einfach morgen«, beschließe ich.

Anschließend stopfe ich ein paar Lernsachen und den Laptop in meine Tasche, und wir machen uns auf den Weg.

»Hat Papa dir die Haare geflochten?«, fragt Lou ihre Schwester zur Begrüßung und schiebt sie hinein in den Flur.

Isabella schüttelt den Kopf. »Das habe ich selbst gemacht«, sagt sie stolz. »Papa meint, ich sehe aus wie Rapunzel.«

»Na gut, Kleine«, schmunzelt Louisa. »Pass auf, wir haben heute ein bisschen was zu erledigen. Für die Uni. Aber du kannst mit uns Hausaufgaben machen, okay?«

Und da ist sie, die Seite von Lou, die kaum jemand zu sehen bekommt: das Fürsorgliche und Feine, das Großherzige und Empathische, das ihr mindestens so tief unter die Haut gebrannt ist wie diese vielen Tattoos, die größtenteils Narben verdecken. Vermutlich ist auch das etwas, was kaum jemand von ihr weiß. Dass Lou eine Zeit lang viel mit sich selbst ausmachen musste. Viel zu viel für ein Kind, das um die verstorbene Mutter trauert.

»Habe ich schon«, erklärt Isabella und lächelt. »Wir hatten nicht so viel auf, und Mathe durften wir in der Schule machen.«

»Was sind das denn für Hausaufgaben?« Lou grinst. »Solche Lehrer hätte ich auch gerne gehabt.«

Ihre Schwester verdreht die Augen. »Und wir hatten den halben Tag Vertretungsstunden und konnten Zeitschriften lesen«, plappert Isabella weiter. »Manche Mädchen aus der Klasse haben die sogar im Abo. Meinst du, ich kann Papa mal fragen?« Sie sieht Louisa mit großen Augen an.

Meine Freundin presst die Lippen aufeinander und schüttelt dann vage den Kopf. »Besser nicht. Diese Zeitschriften liest man nur einmal durch, und die sind dazu ziemlich teuer. Aber ich habe unter meinem Bett noch einen ganzen Haufen von früher. Wenn du magst, kann ich danach mal suchen.«

Isabellas Mimik fällt in sich zusammen. »Von damals? Das ist doch Ewigkeiten her. Die Stars aus eurer Zeit sind heute total out.«

Ich beiße mir auf die Zähne, um nicht zu lachen.

»Ich habe damals ein halbes Vermögen dafür ausgegeben. Und sie sind in einem echt guten Zustand. Die kannst du so heute nicht mehr kaufen.« Lou wendet sich von uns ab und ist plötzlich in ihrem Zimmer verschwunden.

Unschlüssig stehe ich neben ihrer kleinen Schwester und weiß nicht, was ich sagen könnte, um sie von Lous Idee zu überzeugen. »Vielleicht siehst du sie dir einfach mal an.« Beim besten Willen kann ich mein amüsiertes Lachen nicht vollends unterdrücken. »Sie meint es sicher gut.«

Wir folgen Lou in ihr Zimmer und finden sie mit dem Kopf unter dem Bettgestell.

»Ich habe wirklich alles aufgehoben. Sogar die Nacktseiten der *Bravo*, von denen Mam damals nicht wollte, dass ich sie sehe. Also habe ich sie heimlich vorher rausgeschnitten.«

Wir setzen uns im Schneidersitz auf den Boden.

»Oh Gott, solche Zeitschriften will ich gar nicht sehen.« Isabella verschränkt die Arme vor der Brust. »Melina?«

»Hm?« Fragend sehe ich sie an.

»Kennst du jetzt eigentlich bekannte YouTuber?« Eine zarte Röte schleicht sich über ihr Gesicht.

»Was meinst du mit ›kennen‹?«

Sie verdreht aufgeregt die Finger ineinander und legt den Kopf schräg: »Na ja. Du bist doch jetzt eine von ihnen, oder?«

Louisas rosa Haarschopf taucht unter dem Bett hervor.

Ich schüttele verlegen den Kopf. »Ach, Quatsch! Ich habe damit doch gerade erst angefangen und bin verhältnismäßig noch ganz klein.« Nervös löse ich mich aus dem verdrehten Sitz und ziehe die Beine an meinen Oberkörper heran.

»Noch! Wart's ab, Isi. Vielleicht sollten wir uns schon ein Autogramm sichern.« Lou hat mittlerweile einen ganzen Stapel Zeitschriften gefunden, der mit einem ordentlichen Rumms auf dem Boden landet.

»Puh!« Ich reibe mir den Staub aus der Nase. »Das sind wirklich viele.«

Isi hat die Sammlung bisher mit keinem Blick gewürdigt und scheint interessierter an unserem Gespräch. »Meine Freundinnen kennen deine Videos auch. Sie sind echt lustig. Kannst du mich mal in einem Vlog grüßen? Das wäre soo cool.«

»Isi«, sagt Lou mahnend. »Das muss doch nicht sein.«

Doch ich winke ab. »Natürlich mache ich das.« Aus Solidarität mit meiner Freundin nehme ich eine Zeitschrift von ihrem Stapel und schlage sie auf. Ein Gefühl von Melancholie durchflutet mich. »Krass, daran kann ich mich noch erinnern.« Während ich die Seiten durchblättere, löchert Isi mich weiter mit Fragen.

»Bist du in zwei Wochen auch auf dieser Party?«

»Was für eine Party?«, frage ich und überfliege die Überschriften der Doktor-Sommer-Seite.

Isabellas Blick trifft mich unerwartet schockiert. »Was? Du weißt nicht einmal davon?« Sie springt auf und verschwindet durch Louisas Zimmertür.

»Ich nehme an, ich habe etwas Falsches gesagt«, stoße ich verdattert hervor.

»Sie ist ein Teenager«, grunzt Lou. »Aus eigener Erfahrung weiß ich, dass es unmöglich ist, das Richtige zu sagen.«

Wir lachen. Ich blättere die Zeitschrift, die ich gerade vor mir liegen habe, auf den Anfang zurück.

»Die ist vom Juni 2011? Ich kann nicht glauben, dass das alles so lange her ist. Kristen Stewart und Robert Pattinson waren damals noch ein Paar.«

»Und Justin Bieber und Selena Gomez auch«, ergänzt Lou und hält ein weiteres Magazin hoch.

Genau in diesem Augenblick fliegt die Zimmertür auf, und Isi lässt sich vor Aufregung schnaufend wieder neben mir auf den Teppich fallen.

»Brennt es?«, fragt Lou belustigt und packt ihre Zeitschriften zusammen. »Wenn ja, würde ich die hier mitnehmen wollen. Du glaubst gar nicht, wie spannend und vor allem hochaktuell das hier ist.«

Ihre Schwester verdreht die Augen. »Vergiss es! Ich kann damit nichts anfangen. Schau doch mal!« In ihrer Hand hält sie eine Zeitschrift, die mit Lous Ausgaben nicht mehr viel gemeinsam hat. Ich nehme an, die Personen, die mir auf diesem Cover perfekt gephotoshoppt entgegenstrahlen, sind die Stars von heute. Erleichtert stelle ich fest, dass mir zumindest einige Gesichter vage bekannt vorkommen.

»Siehst du das?« Isi hält mir das Deckblatt direkt unter die Nase.

»Hey, so kann ich nichts lesen.« Ich nehme ihr die Zeitschrift aus der Hand und lese irritiert eine der Schlagzeilen. »So findest du heraus, ob dein Crush dich mag.«

Sollte ich mir Gedanken machen? »Was auch immer Lou dir gesagt hat.« Ich werfe meiner besten Freundin einen verärgerten Blick zu. »Mit meiner Beziehung ist alles vollkommen in Ordnung.«

Jetzt scheint Isabella verwundert. »Sieh doch nur!« Mit ihren blau lackierten Fingernägeln tippt sie auf das dicke YouTube-Logo, das ich tatsächlich zuvor übersehen habe.

»Das Event deiner Stars«, lese ich die Überschrift vor und blättere die Doppelseite auf, auf die Isi in ihrer Aufregung anscheinend hinauswill: »Triff deine liebsten YouTuber am 05. Juli live in Köln und sichere dir exklusive Fotos und Autogramme! Wir verlosen zwei Tickets für das Megaevent.«

Ich habe nicht mitbekommen, wie Lou von ihrem Platz aufgestanden ist, doch plötzlich beugt sie sich über meine Schulter. »Ist die Zeitschrift aktuell, Isi?«

Lous Schwester nickt. »Erst gestern erschienen. Ich habe sie mir nur ausgeliehen. Emily hat sie nämlich im Abo und kriegt jede Woche die neuste Ausgabe.« Der vorwurfsvolle Ton in ihrer Stimme prallt an meiner besten Freundin ab. »Und wie kann man sich da bewerben?«

Isi deutet auf das kleine Kästchen rechts in der Ecke. »Hier. Das ist total einfach. Man muss nur eine Nachricht mit dem Stichwort KÖLN schicken. Darf ich teilnehmen, Lou? Bitteeee?« Innerhalb von Sekunden hat sie sich in eine zuckersüße Prinzessin mit Klimperwimpern verwandelt. »Du kannst doch mitkommen. Wenn man minderjährig ist, darf meistens eine Begleitperson mit rein.«

Lou verzieht das Gesicht. »Sehe ich aus, als würde mich irgendeiner dieser Clowns interessieren? Ich bin Fan von genau einer YouTuberin. Und mit genau dieser muss ich mich jetzt über ihre Karriere beraten.« Ein vielsagender Blick trifft mich. Ehe ich reagieren kann, hat meine Freundin einen Fünfeuroschein aus ihrer Hosentasche gezogen und drückt ihn ihrer kleinen Schwester in die Hand. »Geh zum Kiosk und kauf dir eine Zeitschrift! Wir müssen hier etwas besprechen.«

Prinzessin Klimperwimper wird auf der Stelle aktiv. Als Lou ihr »Aber nimm eine andere! Die hier kennst du ja schon« hinterherruft, bin ich mir sicher, dass Isi längst aus der Wohnung verschwunden ist.

»Also? Was sagst du?« Lou wendet sich direkt an mich.

»Du denkst, ich soll da hingehen?«

»Ich denke nicht nur. Ich weiß das. Wir müssen irgendwie an

eine Einladung kommen. Gib das mal online ein. Vielleicht stehen im Netz mehr Infos.«

»Hast du mein Handy gesehen?« Suchend sehe ich mich um, entdecke das Smartphone genau in dem Moment hinter mir auf dem Boden.

Vier entgangene Anrufe von Mama. Einer von Ben. Mist. Ist etwas passiert?

»Moment«, murmele ich leise und probiere es zuerst bei meiner Mutter. Als niemand abnimmt, wähle ich hektisch Bens Nummer.

»Alles in Ordnung?«, fragt Lou hinter mir.

»Geht niemand dran!«

Nervös starte ich einen zweiten Versuch. Beim dritten Klingeln nimmt meine Mutter ab. »Mel? Melina?«

»Mama! Ist alles okay?« Ich bin so aufgeregt, dass ich beinah meine Wörter verschlucke.

»Warum gehst du denn nicht ans Telefon?« Sie klingt verärgert, aber nicht unbedingt panisch. Mein Herzschlag beruhigt sich ein bisschen.

»Hab's nicht gehört. Was ist los?«

»Es gab einen Notfall im Tierheim. Ich musste los und konnte David nicht allein lassen.«

Mir entfährt ein Seufzen. »Er ist vierzehn!«

»Das hilft ihm bei einem Anfall auch nicht weiter! Zum Glück ist Ben eingesprungen.«

Ben? Verblüfft runzele ich die Stirn.

»Du hast ihn angerufen?«

»Ich hatte keine andere Wahl. Dein Vater ist arbeiten. Du gehst nicht ans Telefon. Ben ist sofort vorbeigekommen. Melde dich bei ihm, wenn du kannst. Ich muss jetzt hier weitermachen. Mach's gut, Schatz. Bis später!«

Im nächsten Moment ist das Gespräch beendet.

»Oh Gott!« Ich lasse mich erschöpft auf das Sofa fallen und fasse Lou das Telefonat zusammen. »Hoffentlich hat sie ihn nicht auf der Arbeit angerufen. Er ist ohnehin schon supergestresst!«

Lou zieht mich in eine lockere Umarmung. »Dann sind wir jetzt immerhin beide in Geschwister-Mission unterwegs.«

»Sieht wohl so aus.«

Wir verabschieden uns und versprechen, uns wegen der Party noch einmal Gedanken zu machen.

Auf dem Weg zur Bahn versuche ich erneut, Ben zu erreichen. Vergebens.

Während der Bahnfahrt schreibe ich ihm mehrere Nachrichten.

Alles in Ordnung?

Teddy?

Oh man. Es tut mir so leid. Ich habe den Anruf nicht gehört.

Danke, dass du eingesprungen bist.

Zwei Haken unter jeder Nachricht, die partout nicht blau werden wollen. Ich weiß, dass ich mir keine Sorgen um David machen muss. Ben ist der verantwortungsbewussteste Mensch, den ich kenne. Andererseits passt es so gar nicht zu ihm, meine Nachrichten und Anrufe zu übersehen.

Die letzten Meter bis zu meinem Elternhaus laufe ich so schnell, dass ich beinah über die Schnürsenkel stolpere, die ich in der Eile nicht gebunden habe. Laut atmend komme ich in der Einfahrt zum Stehen, krame meinen Schlüssel aus der Tasche und stürme in den Flur.

»Ben? David?« Keine Reaktion. »Ben? Seid ihr hier?«

Mein Blick fällt auf die Garderobe, wo ich zumindest Bens Schuhe entdecke. Er muss also hier sein. »David? Ben?« Doch noch immer reagiert keiner. Meine Brust zieht sich eng zusammen. Ohne weiter nachzudenken, stürze ich die Treppe nach oben. Davids Zimmer ist leer, was ziemlich untypisch ist. Normalerweise hängt er hier meist an seinem Computer.

Plötzlich höre ich Stimmen. Stimmen, die ganz eindeutig von draußen kommen. Verwundert gehe ich zum Fenster, schiebe den Vorhang zur Seite und atme im selben Moment erleichtert durch. Da sind sie. Putzmunter im Garten. David trägt nur Badeshorts, Ben hat die Jeans hochgekrempelt. Sein Shirt ist komplett durchnässt, was ihn allerdings keineswegs zu stören scheint. Ganz im Gegenteil ... Das Bild, das sich mir zeigt, ist auf eine seltsame Art fremd und vertraut zugleich. Als hätte ich es schon tausendmal gesehen und dennoch vergessen, dass es existiert.

Ich bleibe einen Moment vor der Scheibe stehen, als könnte sich bei einer falschen Bewegung alles in Luft auflösen.

Ben scheint so ausgelassen und sorglos, wie ich ihn in den letzten Wochen kaum erlebt habe. Als habe er sich aus einer Fessel gelöst, den Grauschleier abgeschüttelt oder einen schweren Rucksack von den Schultern genommen.

Davids Winken reißt mich aus meinen Gedanken. Er hat mich am Fenster entdeckt und ruft irgendwas, das ich nicht verstehen kann. Schnell mache ich mich auf den Weg nach unten, schiebe die Gartentür auf und trete auf die heißen Terrassensteine.

Keine fünf Sekunden später trifft mich bereits ein Wasserstrahl. Ich kreische erschrocken auf.

»Raaaache!«, ruft David lachend, ehe Ben den Gartenschlauch abdreht.

»Haben wir den Eindringling erfolgreich abgewehrt?« Er grinst frech.

»Eindringling? Habe ich hier kein Hausrecht?«, frage ich gespielt beleidigt. Dabei kann ich gar nicht erleichtert genug sein, dass alles in Ordnung ist. Nicht nur das ... so wie es aussieht, ist es sogar in bester Ordnung.

»Das Hausrecht wurde verspielt, als Mama dich nicht erreichen konnte«, erklärt mein Bruder und sieht nun zu Ben. »Wieso hast du das Wasser ausgemacht?«

Auf seinem Gesicht steht noch immer ein fröhliches Lächeln. »Ich glaube, deine Schwester kam im Frieden!«

»So was von im Frieden!«, bestätige ich und wende mich ebenfalls an Ben. »Hattest du keinen Dienst?«

Mein Freund winkt ab. »Wasserschlachten gehen vor.« Mit Schwung wirft er David ein Handtuch zu, bevor sein Tonfall wieder etwas ernster wird. »Ich konnte tauschen.«

»Verstehe.« Langsam nicke ich.

»Deine Mutter macht sich Sorgen. Sie meinte, David hätte schlecht geschlafen. Die Medikamente machen ihm zu schaffen. Normalität ist manchmal die beste Medizin.«

»Normalität. Soso.« Ich sehe ohne eine Miene zu verziehen an meinem nassen Oberteil herab.

»Das trocknet bestimmt schnell.« Auf Bens Gesicht zeichnet sich Schuldbewusstsein ab. Schuldbewusstsein, auf das ich nur gewartet habe. Ich springe zur Seite, schnappe mir den Gartenschlauch und ziele direkt auf Bens Brust.

»Hey! Was soll das?« Überrascht springt er zur Seite, kann dem Wasserstrahl jedoch nicht entkommen.

»Nur ein bisschen Normalität.«

11. Kapitel

Ben

Seit Tagen beobachte ich, wie Mel verträumt ins Leere lächelt oder beim Gehen ihr aktuelles Video abcheckt.

»Kommen da eigentlich sekündlich Kommentare?«, frage ich, als sie mitten im Supermarkt stehen bleibt, die Augen ans Smartphone geheftet.

»Haha.« Sie verdreht grinsend die Augen, steckt das Handy aber in die Tasche, um weiter mit mir den Einkaufswagen zu füllen. Ich hake nicht weiter nach.

Erst als wir wieder im Auto sitzen, sprudelt es aus ihr heraus. »Ich muss mir wirklich was überlegen. Wegen des Events, weißt du?«

Ein großes Bloggertreffen findet hier in Köln statt. Das Ganze klingt ziemlich cool, allerdings gibt es einen dicken Haken, wie sie mir jetzt erzählt: Mel hat keine Einladung.

»Gibt es keine anderen Möglichkeiten, Blogger kennenzulernen?«

Sie zuckt mit den Schultern. »Nicht in nächster Zeit.«

Mel ist wieder einmal nicht zu bremsen. Wenn sie sich etwas in den Kopf gesetzt hat, ist sie mit Herz und Seele dabei. Genau das mag ich so an ihr.

»Bei der Verlosung versuchen kann man es doch«, meint sie.

»Natürlich. Aber sei nicht allzu enttäuscht, wenn's nicht klappt, okay? Ich meine, wie viele pubertierende Mädels und Jungs halten sich für die großen neuen Stars und träumen von so einer Einladung?«

Anscheinend ist meine Reaktion nicht das, was sie sich erhofft hat. »Och man! Kannst du nicht zumindest versuchen, das etwas positiver zu sehen?«

»Allein durch positives Denken gewinnt man keine Tickets.«

»Ach echt? Danke, dass du das noch mal sagst«, brummt sie und starrt den Rest der Fahrt demonstrativ aus dem Fenster.

Abends liegen Mel und ich mit unseren Laptops im Bett. Sie scheint wieder die Alte, und ich beginne erleichtert, mich zu entspannen.

Doch dann zeigt sie mir plötzlich begeistert eine Anzeige, die sie per E-Mail bekommen hat. Eine Woche Mallorca für einen angeblichen Superschnäppchenpreis.

»Das ist nur so günstig, weil im Herbst niemand mehr dahin will«, erkläre ich und scrolle durch meine Mails. Ich spüre selbst, dass ich schon wieder genervt bin, und weiß, dass das nicht fair ist. Doch die Enge in meiner Brust will alles, nur nicht, dass wir jetzt zusätzliche Pläne machen.

»Ach Quatsch! Wenn man Glück hat, ist es da noch richtig warm«, versucht sie, mich zu überzeugen.

»Ja. Und wenn man Pech hat, verbringt man sieben Tage im Hotelzimmer.« Ich versuche durchzuatmen, ruhig zu bleiben und mir nichts anmerken zu lassen.

»Du bist ja mal wieder gut gelaunt«, schnauft Mel. »Vielleicht frage ich Lou. Sie redet nicht alles schlecht, was ich vorschlage.«

»Lou hat auch den Kopf nicht voll mit Arbeit.« Ich kann ihre

Vorwürfe jetzt wirklich nicht gebrauchen. Nicht nach einem so anstrengenden Tag wie heute. Die Leichtigkeit des Nachmittags ist verflogen. Ich bin ausgelaugt und erschöpft.

»Bitte, Mel! Lass uns das ein anderes Mal besprechen. Ich brauche gerade keinen unnötigen Stress.«

Mel seufzt. »Na gut. Aber ich finde nicht, dass dieses Gespräch unnötig ist. Was ist falsch daran, dass ich Zeit in unsere Beziehung stecken will? Das müsstest du dir doch auch wünschen. Außerdem geht es doch genau darum, dass du dich mal von deinem Stress erholen können sollst.«

»Wenn du dich einen Moment wirklich für mich interessieren würdest, wüsstest du, dass ich mir gerade nichts mehr wünsche als Ruhe.«

Ruhe, um zu atmen. Ein und wieder aus, damit sich endlich dieser Druck in meiner Brust auflöst.

Mehr erwarte ich gar nicht.

»Ich beschäftige mich also nicht mir dir? Das sagt gerade der Richtige. Die ganze letzte Zeit hat dich kein bisschen interessiert, was ich mache. Immer warst du zu beschäftigt hier oder zu gestresst da. Es scheint, als sei dir ganz egal, was mit mir ist.«

Gott, ihr Tonfall ist so aufgebracht, dass jedes einzelne Wort in meinen Ohren scheppert.

»Ich *bin* beschäftigt. Ich habe ein Medizinstudium zu beenden. Das bedeutet nun einmal mehr, als ein paar Videos zu drehen.« Der letzte Satz rutscht mir in meiner Wut und Erschöpfung plötzlich einfach so heraus.

Ich wollte das nicht sagen, wirklich nicht. Ich habe es nicht einmal so gemeint. Ich bin stolz auf ihren Erfolg, und natürlich weiß ich, dass Mel viel Zeit und Liebe in ihren Kanal steckt. Unsere Arbeiten sind viel zu verschieden, um sie miteinander zu vergleichen.

Auf der Stelle wünsche ich mir, sie würde mich anschreien. Mir für die dumme Bemerkung das Kissen gegen den Kopf werfen oder mir sagen, was für ein unsensibles Arschloch ich bin. Damit könnte ich umgehen.

Doch stattdessen schweigt sie. Ein so verletztes Schweigen, dass sich ein dickes Loch in meine Brust bohrt.

»Mel, es tut mir leid. Ich bin einfach so müde und gereizt. Das war nicht so gemeint.« Vorsichtig rutsche ich ein paar Zentimeter in ihre Richtung, lege meine Hand auf ihre Schulter und beiße mir verlegen auf die Lippe. »Du machst das toll. Wirklich.«

Doch da ist das Kind schon in den Brunnen gefallen. Sie zieht die Decke hoch und sagt den ganzen Abend kein einziges Wort mehr.

Am nächsten Morgen muss ich so früh raus, dass Mel noch tief schläft. Ich drücke ihr einen sanften Kuss auf die Stirn, als ich gehe, doch sie reagiert nicht. Es fühlt sich komisch an, aber ich will sie nicht wecken, also schleiche ich mich hinaus und verschicke über den Tag verteilt immer wieder SMS mit dem Stichwort KÖLN, um Mels Chancen zu gewinnen zu erhöhen. Die Frist endet heute Abend, und kurz darauf werden auch schon die Gewinner bekannt gegeben.

Natürlich gewinnt Mel keins dieser Tickets. Und das, obwohl nicht nur ich Nachrichten geschickt, sondern auch sie selbst und Lou ihr komplettes Guthaben in SMS investiert haben.

»Es können halt nicht alle gewinnen.«

Ihr enttäuschtes Gesicht zeigt mir, dass ein Teil von ihr dennoch zu viel Hoffnung und Optimismus in die Sache gelegt hat.

Nach meiner blöden Bemerkung will ich aber etwas wiedergutmachen und ihr eine Freude bereiten. Zumal sie ja recht hat, dass wir in den letzten Monaten wenig Zeit miteinander verbracht haben. Deshalb habe ich Tickets fürs Fußballspiel gekauft. Mel ist genau wie ihre ganze Familie seit der Kindheit FC-Köln-Fan. Und obwohl mein Frankfurter Herz allein aus solidarischen Gründen immer eher für Eintracht schlug, sind unsere gemeinsamen Besuche im Stadion fast schon etwas wie eine Tradition geworden.

In vier Tagen spielt Köln gegen Leverkusen. Das letzte Spiel vor dem Saisonende. Und das Beste: Wir haben Tickets im VIP-Bereich. Mit kostenlosem Zugang zum Büfett. Diese Karten gibt es nicht einmal frei zugänglich zu kaufen. Ich habe meinen Vater gebeten, seine Kontakte spielen zu lassen, aber das will ich Mel nicht auf die Nase binden.

Heute Abend hat sie noch spät eine Vorlesung, so habe ich genug Zeit, um noch ein wenig zu lernen und alles vorzubereiten.

Als sie endlich nach Hause kommt, begrüße ich sie an der Tür. Ihr verwirrter Blick bringt mich zum Lächeln. Ich nehme ihr ihre Tasche ab und schiebe sie leicht in Richtung des Schlafzimmers. »Lust auf eine Überraschung?«

Neugierig zieht sie eine Augenbraue nach oben. »Eine Überraschung?«

»Wartet im Wohnzimmer. Willst du sie sehen?«

»Ist die Frage ernst gemeint?« Sie lacht. »Ich ziehe mich nur kurz um, ja?«

Als sie eine halbe Minute später in Shorts und einem Schlaftop aus dem Badezimmer kommt, warte ich mit gedecktem Tisch auf sie. Zugegeben, das Essen kommt vom Lieferdienst, aber ich habe diesmal wirklich das Gefühl, dass sie sich freut.

»Du weißt, ich hab's nicht so mit Romantik«, presse ich hervor und rücke ihr den Stuhl zurecht. »Aber es tut mir leid, was ich zu dir gesagt habe. Ich war einfach so gestresst, und ich weiß auch, dass ich das nicht als Ausrede benutzen sollte, so …« Ich suche nach den richtigen Worten, doch alles, was mir in den Sinn kommt, klingt zu kitschig, als dass ich die Sätze über die Lippen bringen könnte. »Ach, du weißt doch, was ich meine.«

Gefühle sind nicht mein Ding. Sie haben, okay. Lässt sich manchmal nicht vermeiden. Aber über sie zu sprechen? Den Sinn habe ich noch nie verstanden. Immerhin bin ich nicht Leo. Leo, der vermutlich schon mehr Liebesbriefe an Maggie geschrieben hat als ich Textnachrichten, die über eine zweite Zeile hinausgehen, in meinem ganzen Leben.

»Ich weiß, was du meinst.« Mel lächelt. Sie merkt, dass ich mir Mühe gebe. Das lese ich in ihren Augen.

»Jedenfalls dachte ich, dass es uns beiden guttun könnte.« Mit einem vorsichtigen Lächeln in der Stimme überreiche ich ihr einen Umschlag mit den Tickets.

»Wenn du willst, kannst du den Tag ja auch in einem Vlog festhalten. Ich filme dich, wo und wann du willst. Als persönlicher Leibfotograf.«

Mels Augen beginnen freudig zu leuchten, als sie die Karten in den Händen hält. »Wow. Damit habe ich nicht gerechnet. Du bist verrückt.« Als sie nach meiner Hand greift, spüre ich, wie mein Herz schneller klopft. Auf die gute Art und Weise.

»Hey, vielleicht wird das Spiel spannend.« Kurz halte ich inne. »Obwohl ich uns schlechte Chancen gegen Leverkusen ausrechne. Vielleicht hätte ich auch ein anderes Spiel aussuchen sollen. Also für den Fall, dass du filmen magst.«

»Ich bin doch keine Sportbloggerin.« Ihr Lächeln wird breiter.

»Na und? Aber es ist ein Teil von dir. Kochen, Literatur, Fußball ... Das gehört doch genauso zu dir wie der dicke Kater.«

»Pscht. Lass ihn das nicht hören!« Sie sieht sich kichernd auf dem Boden um, als könne man Viktor auch nur annähernd übersehen. »Ich schaue mal. Hauptsache, wir machen uns einen schönen Tag zu zweit. So wie früher, meine ich.«

Ich nicke heftig. »Das werden wir. Wie früher.« Eine plötzliche Wärme flutet meinen Bauch. Ich fühle mich so angekommen und ruhig wie schon lange nicht mehr.

»Mel?«

»Ja?«

»Ich liebe dich. Das weißt du, oder?« Fast flüsternd dringen die Worte aus dem Mund.

»Das weiß ich«, wiederholt sie und sieht mir tief in die Augen. »Ich liebe dich auch.«

Es fällt mir schwer, ihren Blick zu halten. Vielleicht, weil ich weiß, dass ich es ihr öfter sagen sollte. Weil das nämlich die Worte sind, die ich wirklich aus tiefstem Herzen so meine. Drei Worte, die nichts kosten, aber alles bedeuten.

12. Kapitel

Mel

Ich schlüpfe in eine weiße Hose und ziehe das rote Oberteil an, das ich auch das letzte Mal beim Fußball getragen habe. Ben und ich machen uns einen Spaß daraus, möglichst in den Farben des 1. FC Köln zum Spiel zu gehen. Schon beim Umziehen gerate ich dann in die richtige Stadionstimmung.

Die letzten Tage habe ich mich mit der Vorfreude auf heute bei Laune gehalten und sogar Bens blöde Bemerkung zu meinem Kanal ins hinterste Türchen meines Gehirns verdrängt. Er hat es nicht so gemeint. Das hat er gesagt. Und wenn ich ihm nicht vertrauen könnte, wären wir erst gar nicht zusammen.

Heute trägt Ben trotz Fußball blaue Jeans, weil er die weißen Hosen schon zur Genüge auf der Arbeit trägt. »Jeans ist keine Farbe. Das zählt quasi nicht«, erklärt er und wirft sich den Schal um den Hals. »Und sieh nur, was ich für Opfer bringe. Es werden heute fast fünfundzwanzig Grad. Wenn wir heute nicht gewinnen, kannst du von deinem Aberglauben endlich ablassen.«

Ich weiß genau, dass er den Schal aus dem Fanshop spätestens nach zehn Minuten ausziehen wird, und trotzdem lächele ich anerkennend.

»Kommt gar nicht infrage.« Zugegeben, eigentlich ist es eher mein Vergnügen, sich farblich passend zu kleiden. »Vor genau einem Jahr ...«, setze ich an.

»Hat Köln dieses unglaubliche Spiel gewonnen, und du hattest zufällig diese Klamotten an«, beendet Ben meinen Satz mit monotoner Stimme.

»Du musst zugeben, das war genauso. Niemand hat damit gerechnet.«

»Es hat auch niemand damit gerechnet, dass die Titanic untergeht.«

Ich verdrehe gespielt beleidigt die Augen. »Sehr lustig.«

Heute kann mich absolut gar nichts aus der Ruhe bringen, denn ich freue mich. Auf das Spiel. Auf einen Tag mit Ben.

Das Spiel beginnt in einer halben Stunde, die Spieler sind schon auf dem Platz, um sich aufzuwärmen, und im Stadion herrscht bereits eine ausgelassene Stimmung. Während ich mit neugierigem Blick die Menschen um uns herum beobachte, schlängelt sich Ben noch einmal hinaus, um etwas zu trinken zu holen.

Ich kann mich noch genau an unseren ersten Stadionbesuch erinnern. Die Tickets habe ich damals bei einer Verlosung auf Facebook gewonnen, womit ich niemals gerechnet hatte.

»Dahinten kommt gleich die Mannschaft raus.« Wir waren gerade auf unserem Platz angekommen, da fing Ben an, munter zu erklären. Kichernd fiel ich ihm ins Wort: »Willst du mir bei Beginn vielleicht auch noch die Tore zeigen?«

Ben hat mich verdutzt angesehen. »Die Tore? Du meinst, welches welches ist?« Er deutete auf das Spielfeld.

»Nein, du Spinner.« Ich habe gegrinst. »Das war Ironie. Ich bin doch nicht das erste Mal im Stadion.«

Ben schaute ungefähr so aus, wie Männer es tun, wenn sie verstehen, dass man Frauen gar nicht die ganze Welt erklären muss.

»Sorry.« Er hat sich auf die Lippen gebissen und mich in den Arm genommen. »Weiß ich doch. Manchmal bin ich wohl ein richtiger Klugscheißer.«

Als Antwort habe ich ihn schnell geküsst. Zwei Frischverliebte waren wir damals, die nirgendwo die Hände voneinander lassen konnten. Selbst nicht auf den hinteren Stehplätzen, umgeben von Tausenden Fußballfans, die sicherlich nicht für eine Vorstellung à la Rosamunde Pilcher hierhergekommen waren.

»Ich freue mich«, hat Ben mir gegen den Lärm zugeschrien. Gerade so laut, dass ich ihn verstehen konnte.

»Auf das Spiel?«, habe ich gefragt.

»Auch. Aber noch mehr, weil wir gemeinsam hier sind.« Noch heute kann ich mich an dieses verlegene Lächeln erinnern. Diesen Blick, der eine Sekunde danach schon nach einem *habe ich das jetzt laut gesagt? Ich will nicht so kitschig sein* aussah.

Da habe ich mich abermals in Benedikt Winter verliebt. Weil er nicht der arrogante Fast-Arzt war, für den auch ich ihn beinah zuerst gehalten habe. Nicht weil er lieber Aufreißersprüche brachte, als »Ich mag dich« zu sagen. Sondern weil er Ben war, der nicht *keine Gefühle* hatte, sondern manchmal nur nicht wusste, wie *auch ein Mann* sie zeigen darf.

»Ist Kölsch okay?« Plötzlich steht er direkt hinter mir. Ich zucke erschrocken zusammen. Für einen kurzen Moment bin ich so in die Erinnerungen gerutscht, dass sich die Realität wie ein heftiger Zusammenprall anfühlt.

»Klar«, antworte ich und nehme den Becher entgegen.

»Bleibt bei dem Wetter halt nicht lange so kalt«, murmelt Ben und nimmt einen ordentlichen Schluck.

Ich betrachte meinen Freund von der Seite und habe einen Kloß im Hals. Er hat sich verändert, hat etwas von seiner Leichtigkeit verloren, die ich damals so an ihm gemocht habe. Auf einmal wünsche ich mir, die alten Bilder aus dem Kopf schütteln zu können. Mir nicht von der schönen Vergangenheit und einer schmerzhaften Melancholie den heutigen Tag kaputt machen zu lassen. Wir sitzen für einige Minuten fast schweigend nebeneinander, und ich bin froh, dass die Rufe, Stimmen und Musik so laut sind, dass die Stille zwischen uns nicht so aufdringlich ist.

Dann ist plötzlich Anpfiff. Es scheint, als habe ich alles, was davor geschah, gar nicht mehr mitbekommen.

Neben uns springen die ersten Fans auf, rufen etwas aufs Spielfeld. Mein Sitznachbar wirft sein Bier um, das nur eine Haaresbreite von meinem Bein entfernt auf den Boden schwappt.

»Tschuldige.« Ich rieche den Schweiß des Mannes, der fast zwei Meter groß sein muss, und suche zumindest ein paar Zentimeter mehr Abstand, ohne Ben dabei auf die Füße zu treten.

In diesem kurzen Moment, den mein Blick vom Spielfeld abgelenkt wird, ertönt lauter Jubel vom Gästeblock. Ruckartig drehe ich den Kopf zurück zum Rasen und sehe, wie sich die Leverkusener Spieler übermütig in die Arme fallen. Verdammt! Ich bin nur einen kurzen Moment abwesend gewesen. Keine zwei Minuten nach Anpfiff. Ben ist aufgesprungen, hat die Hände vors Gesicht geschlagen. »Das war doch Abseits.«

Um uns herum ist noch mehr Trubel entstanden. Fans diskutieren, ob das Tor gewertet wird. Doch der Schiri deutet schließlich auf das Mittelfeld. Es steht null zu eins für die Gastmannschaft.

Die weitere erste Halbzeit bleibt dann allerdings unspektakulär, sodass wir ziemlich missmutig in die Pause gehen.

»Wollen wir etwas essen?« Ben deutet auf den Ausgang der Tribüne, der Richtung VIP-Bereich führt.

Ich nicke rasch und folge ihm durch die schmalen Gänge. »Ob sie hier auch was ohne Fleisch haben?«

Es riecht nach Bratfett und etwas, das mich an gebackene Kartoffeln erinnert. Ein Blick auf das Büfett verrät, dass ich damit sogar richtigliege.

Verschiedenes Gemüse, Kroketten und gebratenes Fleisch. Ich entdecke auch eine kleine Salatbar mit frischem Baguette.

Wir entscheiden uns für einen Platz nahe der Glasscheibe. So haben wir auch hier eine gute Aussicht auf die Tribüne. Viele Fans sind auf ihren Plätzen sitzen geblieben, andere pressen sich noch immer Richtung Ausgang.

Ben hat nach dem ersten Teller aufgegeben, doch ich bin dabei, mir schleunigst Nachschub zu holen. Kroketten habe ich ewig nicht mehr gegessen. Also bahne ich mir einen Weg zurück zum Büfett, als ich plötzlich eine Hand auf meiner Schulter spüre. Erschrocken zucke ich zusammen.

Ich drehe mich irritiert um und schaue in das grinsende Gesicht eines Typen, der mir sofort bekannt vorkommt. Das muss ein Scherz sein. Etwas anderes kann ich mir nicht vorstellen. Andererseits, wir sind hier in einer Art Premium Lounge, oder? Da ist es nicht abwegig ...

»Du hast gerade deinen Anstecker verloren.« Sein Grinsen wird noch breiter. Mein Herz schlägt so schnell und laut, dass ich mir fast sicher bin, dass er es hören muss.

»An... Anstecker?«, stottere ich und ärgere mich im selben Moment über mein verlangsamtes Denkvermögen.

Erst als Jonte mir die Hand mit der FC-Brosche reicht, kommt endlich mein Verstand zurück. »Der gehört mir nicht«, sage ich und nehme das Ding zwischen zwei Finger. »Den muss jemand anders verloren haben.«

»Entschuldigung.« Wir scheinen den Weg zum Büfett zu versperren. Jedenfalls schiebt sich eine Frau im Alter meiner Mutter an uns vorbei.

»Sorry«, entfährt es mir. Ich gehe einen Schritt zur Seite und will die Frau durchlassen, doch sie schüttelt den Kopf. »Das ist meiner.« Sie deutet auf meine Handinnenfläche.

»Oh.« Ohne zu zögern, gebe ich die Brosche an ihre Besitzerin zurück. »Wir haben sie gefunden und wussten nicht …« Wir. Gar nicht wahr. Jonte hat sie gefunden. Und eigentlich heißt er nicht Jonte, sondern Johannes. Das weiß ich, weil ich eine seiner vier Millionen Abonnenten bin. Vier Millionen! Damit gehört sein Kanal zu den größten in Deutschland.

Und. Dieser. Mann. Hat. Auf. Mein. Video. Reagiert.

»Kann es sein, dass ich dich kenne?« Jonte pustet sich eine schwarze Haarlocke aus dem Gesicht. Ich bin mir ziemlich sicher, dass jemand wie er selten diese Frage stellen muss. Sind es nicht eher die anderen, die ihn ansprechen?

Ich nicke. »Du hast auf ein Video von mir reagiert.« Normalerweise fühle ich mich durch andere Menschen nicht so schnell verunsichert, doch auf dieses Szenario hier bin ich einfach nicht vorbereitet.

»Oh, stimmt. Lass mich überlegen.« Er stellt seinen Teller ab und häuft eine Ladung Gemüse darauf. »Das Video mit den Keksen? Du bist Melina, oder?«

Mein Puls rast jetzt doppelt so schnell, doch ich bemühe mich, ruhig zu bleiben. Er kann sich an mich erinnern. Er kann sich … »Richtig«, sage ich und hoffe, dass mir der Anschein von Gelassenheit gelingt. »Und du bist dementsprechend Jonte.«

»Korrekt!« Er hat mir für einen Moment den Rücken zugewandt und bedient sich nun am Büfett. »Bist du privat hier?«

»Ja, ganz ohne Kamera und mit meinem Freund«, antworte ich und versuche, einen Blick in Richtung Tisch zu werfen, doch dieser wird von einer kleinen Büfettschlange versperrt. Schnell schaufele ich mir auch einen Nachschlag auf den Teller.

»Ah, nice. Dann seid ihr also Fans.« Er sagt das so, als wäre dies eine seltene Ausnahme.

»Du nicht?«

»Es geht.« Er lacht und winkt mich ein Stück zur Seite. So stehen wir wenigstens niemandem im Weg. »Sag es nicht weiter, aber eigentlich bin ich nur wegen der Leute hier. Und na ja … Das Essen ist auch ganz gut.«

Unweigerlich frage ich mich, wie sich das anfühlen muss. Überall eingeladen zu werden. So funktioniert das doch als Blogger.

»Sehen wir uns nächste Woche?«, fragt er locker und schiebt sich noch im Stehen die erste Krokette in den Mund. »Ich meine, das YouTube-Event. Wird vermutlich eh langweilig, aber ich denke, ich gehe trotzdem hin.«

Seine Worte treffen in mir einen wunden Punkt. Nur ungern möchte ich zugeben, dass ich überhaupt nicht eingeladen bin. »Leider nicht«, sage ich also und kämpfe um ein Lächeln. »Ich bin ja noch ziemlich neu in der Szene und hab's nur irgendwo gehört.« Gilt das als Notlüge? Eigentlich ist es ja auch egal. Jonte wird meine Antwort in den nächsten Minuten sowieso vergessen haben. Wahrscheinlich hat er ohnehin nur aus Höflichkeit gefragt.

»Wenn du Bock hast, kannst du gerne mitkommen. Ruf einfach kurz an, dann holt dich jemand am Eingang ab.« Eine zweite Krokette wandert in seinen Mund. Unter normalen Umständen würde ich das ziemlich unhöflich finden. Ich meine, wir stehen mitten im Gang. Doch in diesem Moment könnten mir seine Tischmanieren nicht egaler sein.

»Ist das dein Ernst? Das wäre toll. Klar, ich hab Lust.« Mein Atem geht ruhig und gleichmäßig.

Ich beobachte, wie Jonte eine Karte aus seinem Portemonnaie

zieht und mir reicht. »Keine Ahnung, wann ich die Dinger das letzte Mal gebraucht habe, aber die Nummer ist noch die gleiche.«

Ein Feuerwerk aus Fragen explodiert in meinem Kopf. Hat er mir gerade wirklich seine Telefonnummer gegeben? Das muss ein Scherz sein. »Viel Spaß noch und vielleicht bis die Tage. War cool, dich kennenzulernen, Melissa.«

Melina.

»Ja«, sage ich perplex. »Bis dann.«

Ich habe ein Treffen mit Jonte. Mit DEM Jonte. Natürlich kein privates Treffen. Aber er nimmt mich mit zu einem Event. Auf DAS Event. Verflucht! In meinem Kopf dreht sich alles, doch irgendwie gelingt es mir, mich zu orientieren.

Unser Tisch. Ben. Ich starre auf meinen Teller, der mir plötzlich sehr voll vorkommt. Dabei habe ich nicht einmal mehr Hunger. Die Aufregung scheint meinen Magen zugeschnürt zu haben. Mit wackeligen Beinen laufe ich zurück zu unserem Tisch. Ben ist bereits aufgestanden. »Wo warst du denn?«, begrüßt er mich und sieht fast etwas verärgert aus. »Erstens beginnt jeden Augenblick die zweite Halbzeit, und zweitens ...«

»Ben«, versuche ich, ihn zu unterbrechen.

»Ich habe einen Anruf bekommen.« Er hört mir gar nicht richtig zu.

»Ben«, wiederhole ich seinen Namen. »Ich habe gerade Jonte getroffen. Er wusste, wer ich bin und ...«

»Warte kurz! Unsere Station ist unterbesetzt, bei denen brennt das Haus. Also entweder wir sehen uns jetzt wirklich das Spiel an, oder ich sollte fair sein und einspringen.«

Fassungslos sehe ich meinen Freund an. Fair sein? Ja! Der Arbeit gegenüber. Und was ist mit mir? Verärgert knalle ich den Teller auf den Tisch und setze mich auf meinen Platz. Wortlos überlade ich die Gabel mit Gemüse und stopfe es in meinen Mund.

So schnell, dass ich kaum noch etwas schmecken kann.

»Runterwürgen musst du es auch nicht«, höre ich Ben sagen, doch ich esse einfach weiter, ohne ihn anzusehen.

Kaum ist das letzte Röschen Brokkoli in meinem Mund verschwunden, stehe ich auf und gehe mit eiligen Schritten in Richtung Tribüne. Soll Ben doch in die Klinik fahren. Ich werde hierbleiben. Mit ihm oder ohne ihn.

Er folgt mir, hat sich also wohl dafür entschieden zu bleiben.

Das restliche Spiel über reden wir trotzdem kein Wort miteinander. In meiner Brust hat sich längst ein Cocktail aus Gefühlen gemischt. Wut. Enttäuschung, aber auch Aufregung und Freude.

Vom Stadion nach Hause fahren wir mit der Bahn. Es ist voll, und wir haben kaum die Möglichkeit zu sprechen. Erst als wir durch die Wohnungstür treten, höre ich Ben brummen: »Ist ja super gelaufen.«

»Ja, das ist es«, antworte ich. Mit dem Unterschied, dass ich es auch tatsächlich so meine. Schade nur, dass Ben damit nichts zu tun hat.

13. Kapitel

Ben

– vor zwei Jahren –

In knapp zwei Wochen ist Weihnachten, und tatsächlich überlege ich schon, ob es zu früh ist, Mel nach einem Besuch bei meinen Eltern zu fragen. Wäre das zu offiziell? Und überhaupt ... ich weiß doch gar nicht, ob wir wirklich zusammen sind. Passiert das einfach, oder bespricht man das irgendwann?

Die Vorstellung, sie danach zu fragen, erscheint mir falsch. Sind wir aus diesem »Ja – nein – vielleicht«-Alter nicht raus? Andererseits kann ich sie doch nicht einfach als meine Freundin bezeichnen, wenn wir gar nicht über Gefühle gesprochen haben. Um ehrlich zu sein, kann ich mich gar nicht mehr erinnern, wie das in meiner letzten Beziehung gewesen ist. Andererseits spielt das auch keine Rolle. Mel ist nicht meine letzte Beziehung. Mel ist Mel. Sie ist die Frau mit den warmen Augen, dem Herzen, das so groß ist, als könne man damit Weltfrieden schließen, und einem Lächeln, das ich beim Einschlafen kaum vergessen kann. Am liebsten würde ich mich verfluchen für dieses Kribbeln in meinem Bauch, das jeden Abend auftaucht, wenn ich an sie denke. Das ist dermaßen peinlich, dass ich bisher niemandem davon erzählt habe.

»Du stehst auf sie.« Daniel grinst, als ich auf dem Laufband eine Nachricht von ihr lese. »Oh, Ben, es hat dich so hart erwischt.«

Ich stelle die Geschwindigkeit höher und die Musik lauter. »Spar dir den Kitsch für dein Poesiealbum.«

Wir haben es uns nicht gesagt. Die drei Worte. Wir haben uns noch gar nicht gesagt, was wir füreinander empfinden. Ob wir etwas füreinander empfinden. Vielleicht ist das auch unnötig? Vielleicht sollten wir es einfach laufen lassen und sehen, was passiert? Normalerweise mache ich das immer so. Ich treffe mich mit Frauen, die ich von der Uni oder einer Datingplattform kenne, und man wartet einfach, was passiert. Aber dabei ging es auch nie über ein bis zwei Treffen hinaus. Keine tiefere Bindung. Es fehlte der Knall.

Aber jetzt ... jetzt fühlt es sich ziemlich danach an. Nach diesem *Mehr*. Ich habe keine Ahnung, ob sie etwas in dieser Art von mir erwartet. Ein Liebesgeständnis? Irgendetwas, was Leo als romantisch bezeichnen würde? Verdammt. Kurz überlege ich tatsächlich, ob ich meinen Bruder um Rat fragen soll.

Leo würde mich niemals auslachen, doch ob ich danach noch in den Spiegel sehen kann? Nein. Das bin nicht ich.

Ein Kuss, das ist etwas anderes. Natürlich habe ich mir vorher genau überlegt, ob sie mir einen Korb geben könnte. Ich war mir des Risikos bewusst. Doch ein Kuss kann vieles bedeuten. Eine Ohrfeige, ein verdutztes Gesicht oder ein »Hey, das möchte ich nicht« hätten mich in diesem Moment nicht umgebracht. Gefühle laut auszusprechen und Gefahr zu laufen, dass sie nicht erwidert werden, ist etwas ganz anderes. Sich vor jemandem nackt zu zeigen, ist nicht das Gleiche wie sich nackt zu fühlen. Emotional schutzlos und entblößt. Das würde ich nicht aushalten.

Ich erhöhe das Tempo noch ein bisschen mehr, überschlage mich beinah selbst und drücke im letzten Moment die Stopptaste, um einen Sturz zu vermeiden. Warm geworden bin ich jetzt definitiv. Dafür hätte es nicht einmal das Training gebraucht.

»Ich gehe schon mal zu Kraft«, sage ich zu Daniel, desinfiziere das Laufband und schnappe mir meine Sachen. Im Gehen nehme ich einen großen Schluck von meinem isotonischen Getränk und sehe mich im Studio um. Im Winter ist es hier normalerweise voller, doch in den letzten Tagen scheint sich kaum jemand motivieren zu können. Vielleicht liegt es an dem ekelhaften Schmuddelschneematsch, der auf den Straßen liegen geblieben ist. Daniel und ich lassen uns von dem Wetter nicht die Laune verderben. Und schon gar nicht unseren Trainingsplan. Den Kopf frei kriegen und überschüssige Energie abbauen, das haben wir besonders bei diesem miesen Wetter nötig. Ich klemme das Handtuch auf dem ersten Gerät fest und fülle das Gewicht auf. Mit aller Kraft, die ich habe, drücke ich die Stange hoch und stoße Luft aus.

Vielleicht hilft der Sport mir auch, endlich dieses Gefühlschaos zu sortieren. Ich habe so was eigentlich nicht. Wirklich nicht. Ich treffe Entscheidungen mit Verstand, analysiere Situationen und arbeite Vor- und Nachteile heraus. Aber die wenigsten Frauen funktionieren so. Zumindest ist mir noch keine begegnet, deren Verhalten sich wirklich logisch erklären ließ. Und vielleicht ist es auch das, was sich wie ein Kontrollverlust anfühlt. Dass mein verdammter Verstand gegen dieses Bauchkribbeln keinerlei Chance hat.

»Na, Mr. Love.« Daniel sitzt plötzlich auf dem Gerät neben

mir. Der Schweiß tropft ihm von der Stirn, und seine Wasserflasche ist bereits leer. »Hast du dir schon was überlegt?«

»Was soll ich mir überlegt haben?« Ich werfe ihm einen fragenden Blick zu.

»Na, wie du der Prinzessin deine unendliche Liebe gestehst. Das ist doch der Grund, warum du seit zwei Tagen aussiehst, als wolltest du die *Bravo Girl* abonnieren.«

»Halt die Klappe!«, brumme ich und beginne mit der nächsten Wiederholung. Habe ich mich so verändert, oder genießt Daniel es einfach nur, sich über mich lustig zu machen?

»Weißt du, was normale Menschen tun, wenn sie für jemanden Gefühle entwickeln?« Daniel lässt sich nicht beirren. »Sie sprechen es einfach aus. Peng. Ich mag dich. Versuch's mal! Ist gar nicht so schwierig, wie du denkst. Und glaub mir, dein Schwanz fällt dir davon auch nicht ab.«

14. Kapitel

Ben

Ich stehe im Badezimmer, werfe mir selbst einen finsteren Blick im Spiegel zu und spucke die Zahnpasta aus. Wahrscheinlich habe ich mir gerade ganze zehn Minuten lang die Zähne geputzt, weil ich so in Gedanken war.

Mel ist immer noch sauer wegen der Sache mit Jonte. Es ist nicht zu leugnen. Wir reden zwar miteinander, und doch wissen wir beide, dass etwas in der Luft liegt. Ja, ich bin durch den Anruf abgelenkt worden. Im Stadion. Am Tisch. Ich habe auf Mel gewartet, und als sie versuchte, mir etwas zu erzählen, hatte ich nur den Stress auf der Arbeit im Kopf – wieder einmal.

»Ist diese Sache jetzt wirklich einen Streit wert?«, habe ich sie später zu Hause gefragt.

»Es geht doch gar nicht um Streit«, war ihre Antwort. Und ich? Ich Idiot habe nicht weiter nachgehakt. Vielleicht, weil ich im Grunde selbst wusste, dass ich ihr nicht gut genug zugehört habe. Dass ich mich einfach entschuldigen sollte.

Aber langsam weiß ich einfach nicht mehr wie.

Sollten die Tickets zum Fußball nicht genau das sein? Eine Wiedergutmachung? Wie entschuldigt man sich bei jemandem, dass die Entschuldigung schlecht gelaufen ist?

Den gestrigen Tag haben wir nur deshalb unbeschadet über die Bühne gebracht, weil wir beide beschäftigt waren.

Mel hat ihre Eltern besucht, und ich bin meinen Lernkram zum tausendsten Mal durchgegangen, bevor ich mich irgendwann am Nachmittag an den Fernseher verlor. Bei einer Folge *How I Met your mother*, die ich längst mitsprechen kann, bin ich schließlich eingeschlafen.

Ich knalle die Zahnbürste in den Becher und drehe den Wasserhahn auf. Da klopft es an der Tür. »Brauchst du noch lange?« Melina. Sie wollte sich erst später mit Louisa zum Lernen treffen, und trotzdem ist sie jetzt schon wach.

Ich drehe das Wasser ab und öffne die Tür. »Du kannst rein, bin schon fertig.« Schnell presse ich mich an Mel vorbei und schlüpfe in meine Sneakers. Meine Hand liegt bereits an der Klinke unserer Wohnungstür, als ich ein Rascheln aus dem Bad höre.

»Wann kommst du wieder?«, ruft Mel mir hinterher.

»Direkt nach Schichtende. Also gegen Mittag«, sage ich und drehe mich noch einmal zu ihr um.

»Okay.« Sie steht nur einen Meter von mir entfernt, sieht mich mit den warmen braunen Augen an und beißt sich auf die Lippe. Hat sie geweint? Ihre Wangen sind leicht gerötet, und ihre Stimme klingt auch belegt. Noch immer trägt Mel ihren Pyjama, und die dunklen Haare fallen ihr leicht zerzaust über die Schulter. Oh, man. Ich würde nichts lieber tun, als sie fest in die Arme zu schließen. Für einen kurzen Moment alles um uns vergessen. Alles. Die Arbeit. Den Streit. Die ganzen letzten Monate.

Ich stelle meine Tasche ab, lege den Schlüssel auf die Ablage neben der Tür und gehe einen Schritt näher an meine Freundin heran. Plötzlich berühren ihre warmen Finger meine Hand, und mich durchflutet ein vertrautes Gefühl. Etwas, das mich an früher erinnert. Als wir einfach Mel und Ben waren. Ohne diese Schwere hier. Ohne die Distanz zwischen uns.

»Hab einen schönen Tag, okay?« Ihre Lippen treffen sanft meinen Hals, und ich spüre einen flüchtigen Kuss. Die Berührung kribbelt noch einige Sekunden nach. Ich drücke ihre Hand fester. »Danke. Er wird bestimmt besser.«

»Du machst das!«, flüstert Mel, als dürfe niemand außer mir ihre Worte hören. Als wären sie ein Geheimnis zwischen ihr und mir. So wie früher, als ich ihr kurz vorm Einschlafen gestand, dass sie das erste Mädchen gewesen ist, in das ich mich wirklich verliebt habe.

Zögerlich nicke ich. »Mel?«

Sie hebt ihren Kopf, sodass unsere Blicke direkt aufeinandertreffen.

»Ich mache das wieder gut. Alles.«

Ein schwaches Lächeln zeichnet sich auf ihrem Mund ab. »Das weiß ich, Ben. Das weiß ich.«

Im Krankenhaus ist die Hölle los, und schon im Hereinkommen spüre ich, wie die Zerschlagenheit mich wieder übermannt, doch ich stelle auf Automatik und funktioniere. Im Eingangsbereich steht eine halbe Schulklasse, und niemand aus der Chirurgie weiß so recht, was passiert ist. Ich schlängele mich zum Fahrstuhl und beeile mich, meine Arbeitskleidung überzuziehen. Es sind nur noch zwei Arbeitstage hier, bis ich zur Anästhesie wechsele. Zumindest ein kleiner Neuanfang. Die anderen beiden Studierenden aus dem Praktischen Jahr wechseln zum neuen Tertial das Klinikum, doch ich habe mich entschieden zu bleiben. Während unter uns also eine Art Aufbruchsstimmung entsteht und eine Menge Kuchen gegessen wird, ziehe ich allein durch die Station, um den Patienten wieder Blut abzunehmen. Wie so häufig sind die Klebeetiketten noch nicht vorbereitet, und genervt mache ich mich auf den Weg zum Computer, um sie selbst auszudrucken.

Ausgerechnet jetzt sitzt der Stationsdrache Bidermann vor dem Bildschirm und studiert irgendwelche Patientenakten. Frau Bidermann ist nicht nur die leitende Schwester auf der Station, sondern auch die Einzige hier, die sich nach fast vier Monaten von allen PJlern siezen lässt.

»Entschuldigen Sie!« Wie immer versuche ich es zuerst auf die höfliche Art in der Hoffnung, sie gefügig zu halten. »Ich möchte Sie selbstverständlich nicht stören.«

Die Bidermann dreht sich nicht einmal um, während ich mit ihr spreche. Sie tut einfach so, als habe sie mich überhört.

»Frau Bidermann?«, wiederhole ich und stelle mich ein wenig seitlich zu ihr, sodass sie meine Anwesenheit kaum ignorieren kann. »Die Etiketten für die Blutabnahmen sind noch nicht gedruckt.«

Jetzt habe ich ihre Aufmerksamkeit gewonnen. Wenn auch auf unerwünschte Art und Weise. »Herr Winter, Sie sehen ja auch, dass ich hier gerade zu tun habe. Es ist ein stressiger Tag. Dann drucken Sie die Unterlagen doch einfach aus, anstatt sich zu beschweren.«

Ich atme tief durch. »Genau das habe ich vor.« In der Hoffnung, dass mein aufgesetztes Lächeln vielleicht doch nicht so unglaubwürdig aussieht, wie es sich anfühlt, ergänze ich: »Die Computer sind alle belegt …«

»Das ist richtig. Weil wir alle beschäftigt sind. Nun gut.« Abschätzig sieht sie mich an. »Fast alle.«

Die Wut brodelt in mir. Wäre ich in meinen Gefühlen nicht viel zu kontrolliert, könnte jetzt ein angemessener Zeitpunkt sein, ihr mal richtig die Meinung zu sagen. Aber in ein paar Tagen bin ich hier weg, und ich habe wenig Lust, mir in den letzten Arbeitsstunden noch Ärger einzufangen. Außerdem fehlt mir die Energie.

»Vielleicht könnte ich kurz an Ihren Computer, um die Etiketten zu drucken?«, schlage ich also, immer noch gelassen, vor. »Ich brauche zwei Minuten. Danach können Sie sofort weitermachen und sind mich ganz schnell los.«

Der Gedanke scheint verlockend für sie zu sein. Genervt steht sie auf und überlässt mir den Computer. »Sie haben fünf Minuten. Dann brauche ich ihn zurück.«

Selbstverständlich. Am besten frisch geputzt und desinfiziert. Sie kann mich mal gernhaben ... Das sage ich natürlich nicht laut.

Wenig später klebe ich, in Gedanken versunken, die Zettel mit den Namen an das jeweilige Röhrchen und steuere das erste Patientenzimmer an.

Längst ist das Blutabnehmen am Morgen für mich zur Routine geworden. Während Leo sich schon in den Übungen schwertat, eine Spritze zu setzen, hat mir das Blut nie etwas ausgemacht. Stundenlang haben wir es damals gemeinsam geübt, nur damit Leo am Ende doch alles hinschmiss und ich nun allein hier stehe.

»Herr Winter, die Schmerzen sind besser geworden«, begrüßt mich die Patientin aus dem ersten Zimmer. Erst gestern wurde sie das zweite Mal am Knie operiert, nachdem sie ziemlich unglücklich auf der Treppe gestürzt ist.

»Das freut mich sehr zu hören. Am besten sagen Sie das gleich auch Ihrem behandelnden Arzt bei der Visite, in Ordnung? Ich bin ja nur hier, um ein bisschen Blut zu zapfen.«

Sie nickt. Während ich die Kanüle ansetze, schweifen meine Gedanken erneut zum Wochenende. Ich verabschiede mich von der Patientin und arbeite die nächsten Zimmer der Reihe nach ab. Danach bringe ich die Blutproben ins Labor. Noch siebeneinhalb Stunden, dann habe ich Feierabend. Noch zwei Tage auf der Station. Danach noch vier Monate, und das Praktische Jahr ist geschafft. Bald darauf das dritte Staatsexamen. Die Doktorarbeit wird vielleicht in den nächsten Monaten fertig.

Und dann? Dann sehen wir weiter.

15. Kapitel

Ben

Es sind zwei Tage vergangen. Heute ist Montag, mein erster Arbeitstag auf der neuen Station.

»Ich warte auf den Tag, an dem die Patienten sich erkundigen, ob es die Medis auch mit Geschmack gibt.« Ludwig ist groß, sehr schlank und hat kurze blonde Haare. Auf seiner etwas zu breit geratenen Nase tanzen viele kleine Sommersprossen. Er sieht anders aus, als ich mir einen Ludwig vorgestellt habe. Weniger förmlich. Was vermutlich daran liegt, dass er einer der jüngsten Ärzte hier ist. Er hat sich mir sofort mit Vornamen vorgestellt, mich mit Handschlag begrüßt und mich bei seiner Visite mit durch die Station genommen.

Während er mir seine Aufgaben erklärt, ist es, als sei der Flur hier ein Sportwagen, den er stolz zur Show stellt.

Hier arbeitet jemand gerne.

»Du kommst aus der Chirurgie von unten, oder? Mensch, sag bloß, dich haben sie nicht aus der Klinik vertrieben. Die meisten sind doch froh, wenn sie nach vier Monaten mal neue Luft schnappen können.« Er versenkt die Hände in den Taschen des Arztkittels und lacht. »Ich habe meine Chance damals genutzt und bin für jedes Tertial in eine andere Stadt gegangen. Endlich mal rauskommen und neue Eindrücke. Ist erst vier Jahre her, kommt mir aber wie ein anderes Leben vor.«

»Wie lange arbeitest du schon hier?«, erkundige ich mich, während ich ihm über den Flur folge.

»Seit einem Jahr erst. Ich war vorher in Hamburg, davor in Berlin und ein paar Monate sogar noch in Leipzig. War eine sprunghafte Zeit. Doch letztendlich hat es mich hierher in die Heimat zurückgezogen. Bin ne kölsche Jung. Aber weißt du, die Erfahrungen waren sehr wichtig für mich. Du meine Güte, ich klinge ja wie mein eigener Großvater.« Er kratzt sich am Kopf. »Was ich damit eigentlich sagen wollte: Nimm mit, was du kriegen kannst an Erfahrungen!«

Schon wieder nicke ich nur. Statt mich für den Tipp zu bedanken, schlucke ich und mustere still die Wände. Anders als in der Chirurgie sind die Tapeten hier voll mit Bildern, Zeichnungen und Postkarten.

Als wir die Ambulanz betreten, klingt mir als Erstes Kindergeschrei entgegen. Eine etwa Dreijährige sitzt bei ihrer Mutter auf dem Schoß und vergräbt das Gesicht an deren Brust. Die Mutter versucht, das kleine Mädchen zu beruhigen.

»Hier ist es manchmal etwas unruhiger«, erklärt Ludwig und grinst. »Die Kleinen sind aber meist umgänglich.«

Im Wartezimmer sind die Wände hellgelb gestrichen. Ich entdecke Bauklötze, die vermutlich zuzeiten von Smartphone und Tablet wesentlich seltener angerührt werden. In der Praxis meines Vaters lagen früher auch mal Spielsachen. Ein Teppich mit aufgemalter Autobahn. Ich war noch ein Kind, und trotzdem haben mich schon damals das Stethoskop und Blutdruckmessgerät im Behandlungszimmer mehr interessiert als das Kinderspielzeug.

»Die Blutproben müssen von hier manchmal ins Labor gebracht werden. In der Ambulanz sind wir derzeit etwas unterbesetzt, weil die Oberärztin hochschwanger und ein weiterer Assistenzarzt krankgeschrieben ist. Stressige Zeiten, aber daran wirst du dich im Klinikum ja sicher schon gewöhnt haben.«

Ich nicke rasch, hoffe, dass man mir nicht ansehen kann, wie sehr ich seiner Annahme innerlich zustimme.

»Der Flur rechts führt in die Onkologie. Da bist du noch nicht gewesen, oder? Wenn die Kinder länger hier behandelt werden, dürfen die Eltern entweder im Zimmer oder manchmal auch in separaten Wohnungen nahe dem Klinikgelände wohnen.« Ludwig atmet tief durch. »Hab es als Kind selbst erlebt. Blutkrebs. Zum Glück wusste ich damals nicht so genau, dass mein Körper gerade mit dem Tod ringt.«

Ich bin überrascht über seine Offenheit. »Das ... das tut mir leid.« Es fällt mir schwer, das Richtige zu sagen. Im Patientengespräch sind mir solche Themen vertraut, doch nicht im persönlichen Miteinander. Während die meisten Menschen Gespräche wie diese meiden, wirkt Ludwig noch immer gelassen. Und wahrscheinlich ist es das, was mich irritiert.

»Das muss es nicht. Bin ja noch hier. Und zwar quicklebendig. Und ich denke, so habe ich zumindest früh meine Lebensaufgabe gefunden: anderen Menschen zu helfen. Es ist nie schlecht, zu wissen, warum man die Dinge tut, die man macht.« Jetzt lacht er auf. »Komm, wir gehen wieder zurück. Gleich kannst du sicher auch eine Pause machen.«

Wir verlassen die Ambulanz und warten auf den Fahrstuhl. Als die Tür aufspringt, mache ich automatisch einen Schritt zurück. Warum muss mir auf diesem riesigen Klinikgelände ausgerechnet die Bidermann begegnen?

Auf einen spöttischen Kommentar vorbereitet, bewege ich mich ein Stück zur Seite, um sie durchzulassen.

Mit erhobenem Kopf, als sei sie Chef- und Oberärztin in einem, braust sie an mir vorbei. Kurz gehe ich sogar schon davon aus, sie würde mich einfach ignorieren, da schnellt ihr Blick in meine Richtung. »Herr Winter. Dass ich Sie noch einmal sehe ... Da haben Sie uns ja letzte Woche auf den letzten Metern doch noch ein Ei ins Nest gesetzt.«

Allein der Klang ihrer Stimme versetzt meinen Körper in einen allzu vertrauten Anspannungsmodus. Und was soll das überhaupt heißen? Ist etwas passiert? Mein Herz schlägt automatisch wilder in meiner Brust.

»Ich weiß leider nicht, wovon Sie sprechen«, sage ich kurz angebunden und wende mich dem Fahrstuhl zu. Bloß nicht stehen bleiben!

»Dann haben Sie keine Nachricht mehr bekommen. Soso. Dabei wurde uns ausdrücklich gesagt, wir sollen die Studierenden zu mehr Gewissenhaftigkeit anhalten. Die Blutergebnisse zweier Patienten wurden schon wieder vertauscht, und ich bin sicher, das war letzte Woche Ihre Aufgabe.«

Hitze schießt mir in den Kopf. »Das kann nicht sein«, platzt es aus mir hervor. »Um welche Proben handelt es sich?«

Die Bidermann nennt zwei Namen. Und es stimmt. Bei beiden Patienten habe die ganze letzte Woche *ich* das Blut abgenommen.

Ich weiß nicht, was ich sagen soll. Verlegen schiele ich zu Ludwig hinüber, der mittlerweile schon im Aufzug steht. Er mustert sich gerade im Spiegel und ist sicher bemüht, diskreten Abstand von unserem Gespräch zu halten.

Trotzdem muss er jedes Wort verstanden haben.

»Es tut mir leid, wenn es zu Problemen kam«, schiebe ich also hinterher. In Gedanken gehe ich die letzten Arbeitstage durch. Ich bin mir sicher, dass es an dem Tag passiert sein muss, als die

Bidermann mich selbst abgelenkt hat. Diese bescheuerten Etiketten.

»Nun ja. Ich hoffe, dass Sie irgendwann einmal mehr Sorgfalt an den Tag legen. Oder wie wollen Sie das das nächste Mal erklären, wenn es zu Verwechslungen kommt?« Ihr schnippischer Unterton lässt mich vor Wut beinah würgen. Doch ich bewahre die Kontrolle, bewahre das Lächeln, bewahre meine Würde. »Selbstverständlich. Ich hoffe, Sie sind nicht böse, dass ich unser Gespräch jetzt beenden muss.« Ich deute zum Fahrstuhl. »Wir haben zu tun.«

Ohne auf ihre Antwort zu warten, folge ich Ludwig und warte, bis sich die Türen des Aufzugs schließen. Auf einmal ist es unangenehm still zwischen uns. Ich weiß nicht, ob ich etwas zu der Sache sagen, ihm den Fehler erklären soll. Oder einfach das Thema wechseln? Innerhalb von wenigen Sekunden ist mir so warm, dass der weiße Kittel mir wie eine schwere Winterjacke vorkommt. In Situationen wie diesen fange ich viel zu schnell an zu schwitzen. Mein Pulsschlag beschleunigt sich, und der Fahrstuhl hat sich in meiner Vorstellung gerade halbiert. Die Wände sind viel zu nah, und diese verfluchte Luft ... Ich starre auf die leuchtenden Knöpfe, als könnte ich alleine mit der Macht meiner Gedanken den Aufzug dazu bewegen, schneller zu fahren.

»Ist mir auch schon passiert«, bricht Ludwig die Stille. Er rückt nachdenklich an seinem Kittel.

»Was?«, rutscht es mir heraus. Dabei weiß ich natürlich, worauf Ludwig hinauswill.

»Das mit den Blutproben. Der Klinikalltag ist stressig. Das Studium ebenso. Alles ist noch neu, man will alles richtig machen, ist angespannt. Da kann einem der ein oder andere Fehler passieren. Mach dir nichts draus.« Genau in dem Augenblick springt die Tür des Fahrstuhls auf, und es ist, als würde ich seit Minuten unter Wasser zum ersten Mal wieder atmen können.

»Danke«, presse ich kurz angebunden hervor und räuspere mich schließlich. Wir gehen zurück zum Stationszimmer, wo mir der Dienstplan der Ärzte für die nächsten Tage gezeigt wird. Die nächste Zeit bleibe ich erst einmal auf der Intensivstation. Ich mache mir im Kopf bereits weitere Pläne, versuche, das kurze Aufeinandertreffen mit der Bidermann zu verdrängen.

Ich hoffe, dass Sie irgendwann einmal mehr Sorgfalt an den Tag legen. Wir sollen die Studierenden zu mehr Gewissenhaftigkeit anhalten. Ihre Worte schallen dennoch in meinem Kopf nach. Ich höre nur: *Und du willst Arzt werden? Kannst du so viel Verantwortung tragen?*

»Ich bin gleich wieder da«, schaffe ich irgendwie zu sagen. Auf meiner Stirn haben sich Schweißperlen gebildet.

Ohne hektische Bewegungen suche ich die Toiletten auf – hoffe ich zumindest. Niemand soll mir ansehen, dass mein Kreislauf gerade verrücktspielt. Zum Glück ist der Weg nicht weit. Plötzlich höre ich jemanden meinen Namen sagen. Ich drehe mich um, doch außer zwei Schwestern, die sich gestresst austauschen, ist auf dem Flur niemand zu sehen. Hastig drücke ich die Tür zu den Toilettenräumen auf und schiebe mich hindurch.

Bleib ruhig, Ben.

Ich drehe den Wasserhahn auf, halte beide Hände unter den kühlen Strahl und wische mir den Schweiß von der Stirn. Die Kälte tut gut. *Alles ist gut. Niemand macht mir Vorwürfe. Niemand außer der Bidermann.* Und die anderen auf der Station? Ob sie über mich gesprochen haben?

Sofort dreht sich alles wieder. Hinter meinen Lidern hat sich ein enormer Druck gebildet. Mir muss etwas ins Auge geflogen sein. Vielleicht Staub oder ... oder diese dicke Luft. Ja, das wird es sein. Diese Luft trocknet die Augen aus. Vermutlich ist sie auch der Grund, warum ich so durch den Wind bin. Hier fehlt es an Sauerstoff. Im gesamten Krankenhaus. Ich. Kann. Hier. Nicht. Atmen.

Genau in diesem Moment reißt jemand die Tür zu den Toiletten auf. Sofort will ich mich abwenden. Niemand soll auf die Idee kommen, dass mit mir etwas nicht in Ordnung ist. Dass diese verflucht dicke Luft mir so zu schaffen macht. Doch da sehe ich, dass es Max ist, der direkt vor mir steht.

»Na?« Ein belustigtes Grinsen zeichnet sich auf seinem Gesicht ab. »Schon von dem neuen PJler gehört?«

Ich starre meinen Kumpel an. »Du?«

Max schnalzt mit der Zunge. »Korrekt. Meine Pläne haben sich etwas verändert. Mein Platz wurde anscheinend doppelt besetzt, und jetzt bin ich hier.« Er wirft einen Blick auf den Wasserhahn. »Willst du den nicht mal ausmachen?«

Erst jetzt fällt mir auf, dass ich die ganze Zeit das Wasser laufen habe. Schnell drehe ich den Hahn zu. »Damit habe ich nicht gerechnet.« Ich runzle die Stirn. »Und was machst du hier?«

»Abgesehen von dem Offensichtlichen ...« Er deutet auf das Pissoir neben mir. » ... habe ich dich gerade auf dem Flur gesehen. Sag mal, ist alles in Ordnung mit dir?«

Ich nicke schnell. »Doch, ja.« Mein tiefer Seufzer verrät mich, sodass ich Max' misstrauischen Blick nicht mehr loswerde.

»Es ist einfach nur sehr viel in letzter Zeit. Ich mache mir viele Gedanken. Alles fühlt sich so ernst an. Viel weniger so wie früher.« Ich schlucke. Mein plötzliches Geständnis hat mich selbst überrascht. »Zum Beispiel das hier.« Jetzt lache ich. »Kannst du dir vorstellen, dass ich das gesagt habe? So einen Deepscheiß? Vergiss es am besten einfach wieder.«

Mein Lachen ist so schmerzhaft anstrengend, dass ich es mir am liebsten aus dem Gesicht kratzen würde.

»Hey.« Max beißt sich auf die Unterlippe. Wahrscheinlich ist er mit meinem Gefühlsgedöns ziemlich überfordert. Wäre ich auch. In all den Jahren unserer Freundschaft haben wir kaum über unsere Gefühle gesprochen. Klar, die Trennung von Elena, ihr plötzliches Auftauchen mit den Kindern ... Max hat selbst eine schwere Zeit durchgemacht. Aber Männer stehen so was doch auch allein durch. Ohne Rumgeheule. Dass ich nicht lache.

»Ich verstehe das. Hörst du? Es geht uns allen so. Das ist eine sehr harte Zeit. Da ist es ganz normal, dass man manchmal Schiss kriegt. Ich habe Elena kürzlich noch gesagt, dass ich alles hinschmeiße. Doch am nächsten Tag sah die Welt wieder anders aus. Und du liebst das hier. Du liebst die Arbeit. Sie ist das, was du immer machen wolltest. Also Kopf hoch, okay?«

Max hat mir eine Hand auf die Schulter gelegt. Ich bin kurz davor, sie einfach abzuschütteln. Mittlerweile ist meine Körpertemperatur gefühlt um weitere zehn Grad gestiegen. Vielleicht habe ich auch Fieber, überlege ich. Wer weiß, was in so einem Fußballstadion für Keime verbreitet werden. Oder nein, habe ich heute schon etwas gegessen? Das erklärt auch, warum ich mich so schwach fühle.

Erleichtert atme ich aus. »Puhhh. Danke. Ich nehme an, genau das musste ich gerade hören. Können wir das hier trotzdem vergessen?«

»Was?« Max hat seine Hand von meiner Schulter genommen, sie nun lässig im Kittel versenkt. Er grinst.

»Danke. Wollen wir zurück?« Ich deute zur Tür, doch mein Freund bleibt nur stehen. »Geh ruhig vor! Hab hier noch was zu erledigen.«

Ich drücke die Tür mit einem kräftigen Stoß auf und verlasse die Toiletten.

Das ist alles normal. Der Stress. Die Sorgen. Ludwig hat es gesagt. Max hat es gesagt. Alles normal. Mein Herzschlag hat sich beruhigt. Wir fühlen uns alle mal so. Ein bisschen besorgt. Ein bisschen überfordert. Ein bisschen neben der Spur. Kein Grund durchzudrehen. Ich bin doch nicht verrückt, kein Irrer oder Wahnsinniger. Das hier ist alles normal. ICH bin normal.

16. Kapitel

Mel

Ich schaue in den Spiegel und erkenne mich selbst nicht wieder. Nein, definitiv! Das kann nicht ich sein. Die junge Frau, die mich etwas skeptisch ansieht, hat zwar die gleichen braunen Haare und Augen wie ich, die gleiche, von der Sommersonne gut gebräunte Haut, aber ansonsten haben wir keinerlei Ähnlichkeiten.

»Es ist perfekt.« Lou klatscht zufrieden in die Hände. »So kannst du dich definitiv sehen lassen.«

Ungläubig drehe ich mich zu meiner Freundin um. »Wer hat dir das beigebracht?« Lou hat meine sonst leicht welligen Haare vollständig geglättet. Das feine Make-up lässt meine Haut weich und vor allem rein aussehen, die Wimperntusche und der silbrige Lidschatten betonen meine Augen, die verblüfft über diese Verwandlung aus dem Spiegel zurückstarren. Normalerweise trage ich kaum Kleider. Ich bin eher der sportliche Typ. Shorts, kurze Latzhosen mit T-Shirt ... Doch zugegeben, das schwarze enge Kleid mit dem kleinen V-Ausschnitt hat mich gestern in der Stadt doch ziemlich angelächelt. Und getragen sieht es noch viel besser aus.

»Ich habe keine Ahnung, ob das nicht übertrieben ist«, murmele ich und mustere mich zufrieden. »Andererseits muss ich gestehen, dass ich es liebe.« Ein selbstsicheres Grinsen zwickt in meinen Mundwinkeln. Bei der Vorstellung, gleich im Flur Ben zu begegnen, kriege ich fast ein bisschen Gänsehaut.

»Ich haue am besten gleich ab. Wenn Ben dich so sieht ...« Es ist, als habe meine beste Freundin meine Gedanken gelesen. Vielleicht ist das Lächeln auf meinem Gesicht aber auch eindeutig genug. »Der wird dich nie mehr gehen lassen.«

Sofort schießt mir eine Erinnerung durch den Kopf, und ein heißes Glücksgefühl steigt in mir auf. Es ist sicher schon ein Jahr her, aber ich erinnere mich noch daran, als sei es gestern gewesen. Eigentlich wollte Ben Bilder von unserem Urlaub sortieren, doch plötzlich klickte er sich durch meine Galerien. Ich habe nur einen Blick über seine Schulter geworfen und gelacht. »Die Bilder sind alt.«

Er hatte den Ordner mit meinen Abiballfotos gefunden.

»Diese heiße Braut hier ist also heute meine Freundin. Ich hätte dich schon viel früher kennen müssen.« Nacheinander hat er fast alle Bilder geöffnet. »Auf dem hier finde ich dich besonders schön.« Ich werde rot bei dem Gedanken an die alberne Nahaufnahme, die meine damalige Schulfreundin von mir aufgenommen hatte. Mein Gesicht war zu einer Grimasse verzogen, und obwohl es niemals ein grausameres Foto von mir gegeben hat, bestand Ben darauf, seine *heiße Freundin* an diesem Abend mehrfach zu vernaschen.

»Nimm die Pfoten aus dem Haar!« Lou reißt mich aus der Erinnerung. »So machst du alles wieder kaputt. Wir müssen erst Haarspray draufsprühen.«

»Sorry.« Ich hebe abwehrend meine Hände. »War eine Gewohnheit.« Schnell schließe ich die Augen, halte den Atem an und warte, bis sich die Chemie-Dunstwolke über unseren Köpfen beruhigt hat.

Eine halbe Stunde später bin ich fix und fertig. Mit meinem Outfit, der Schminke, aber auch mit den Nerven.

Lou verabschiedet sich nach Hause. Sie hat ihrer Schwester einen Filmabend versprochen. Als Trost dafür, dass Isi beim Event nicht dabei sein darf. Ich habe den beiden geschworen, ihnen später alles haargenau zu erzählen. Ben muss jeden Augenblick von der Arbeit kommen. Seit sein Kumpel Max vor einigen Tagen auf der Station aufgetaucht ist, scheint seine Stimmung sich verbessert zu haben. Ich habe eine frische Quiche zubereitet, und wir haben gestern gemeinsam zu Abend gegessen. Und tatsächlich durfte ich Ben danach seit Langem mal wieder filmen, als er meine neuen Kokos-Zimt-Bällchen probiert hat. Meine Community war hellauf begeistert. In den meisten Kommentaren ist sogar sein Name aufgetaucht. *»Wir haben Ben vermisst«, »Ihr seid so ein tolles Paar«, »Kommt Ben wieder häufiger?«, »Ich dachte schon, ihr seid getrennt«*. Es hat mich ziemlich gefreut. »Hey, sieh doch! Sie mögen dich.«

Ben musste grinsen. »Sie mögen mich, weil sie dich mögen und ich dein Freund bin.« Den Kuss, den er mir anschließend gegeben hat, spüre ich immer noch auf meiner Nasenspitze kitzeln.

Ich schalte den Fernseher an, setze mich vorsichtig aufs Sofa, um mir ja keine Laufmasche zu fangen, und skippe durch die Programme. In einer guten halben Stunde muss ich los. Das einzig Sinnvolle im TV sind vermutlich die Nachrichten. Ein paar Minuten lasse ich mich beschallen, da wird die Haustür aufgeschlossen.

»Ich bin zu Hause«, ruft Ben in die Wohnung hinein. »Gott, ich bin so froh, dass ich endlich hier bin. Mir ist heute die Hälfte durchgegangen. Der Kopf ist wohl überall, nur nicht hier.« Er atmet tief durch, dreht sich erst jetzt voll in meine Richtung.

»Naaa?« Ich springe vom Sofa auf und stolpere fast in den blöden Absatzschuhen, die ich schon angezogen habe. Ganze drei Zentimeter sollen die Dinger mich größer machen, aber immerhin erreiche ich so knapp die ein Meter siebzig.

In seinem Blick liegt vollkommene Überraschung. Vermutlich, weil er mich so bisher noch nicht zu Gesicht bekommen hat.

»Leg dich nicht auf die Nase!«, begrüßt mich Ben und erwidert meine stürmische Umarmung.

»Was sagst du?« Ich gehe einen Schritt zurück und lasse ihn mein Outfit prüfen.

»Wow.« Er sieht ehrlich beeindruckt aus. »Du siehst ... unglaublich aus.«

»Danke.« Ich strahle übers ganze Gesicht, lasse mich erneut von ihm in eine Umarmung ziehen. Mir wird klar, wie sehr ich diesen Ausdruck in seinen Augen vermisst habe. Diesen Ausdruck, der mich am Tag unseres ersten Dates so verdammt ... richtig – richtig und wichtig – hat fühlen lassen.

»Lou hat mir die Haare gemacht. Das Kleid ist neu. Die Schuhe auch.« Aufgeregt beiße ich mir auf die Lippe.

»Wie wäre es, wenn wir etwas essen gehen? Du, dieses scharfe Kleid und ich.« Er grinst. »Vielleicht haben sie beim Italiener noch etwas frei.«

Wenn Ben wüsste, wie sehr ich mich über seinen Vorschlag freue. Am liebsten würde ich ihm schon wieder um den Hals fallen.

»Das würde ich supergerne, aber ich fürchte, dafür ist die Zeit dann doch zu knapp. Das Event beginnt schon in eineinhalb Stunden, und ich muss garantiert pünktlich kommen.«

Ben verharrt in seiner Bewegung. »Das Event? Oh, du meinst heute Abend.«

Ich nicke heftig. »Du verstehst doch, dass ich pünktlich kommen will, oder?«

»Sicher«, antwortet er knapp, und ich meine, in seinem Blick Enttäuschung lesen zu können.

Um die Stimmung nicht zu ruinieren, setze ich ein noch glücklicheres Lächeln auf und werfe kichernd meine Haare nach hinten. »Gehe ich damit als coole und selbstbewusste YouTuberin durch?«

Jetzt nickt Ben. »Dafür brauchst du dich nicht einmal aufzubrezeln.«

»Du kleiner Schleimer«, überspiele ich die Tatsache, dass ich Komplimente wie diese viel zu lange nicht mehr gehört habe. »Ich muss jetzt leider los, aber in der Küche steht noch Essen. Das ist ein ganz neues Rezept, das ich noch nicht online gestellt habe. Eine Nudelpfanne mit Pilzen und frischem Spinat. Du musst mir morgen früh unbedingt sagen, wie es dir geschmeckt hat.«

Ben sieht auf. »Morgen früh? Kommst du so spät wieder?«

Ich zucke mit den Schultern. »Du musst doch morgen früh raus. Ich dachte, du gehst sicher eher schlafen.«

Zögerlich nickt er. »Ja, schon. Ich wusste ja nicht, dass du so lange wegbleibst. Wie viele Leute kommen eigentlich?«

»Ich habe keine Ahnung. Bisher kenne ich ja nur Jonte. Klingt das nicht krass? Ich kenne Jonte. Das klingt beinah so, als treffe ich mich richtig mit ihm.«

Ben sagt dazu gar nichts, tritt sich die Schuhe von den Füßen und kickt sie in Richtung Schuhmatte. Dann verschwindet er aus dem Flur.

»Das Essen steht noch auf dem Herd«, rufe ich ihm hinterher.

»Danke. Habe keinen großen Hunger.« Ich höre, wie er sich im Wohnzimmer aufs Sofa fallen lässt, und folge ihm.

»Bitte?« Ich verschränke die Arme vor der Brust. »Eben wolltest du noch essen gehen.«

Ben zuckt nur mit den Schultern. »Jetzt halt nicht mehr.«

Irritiert ziehe ich die Augenbrauen hoch.

»Was ist denn jetzt plötzlich los?« Es macht mich ärgerlich, dass die Stimmung auf einmal aus heiterem Himmel so gekippt ist. Und noch wütender werde ich, weil ich keine Ahnung habe, warum. Als wir für den Bruchteil einer Sekunde Augenkontakt haben, meine ich, in Bens Blick etwas wie Traurigkeit lesen zu können.

»Es ist alles okay«, sagt Ben knapp und legt die Beine hoch. »Viel Spaß auf deinem Event.« Doch natürlich kann ich in seinem Unterton erkennen, dass er sehr wohl verärgert ist. Oder doch verletzt?

»Sprich mit mir!« Ich gebe mir Mühe, sanft zu klingen. »Hey, habe ich was Falsches gesagt?« Unschlüssig stehe ich vor dem Sofa und werfe einen Blick auf meinen Freund.

Plötzlich kommt er mir fremd vor. Wahrscheinlich ist es nur die Perspektive, aus der ich ihn selten sehe, doch Ben wirkt sonderbar schmal auf mich. Eingefallener.

»Nein, nein. Es ist alles in Ordnung. Geh nur!« Er schaltet den Ton des Fernsehers lauter und wirft mir ein Lächeln zu, das ziemlich gezwungen aussieht.

Doch ich habe keine Zeit, um weiter etwas aus ihm herauszupressen. Beinah ein bisschen hilflos lächele ich also zurück. »Dann mach dir einen schönen Abend. Und wenn du doch noch Hunger kriegst ...« Ich deute auf die Küche.

Ben nickt. »Danke.«

Ich streiche das Kleid glatt und ziehe die kleine Handtasche näher an mich heran. »Dann bis ... morgen?«

»Bis morgen.« Ich bin fast aus der Tür heraus, da höre ich ihn sagen: »Das war ernst gemeint. Du siehst wirklich toll aus.«

Um einundzwanzig Uhr ist offizieller Einlass. Das Event findet in der Altstadt statt. Ich kannte die Wolkenburg bisher nur vom Hören und dachte, dass es ein ganz normales Restaurant ist. Doch als ich die Gemäuer der Eventlocation erreicht habe, bin ich einen Moment sprachlos.

Dieses Haus ist kein Haus. Vor mir erstreckt sich vielmehr eine alte Burg, ein feierlich geschmücktes Schloss, das seinem Namen alle Ehre macht. Den Eingang erreicht man über einen roten Teppich, der durch einen Torbogen aus barocken Mauern führt. Es geht zwar erst in einer Stunde los, trotzdem ist bereits die ganze Straße zugeparkt. Ich scheine wohl nicht die Einzige zu sein, die sich hier spontanen Einlass erhofft. Dutzende von Menschen stehen neugierig vor dem Tor, halten die Smartphones in die Luft, um Fotos zu schießen. Ich weiß nicht, wie lange ich schon mit meinem schwarzen Minikleid in der einsetzenden Dämmerung stehe. Der Himmel hat sich in eine zarte Abendröte verfärbt, doch die Luft ist zumindest noch angenehm warm.

Ich drehe die Visitenkarte in meiner Hand, als könnte sie meine nicht vorhandene Einladung ersetzen, und halte mich gedanklich an dem Versprechen fest, das mir Jonte im Stadion gegeben hat. Seine Nummer habe ich längst eingespeichert. Genau wie ich sein WhatsApp-Profilbild gestalkt (langweilig, nur ein Foto von einem Gamingstuhl mit Logo) und seinen Status (ebenfalls langweilig, nur der Standardspruch »Hey, I am using WhatsApp.«) angesehen habe. Ich gehe davon aus, dass die wenigsten hier eine Einladung haben und vielmehr hoffen, von außen einen Blick auf die großen YouTuber werfen zu können.

Ich ziehe mein Smartphone aus der Tasche und klicke auf Jontes Kontakt. Er hat gesagt, ich kann ihn anrufen. Das hat er mir angeboten. Sonst hätte er mir doch seine Karte nicht gegeben.

Mit klopfendem Herzen tippe ich die Nummer an und halte mir das Telefon dicht ans Ohr. Es ist so laut, dass ich das Tuten kaum hören kann. Schnell entferne ich mich aus dem Gedrängel. Als sich eine Stimme am anderen Ende der Leitung meldet, will ich erleichtert ausatmen. Doch in der gleichen Sekunde wird mir klar, dass ich nicht mit Jonte persönlich spreche, sondern ein anderer Mann abgehoben hat.

»Hier ist Melina Reder. Ich habe mit Jonte ... äh ... Johannes gesprochen, und er hat mir diese Nummer gegeben. Ich stehe vor dem Einlass zu diesem YouTube-Event, und er wollte mich reinlassen.« Meine Worte klingen höchstwahrscheinlich nicht so selbstsicher, wie ich es gerne hätte, denn als Antwort dringt ein Lachen vom anderen Ende der Leitung zu mir herüber. »Hahaha. Sehr witzig! Und ich bin der Weihnachtsmann und möchte gerne in die Geschenkefabrik. Die Idee zieht nicht. Schönen Tag noch.«

»Was? Moment«, rufe ich dazwischen. »Mit wem spreche ich denn?«

Ein Knacken. Ein Rascheln. Hat er schon aufgelegt?

»Ich bin Johannes' Manager, und glaub mir, du bist nicht die Erste, die meine Nummer aus dem Internet zieht. Sorry!«

Jetzt hat er wirklich aufgelegt. Ich starre fassungslos auf den Bildschirm meines Smartphones und weiß nicht, ob ich lachen oder weinen soll.

Immer wieder werde ich von der Seite angerempelt, doch jetzt spüre ich, wie dicke Turnschuhe auf meinen Hundertzwanzig-Euro-Absatzschuhen landen. Jemand nuschelt eine Entschuldigung, ehe der Druck auf meinen Füßen nachlässt. Na spitze! Ich versuche, mich auf Zehenspitzen zu stellen und mir einen Gesamtüberblick zu verschaffen. Doch auch das erweist sich als gar nicht so leicht, denn immer wieder drängen sich Köpfe vor mein Gesicht. Die meisten Umstehenden sind wesentlich jünger als ich. Ich frage mich, ob manche Eltern sogar mit dabei sind.

Jemand vom Sicherheitsdienst schiebt sich durch die Wartenden. »Einmal alle zur Seite! Der Eingang muss frei bleiben! So kommt hier ja niemand mehr durch.«

Das kann doch nicht wahr sein. Wieso bin ich so naiv gewesen, zu glauben, dass Jonte mir tatsächlich seine private Telefonnummer gibt? Mir? Einer Wannabe-YouTuberin, die er kaum kennt? Je länger ich in meinem kurzen Kleid in der Menge stehe, desto gedemütigter fühle ich mich. Wie konnte ich nur so naiv sein?

Ob Jonte mich komplett vergessen hat?

Was tun? Mich einfach nach vorne drängen und beim Sicherheitsdienst nach Jonte fragen? Ja, sicher. Wenn schon sein Manager so genervt reagiert hat, wird hier erst recht niemand Lust auf aufdringliche Fans haben. Und genau dafür werden sie mich halten.

»Wenn ihr eine Einladung habt, dann könnt ihr euch vorne anmelden«, wird eine nächste Anweisung durchgerufen. Ich presse mich an zwei Mädchen vorbei, um Ausschau zu halten. Wenn ich Jonte oder seine Freunde hier entdecke, kann ich sie einfach ansprechen.

»Hey, du hattest mir die Nummer deines Managers gegeben. Um ehrlich zu sein, hielt ich sie für deine private. Ich sollte mich doch bei dir melden.«

»Hallo, fremdes Mädchen. Kennen wir uns?«

Ich stelle mir dieses Szenario vor und sacke in mich zusammen. Wäre ich einfach mal zu Hause geblieben oder mit Ben zum Italiener gegangen. Das wäre weniger erniedrigend und frustrierend gewesen.

Andererseits wäre ich nicht ich, wenn ich den Abend so schnell aufgeben würde. Ich straffe die Schultern, schiebe mich an einer weiteren Gruppe Teenager vorbei, die aufgeregt Fotos vom Eingang schießt. Es gelingt mir tatsächlich, bis nach vorn durchzudringen. Doch wie genau soll mir damit geholfen sein?

»Entschuldigung. Ähm …« Meine Worte gehen in dem Gekreische einiger Fans unter, die vermutlich jemanden entdeckt haben. Vielleicht Jonte?

»Hier geht es leider nicht weiter. Oder haben Sie eine Einladung?« Er mustert mich so misstrauisch, dass ich am liebsten im Boden versinken würde. Aber nein, ich lasse mich nicht hängen. Stattdessen setze ich ein freundliches Lächeln auf. »Ich bin mit Jonte verabredet.« Meine Brust zieht sich zusammen. Jeden Augenblick wird auch dieser Typ hier entweder in schallendes Gelächter ausbrechen oder mich fragen, wer ich mir einbilde zu sein. Doch stattdessen sieht er mich sehr verwirrt an. »Haben Sie eine Einladung oder nicht?«

Mist. Mist. Mist. Ich kralle meine Finger fester um das Band meiner Tasche und überlege dabei fieberhaft, was ich sagen kann.

Wenn ich jetzt verneine, bin ich sofort raus. Doch welche andere Wahl bleibt mir?

»Hi.« Der Geruch eines starken Männerparfüms dringt mir in die Nase. Schnell drehe ich mich um. Doch meine Hoffnung, Jonte könne tatsächlich hier aufgetaucht sein, wird im Keim erstickt.

»Hier.« Direkt hinter mir steht ein anderer Typ. Er ist dunkelblond, glatt rasiert und trägt graue Jeans mit offen geknöpftem Hemd. Vermutlich ein Blogger? Ich kenne ihn nicht.

Lässig zieht er eine gefaltete Karte aus der Hose und hält sie dem Sicherheitsmann direkt vor die Nase. »Bastian. Von *It's Basti*.« In meinem Kopf klingelt weit entfernt etwas. Vielleicht habe ich diesen Kanalnamen doch schon mal gehört.

»Einen Moment noch. Sie sind noch nicht dran. Die junge Dame vor Ihnen wollte mir noch ihre Karte zeigen.« Der Sicherheitsmann betrachtet mich erneut. »Haben Sie jetzt eine oder nicht?«

Langsam schüttele ich den Kopf. Mittlerweile muss dieser hochrot angelaufen sein. »Die Sache ist komplizierter. Ich wurde wirklich eingeladen. Sie kennen doch Jonte, oder? Den YouTuber. Er wollte sich hier mit mir treffen.« Ich schlucke.

Der Mann von der Ticketkontrolle runzelt die Stirn. Dann wendet er sich kommentarlos von mir ab. »Aber Sie haben ein Ticket. Kann ich das noch mal sehen?« Seine Aufmerksamkeit ist jetzt auf den Typen gerichtet, der sich gerade als Bastian vorgestellt hat. Er nimmt ihm die Einladung aus der Hand und schiebt sie unter einen Scanner. Ein leises Piepen ertönt.

»Sie können reingehen!«

Ich sehe mich um. Wie kann ich unauffällig verschwinden, ohne mich erneut durch die Menge zu pressen?

»Moment, sie ist meine Begleitung.« Eine Hand legt sich auf meine Schulter, und ich zucke heftig zusammen. Was? Irritiert sehe ich Bastian an. Meint er das ernst? »Aber sie hat keine Einladung.« Der Sicherheitsmann deutet auf mich.

Bastian nickt. »Tragen Sie einfach ihren Namen ein.« Er lächelt mich auffordernd an.

»Melina«, sage ich perplex. »Melina Reder heiße ich.«

Und tatsächlich. Für einen Moment glaube ich zu träumen. Wir werden durchgewinkt. Einfach so. Als würden sich nicht zum selben Zeitpunkt zig Jugendliche den Einlass durch das nahezu majestätisch wirkende Tor erkämpfen. Als sei es das Leichteste der Welt, heute Abend über diesen verdammten Teppich zu spazieren.

»Melina also«, wiederholt Bastian meinen Namen, und immer noch liegt dieses sympathische Lächeln auf seinen Lippen.

Schnell nicke ich, wobei ich versuche, jeden Eindruck wie einen Schnappschuss in meiner Erinnerung abzuspeichern: die saftig grünen Buchsbäume am Rande des Torbogens, die vielen

Lampions, die in der Spitze eines großen Baumes hängen und eine romantische sowie idyllische Atmosphäre ausstrahlen.

»Wow«, entfährt es mir. »Bist du schon einmal hier gewesen?«

»Ein, zwei Mal.« Bastian grinst.

Das heißt also, er ist schon länger als Blogger aktiv. Mir fällt auf, dass ich mich vor Aufregung noch gar nicht bedankt habe. »Wieso hast du das gemacht? Ich meine ... Das war echt nett von dir.«

»Kein Problem. Die meisten kommen mit irgendeiner Begleitung. Aber hey, verrätst du mir wenigstens, für wen du gekommen bist?«

Fragend ziehe ich die Brauen zusammen. »Für wen ich gekommen bin?«

Jetzt wird sein Grinsen breiter. »Komm schon, du hast keine Karte und versuchst es mit einem Jonte-Trick. Sag bloß, du bist Fan von ihm?«

»Nein«, protestiere ich überrascht. »Denkst du etwa, ich habe das erfunden?«

Seinem Gesichtsausdruck nach ist es genau das, was er glaubt. »Hier stehen jedes Jahr Hunderte Follower, Fans oder Pressefuzzis und versuchen, sich Fotos oder Autogramme zu sichern.« Seine Augen funkeln weiterhin amüsiert. »Hey, ich fand's mutig. Auf die Idee mit Jonte muss man erst mal kommen. Und das Selbstbewusstsein hat auch nicht jeder.«

Beleidigt verschränke ich die Arme vor der Brust. »Es stimmt aber, was ich gesagt habe. Jonte hat auf ein Video von mir reagiert. Ich habe ihn zufällig getroffen, und er hat mir angeboten, mich reinzulassen.« Ich halte ihm die Visitenkarte vor die Nase und fasse ihm in knappen Sätzen die Sache mit der Nummer zusammen. Allerdings lasse ich dabei meine naive Annahme aus, es könne Johannes' private Nummer sein.

»Oh man. Dass das nichts wird, hätte ich dir gleich sagen können. Ist halt Jonte.« Er räuspert sich. »Ach, egal. Lass uns reingehen!«

Ich widerstehe dem Drang, nachzufragen, was er mit dieser Bemerkung meint, und folge ihm über den Innenhof zu der großen Eingangstür aus Glas.

Eine Frau führt uns durch einen breiten Flur. Über den Türen stehen die Namen der Räume. Dementsprechend werden wir in den Festsaal geführt.

An der Decke hängt ein prächtiger Kronleuchter, der die große Tafel in der Mitte des Raumes beleuchtet. Von überall dringen Gespräche zu uns, die Stimmung scheint ausgelassen. Die meisten Leute scheinen sich schon zu kennen.

Mein Puls hat seine Geschwindigkeit verdoppelt, und obwohl ich über dem kurzen Kleid nur eine dünne Jacke aus Kunstleder trage, ist mir auf einmal so furchtbar heiß, als stünden wir direkt in der Mittagssonne.

»Kennst du hier wen?«, frage ich Bastian und will mir danach am liebsten auf die Zunge beißen, weil ich die Antwort eigentlich schon weiß.

»Klar. Jedes Jahr kommen ein paar neue Gesichter dazu. Aber es gibt eine Menge Leute, die man hier immer wieder trifft. Viele reisen sogar aus anderen Städten Deutschlands an«, erklärt Bastian.

»Und du? Hattest du einen langen Weg hierher?«, frage ich neugierig.

»Ich komme aus Köln. Von daher, nein.« Er deutet auf die Garderobe. »Willst du da was ablegen? Die Jacke vielleicht?«

»Gerne. Wie lange machst du schon YouTube? Und was für Videos?«

»Seit über acht Jahren. Ich habe als Teenie angefangen, Videos zu drehen. Damals war es nur ein Hobby, heute ist es mein Job.«

Okay, wow. Bastian muss wirklich Erfolg mit seinem Kanal haben.

»Früher habe ich viel Trash gemacht. Pranks, Challenges, die ganze Schiene halt ... Heute vlogge ich hauptsächlich und nehme meine Community mit durch den Alltag.«

Meine Augen leuchten.

Bastian sieht mich amüsiert an. »Du bist ziemlich neu in der Szene, oder?«

»Ist das so offensichtlich?«, platzt es aus mir heraus. Darauf gibt er mir keine Antwort. »Vlogs mache ich auch«, rutscht es mir heraus. »Aber erst seit einem halben Jahr.«

Wir lassen unsere Jacken in der Garderobe zurück, und ich beschließe, mich Bastian einfach anzuschließen.

»Ich kann dich gerne mit ein paar Leuten bekannt machen.«

Bei seinen Worten macht mein Herz einen Sprung. Wenn ich das Louisas Schwester erzähle, wird sie durchdrehen. *Bleib cool, Mel,* befehle ich mir selbst. »Gerne.«

Das hier ist nur eine Party. Eine ziemlich große Party. Doch an Bastians Seite fühle ich mich gerade sicher aufgehoben, und so beschließe ich, heute einmal aus meinem Gedankenkarussell auszusteigen und Spaß zu haben.

Der Abend kommt gerade erst in Schwung, da hat mich Basti bereits dem ganzen Tisch vorgestellt.

Die beiden Zwillingsschwestern, die ich eben kennengelernt habe, begleiten uns zum Büfett. Sie sind ebenfalls recht neu in den sozialen Medien, haben aber durch ihre einfallsreichen Tänze auf Instagram und YouTube bereits in den ersten Wochen mehr Abonnenten erreicht als ich in der gesamten Zeit. Ich bin ziemlich sicher, dass ich hier die Bloggerin mit der kleinsten Reichweite bin, doch umso mehr versuche ich, diesen Abend zu genießen. Jonte ist nicht aufgetaucht. Zumindest bisher nicht. Vielleicht sollte ich darüber erleichtert sein, denn niemand hier scheint gut auf ihn zu sprechen zu sein. Oder darf ich auch ein kleines bisschen verärgert sein, weil er mich hat im Regen stehen lassen? So viel steht fest: Ohne sein Versprechen wäre ich überhaupt nicht hier aufgetaucht, hätte Basti nicht getroffen und all die anderen ebenfalls nicht kennengelernt.

»Magst du auch etwas?« Maike, sie hat lange rote Haare und ein ziemlich großes Werder-Bremen-Tattoo auf der Schulter, hält mir die Kelle hin und deutet auf meinen Teller. Ich lade mir zwei Löffel des Pilzragouts auf und bediene mich an den Nudeln.

Es riecht so unglaublich gut, dass ich mich beherrschen muss, nicht noch am Büfett über den Teller herzufallen.

»Gibt es hier eine Sitzordnung?«, frage ich Basti und sehe in Richtung der Tische, die zu einer langen Tafel zusammengestellt wurden.

»Freie Platzwahl«, erklärt er. »Meist finden sich am Ende sowieso Cliquen zusammen. Gleich und Gleich gesellt sich.« Er grinst. »Dann gibt es einen Haufen Beautyblogger, eine Ecke mit den Gamern ... Siehst du das blonde Mädchen mit den Dreadlocks? Sie ist eine Freundin von Jonte. Vielleicht kennst du sie sogar.« Und tatsächlich. Das Gesicht kommt mir bekannt vor. »Die sind aber alle ziemlich eigen.«

Während des Essens gerate ich erneut in viele Gespräche. Ich lerne auch die beiden Mädels kennen, welche die Einladung für den heutigen Abend gewonnen haben. Die Jüngere der beiden kommt aus dem Zittern kaum noch raus, besorgt sich an allen Tischen Autogrammkarten und schießt Selfies. Allerdings werden sie schon frühzeitig abgeholt, weil beide noch nicht volljährig sind.

Direkt bei mir sitzen dann noch Leon und Viola. Die zwei haben sich durch Instagram kennengelernt, sind seit vier Jahren ein Paar und haben mittlerweile einen gemeinsamen Vlogkanal. Leon plant gerade, die Community der beiden auf eine Reise quer durch Europa mitzunehmen, und Kathi, die Kommunikativere der Zwillinge, erzählt von einer letzten Kooperation, bei der sie und ihre Schwester bitter abgezogen wurden.

»Wenn ich schon ein Briefing bekomme, in dem mir der genaue Wortlaut vorgegeben wird, kriege ich ohnehin die Krise«, erklärt sie und sticht mit der Gabel energisch in eine Nudel. »Das sieht doch total unglaubwürdig aus. Keine zwei Storys später erzählt ein anderer Blogger dann wortwörtlich das Gleiche? Hä? Halten manche Firmen ihre Kunden für so dumm?«

»Habt ihr schon die neuen AGBs bestätigt?«, erkundigt sich Leon und sieht sich in der Runde um.

Maike nickt. »Das ist wohl eine Gesetzeslage, die sich geändert hat. Für uns bleibt aber alles gleich. Mein Anwalt hat es geprüft und durchgewunken.«

Ich höre aufmerksam zu, bin mir gar nicht ganz sicher, ob ich die Benachrichtigung schon gesehen habe.

Schnell ziehe ich mein Smartphone aus der Tasche, um dies in der App zu prüfen.

Zwei neue Nachrichten blinken auf meinem Display. Eine davon ist von Lou.

Wünsche dir einen schönen Abend. Du rockst das.
XXX Lou

Die zweite Nachricht ist von Ben.

Hey Liebling. Das wegen eben tut mir leid. Ich habe mich wie ein Idiot benommen. Es lag nicht an dir, okay? Genieß die Zeit. Lieb dich. B.

Schon wieder. Ich kann mich nicht gegen den Gedanken wehren, dass ihm derzeit einfach zu viel leidtut. Immer diese Entschuldigungen, die Stunden später aus dem Nichts auftauchen. Ich drücke die Nachricht weg, vergesse, was ich eigentlich nachsehen wollte, und packe das Telefon wieder zurück in die Tasche.

Wir sind schon gleich bei der Nachspeise angelangt, da erhebt sich ein Mann im Anzug aus der Masse und greift zum Mikrofon. Er trägt seine Haare zu einem lässigen Zopf nach hinten gebunden und hält in der Hand eine große Kiste. Dann ein Räuspern. Jemand bittet um Ruhe.

»Schön, dass ihr alle gekommen und damit der Einladung gefolgt seid. Mein Name ist Andreas Muhlen, und ich bin der Gründer von *LoveOats*. Wir sind mit unserer Müslimischung vor drei Jahren an den Start gegangen und haben seitdem viele Kunden gewonnen. Mit dem ein oder anderen von euch konnten wir auch schon zusammenarbeiten.«

Ein Tuscheln geht durch die Reihen. Tatsächlich bin ich mir ziemlich sicher, dass ich die hellblauen Packungen schon mal im Supermarkt oder in einem Video gesehen habe.

»Wir wollten euch nicht hungrig überfallen, aber jetzt, wo die meisten keinen leeren Magen mehr haben, möchten wir euch unsere Dessertmischungen präsentieren. Wir haben die letzten Monate an dem Launch gearbeitet. Ihr seid die Ersten, die sie heute probieren dürfen, und wir sind sehr gespannt auf euer Feedback. Die Basis von *OatsAfter* ist vegan, von Natur aus glutenfrei und lässt sich flexibel zubereiten. Man kann sie mit Joghurt verrühren, zum Backen nutzen oder eben als Mousse servieren.«

Ich höre Maike einige Stühle neben mir kichern. »Immer, wenn irgendwo After vorkommt, muss ich an *After Passion* oder an Ärsche denken.«

Jetzt kann auch ich mir ein Grinsen kaum verkneifen. Irgendwie hat sie ja recht. Dabei sieht das Schokodessert, das direkt auf meinem Teller abgestellt wird, gar nicht mal so übel aus. Ich kann es kaum abwarten, ein kleines Fazit in meinem nächsten Video unterzubringen. Als könnte sie mir meine Idee ansehen, wirft mir Kathi einen warnenden Blick zu. »Wart's ab! Lass sie nicht mit der Masche durchkommen.«

Die anderen am Tisch sind sich anscheinend einig. »Sie geben dir das Gefühl, etwas Besonderes zu sein. Du darfst exklusiv das neue Produkt probieren. Aber hey, wenn sie wollen, dass du Werbung machst, warte auf ein Angebot.«

Ich schlucke. Vielleicht bin ich die ganze Sache doch sehr naiv angegangen. Langsam schiebe ich mir den ersten Löffel Dessert in den Mund und lasse den süßen Geschmack der Schokolade auf meiner Zunge zergehen. Diese Kombination aus Hafer, Schokolade und der fluffigen Konsistenz ... ich bin ehrlich begeistert.

Allerdings bin ich mir nicht einmal sicher, ob ein Angebot meinerseits überhaupt interessant genug ist. Schließlich ist meine Reichweite nicht mal annähernd mit der von Bloggern wie Basti vergleichbar. Er hat im letzten Monat die zweihunderttausend Follower auf YouTube geknackt und gehört damit zwar längst nicht zu den größten Influencern, doch weit genug entfernt bin ich davon trotzdem.

Als sich das Team von *LoveOats* in der Menge verteilt hat und regen Austausch findet, wird bei uns am Tisch wieder mehr gesprochen.

»Wir lassen uns gemeinsam was einfallen«, schlägt Basti vor

und zwinkert mir vielsagend zu. Ein warmes Gefühl breitet sich in meinem Bauch aus.

An diesem Abend bin ich auf so viel Verständnis gestoßen. All diese Menschen wissen, was mich die letzten Monate bewegt hat. Woran ich wirklich hart gearbeitet habe. Sie können die Freude verstehen, wenn etwas gut läuft, wenn die Abonnenten sich über neue Videos freuen. Aber sie kennen auch den Stress, den man haben kann, wenn etwas mal nicht so gut ankommt. Ich denke an das, was Ben gesagt hat: »Nur Videos drehen«. Ja, er hat sich entschuldigt. Und trotzdem flackert die Erinnerung an diesen Spruch plötzlich schmerzhaft auf.

In Gedanken versunken ist mir nicht aufgefallen, dass ich Basti von der Seite angesehen habe.

»Ist irgendwas?«, fragt er erheitert.

Schnell schüttele ich den Kopf. »Nein, nein. Ich freue mich einfach, dass ich heute dabei sein darf.«

17. Kapitel

Ben

Obwohl mein Körper sich mittlerweile an diese Herrgottsfrühe hätte gewöhnen müssen, schrecke ich immer noch oft genug hoch, wenn der Wecker zum Frühdienst klingelt.

5:00 Uhr. Im Sommer wird es da wenigstens bereits langsam hell.

Ich schlage die Decke nach hinten und nehme erleichtert wahr, dass Mel zusammengekuschelt auf der anderen Bettseite liegt. Keine Ahnung, was ich erwartet habe. Dass sie nach der Sache gestern auf und davon ist?

Sie muss sich irgendwann nachts ins Schlafzimmer geschlichen haben, denn wach geworden bin ich nicht. Einen Moment bleibe ich auf dem Bett sitzen, beuge mich ein Stück zu ihr vor und betrachte meine schlafende Freundin, die so friedlich und sorglos aussieht, dass ich sie am liebsten fest an mich drücken würde.

Was sie wohl gerade denkt? Vermutlich träumt sie von der Feier. Ich hoffe es zumindest, denn dann wüsste ich, dass es ihr gut geht.

Das ist nur ein Grund, warum ich mich jeden Tag aufs Neue in sie verliebe. Nicht, weil sie in diesem Outfit gestern schlicht und ergreifend atemberaubend ausgesehen hat. Sondern weil sie zurückgekommen ist, obwohl ich mich sogar selbst in letzter Zeit unerträglich finde.

»Schlaf gut, mein Herz«, murmele ich und stehe auf. Ich frage mich, wie viel ein Mensch beim Schlafen spüren kann. Weiß sie, dass ich bei ihr bin? Kann sie fühlen, dass ich mit ihr spreche? Ich ziehe die Bettdecke ein Stück höher über ihre Schulter, damit sie nicht friert, und lasse sogar ausnahmsweise den Kater ins Schlafzimmer. Schnurrend springt er auf die Matratze und rollt sich an Mels Fußende zu einer Kugel zusammen. »Mach sie bloß nicht wach, mein Freund«, warne ich ihn. »Sonst war das heute das letzte Mal!«

Mel murmelt etwas und strampelt die Decke weg, sodass ihr Oberkörper frei liegt. Nun ja. Anscheinend ist ihr doch nicht kalt. Das Kleid hat sich beim Schlafen ein bisschen verdreht, sodass sich ein schwarzer BH durch die Spitze in ihrem Dekolleté zeigt. Sie muss müde gewesen sein, wenn sie sich nicht einmal umgezogen hat.

Ich denke an gestern Abend zurück, wie verblüfft ich gewesen bin, als ich sie so gesehen habe. Normalerweise trägt meine Freundin eher sportliche Kleidung, etwas Gemütliches. Und obwohl Mel die ganzen letzten Tage von nichts anderem gesprochen hat als von diesem Event, ist es mir nach dem stressigen Arbeitstag für einen Moment entfallen.

»Danke, dass es dich gibt«, flüstere ich in die Stille hinein und hoffe, dass wenigstens ein ganz kleiner Teil ihres Herzens meine Worte hören kann. Ein Anteil, der die Größe hat, sich geliebt zu fühlen, aber klein genug ist, um mich nicht zu entblößen. Verletzlich zu zeigen. Verdammter Scheiß. Ich sollte aufstehen, doch es fällt mir schwer, mich von Mel abzuwenden. Ich hole tief Luft, dann sage ich: »Es lag nicht an dir, hörst du? Es war meine Schuld.

Ich dachte für einen Augenblick dummerweise, du hättest das Kleid für mich angezogen.« Leise schließe ich die Tür und verlasse die Wohnung.

Der Tag in der Klinik war in Ordnung. Wie immer ist alles eng getaktet gewesen, doch ich muss zu meiner Erleichterung gestehen, dass die Kollegen auf der Station ziemlich nett sind.

Ich bin auf dem Rückweg etwas nervös, weil Mel und ich noch immer keine Gelegenheit hatten, miteinander zu sprechen. Gleichzeitig kann ich es kaum abwarten, heute Abend neben ihr aufs Bett zu fallen. Wer weiß, vielleicht können wir endlich diesen Film beenden, den wir schon vor Wochen angefangen haben. Ich überlege und überlege, kann mich aber kaum noch an die Handlung, geschweige denn den Titel erinnern.

Kleinlaut schließe ich die Tür auf und verfasse im Kopf schon die ersten versöhnlichen Sätze. Ich habe mir vorgenommen, Mel nach ihrem Abend zu fragen, nach Jonte oder Johannes, doch irgendetwas stimmt hier nicht. Sofort beginnt mein Puls schneller zu rasen. Ist etwas passiert?

Die Rollläden sind immer noch heruntergefahren, alle Lichter sind aus, und Viktor streift mir um die Beine, als hätte er den ganzen Tag nichts gegessen. Und ... das hat er doch. Oder? Ich ziehe nicht einmal die Schuhe aus, da bin ich schon ins Schlafzimmer gestürmt. Mein Herz macht einen Sprung, ich glaube, ich rufe mehrfach hintereinander ihren Namen, reiße im selben Augenblick die Bettdecke von ihrem bisher bewegungslosen Körper.

»Mel?« Meine Stimme muss nicht nur verzweifelt klingen, sondern nahezu hysterisch. »Melina?«

Sie schreckt hoch. »Ben? Was ist los?«

Was los ist? Das sollte ich gerade sie fragen.

»Wir haben fünfzehn Uhr. Ist etwas passiert? Geht's dir gut?«

Mel starrt mich ungläubig an. »Bitte, was? Du machst Scherze.«

Ich halte ihr das Display meines Telefons unter die Nase. »Sieh doch! Ich bin gerade von der Arbeit gekommen.«

Ich sollte erleichtert sein. Doch mein Körper scheint so schnell nicht kapiert zu haben, dass meine Freundin einfach nur brutal verschlafen hat.

»Oh, mein Gott.« Sie lässt ihren Kopf wieder ins Kissen fallen. »Das kann doch nicht wahr sein.«

Ich ziehe die Augenbrauen hoch. »Wie lange warst du denn weg?«

Nachdenklich beißt sie sich auf die Lippe, hebt dann verlegen die Hand. Ein Kichern dringt aus ihrem Mund. »Bis drei. Oder vielleicht auch vier.« Jetzt prustet sie richtig los. »Oh Gott. Ich weiß nicht, wann ich das letzte Mal so lange feiern war. Sehe ich schlimm aus?«

Sie sieht nie schlimm aus. Unter Mels Augen zeichnet sich ein Rest der Schminke ab.

»Nein«, sage ich und ziehe mir jetzt endlich die Schuhe aus. »Du hast mir so einen Schrecken eingejagt.« Endlich löst sich die Schwere aus meiner Brust, und ich lasse mich neben ihr aufs Bett sinken.

»Ach, Teddy.« Sie strampelt sich aus der Bettdecke und kuschelt sich an meinen immer noch ein wenig verkrampften Körper. »Ich bin doch noch da.«

Für einen kurzen Moment, ich weiß nicht, ob es einfach nur Einbildung ist, glaube ich, die Wärme zu spüren. Das Kribbeln. Ich strecke die Arme nach meiner Freundin aus und ziehe sie an mich.

»Ben.« Mel quiekt vor Schreck und verfällt danach in ein übermütiges Gackern.

»Komm her, du Schlafmütze. Ich glaube, hier muss mal wieder jemand Sitten ins Haus bringen.« Auch auf meinem Mund ist auf einmal dieses Grinsen. Ein aufgeheitertes, freies Grinsen, nicht dieses verkrampfte Lächeln, das beinahe schmerzt, wenn ich mich dazu zwinge. Als gäbe es nach langer Zeit endlich wieder genug Sauerstoff zum Atmen. Sauerstoff für mich. Für uns zwei. Hier. In diesem Augenblick.

Ich schmiege mich enger an ihren warmen Körper, ziehe die Decke bis zu unseren Schultern hoch und tauche mit dem Kopf bis zu ihrem Bauch ab. Auf der Stelle beginnt Melina lauter zu lachen. »Das kitzelt.« Sie windet sich unter meinen Küssen und ringt prustend nach Luft. »Pass auf, Teddy. Das Kleid reißt sonst.«

»Dann hör doch auf zu strampeln«, sage ich und steche ihr mit den Fingerspitzen erneut in die Seite. Es macht so viel Spaß, sie zu ärgern. Trotzdem gebe ich ihr einen Moment, um sich zu beruhigen.

»Warte.« Sie stößt sich mit der Hand von der Matratze ab und beginnt mit der anderen, nach dem Reißverschluss ihres Kleides auf dem Rücken zu tasten. »Das war echt teuer. Lass es mich kurz ausziehen.«

Nichts lieber als das.

Ich knie mich hinter sie aufs Bett. »Moment. Ich helfe dir.« Mit sanften Küssen bewege ich mich ihren Hals abwärts zu den Schultern, liebkose ihre Arme, während ich den Reißverschluss öffne. Mel entfährt ein genussvolles Stöhnen. Ich kann von der Seite sehen, dass sie die Augen geschlossen hat. Natürlich bleibt dieser Anblick nicht folgenlos. Mein Penis zuckt erregt in meinen Boxershorts, als sei er aus einer Totenstarre erwacht. Doch ich ignoriere den Druck zwischen meinen Beinen, fahre erneut mit den Lippen über Mels Hals, schiebe den dünnen Stoff des Kleides von ihren Schultern. Ihre Brüste werden nur noch von diesem zauberhaften BH verdeckt. Ich fahre sanft mit den Fingern am Rand der Spitze entlang, um mich dann für ein paar Sekunden zu lösen.

»Mylady. Darf ich Sie aus Ihrem Kleid bitten?«

Sie lässt sich rückwärts in die Kissen fallen, die Arme über ihrem Kopf, und hebt grinsend die Hüften an, sodass ich ihr das Kleid ganz nach unten ziehen kann. Ich lasse es neben dem Bett auf den Boden fallen. »Besser?«

»Viel besser.« Sie seufzt und sieht beinahe lasziv zu mir auf. Ich bleibe vor ihr sitzen, betrachte ihr immer noch etwas verschlafenes Gesicht und den hungrigen Blick.

Und ja, verdammt. Diesen Hunger spüre ich auch.

Entschieden beuge ich mich über sie, presse meine Lippen auf ihren Mund und streichle mit der rechten Hand ihre Brust. Mel mag es, wenn ich über ihr bin. Sie mag es, wenn ich ihr in die Augen sehe, während ich sie berühre. Sie mag es, wenn ich sie berühre. Gott, wie lange ich sie nicht berührt habe. Nicht so. Nicht auf diese Weise.

Wir küssen uns voller Sehnsucht und Gier. Voller Schmerz und Hoffnung zugleich. Es ist, als würden unsere Herzen genau wissen, dass sie ohneeinander nicht können.

Meine Erregung lässt mich kaum noch klar denken. Ich ziehe mit den Lippen eine Spur von ihrem Schlüsselbein hinab zu ihren Brüsten, küsse ihren Bauch, ihre Hüfte, ihre Schenkel so lange, bis ein leichtes Beben durch ihren Körper geht. Ihre Haut scheint zu glühen, so heiß und intensiv spüre ich die Berührungen.

Dann koste ich ihre Mitte, fahre mit der Zunge über die weiche Haut und bewege die Spitze gleichmäßig über Mels empfindsamsten Punkt. Ein Wimmern entweicht ihr. Ich weiß, wie es ihr gefällt. Ich weiß es, weil sie es mir in unserer Anfangszeit gezeigt hat.

Die Lust schießt durch mein Blut wie ein Gift, das sich in jede meiner Zellen verbreiten möchte.

»Ben. Ich will dich«, stößt sie hervor. »Lass mich nicht zappeln.«

Ich will nicht aufhören, sie mit meinem Mund zu verwöhnen.

Vielleicht, weil ein Teil von mir weiß, dass es das ist, was ich ihr heute geben kann – nur das. Und weil mein Herz in diesem Moment bereit ist, alles für sie zu tun. Ich will sie befriedigen. Ich will, dass sie glücklich ist, doch ich spüre, wie meine Gedanken schon wieder die Oberhand gewinnen.

Trotzdem richte ich mich auf. Mels Hand ist an meiner Hüfte. Sie öffnet den obersten Knopf meiner Hose, sieht zu, wie ich mich aus meinen Jeans befreie und wieder zwischen ihre Schenkel knie. Dann fährt sie zuerst langsam über meine Leiste, bis sie mit den Fingerspitzen immer tiefer in meine Boxershorts eintaucht.

Ich spüre die Wärme ihrer Finger, die sich um mein Glied schließen. Es fällt mir schwer, ihren Blick zu erwidern, die Verwirrung in ihren Augen zu lesen. *Gib ihm einen Moment,* will ich sagen. *Gib MIR einen Moment*, um die tausend Gedanken zu sortieren, die irgendwo im hintersten Teil meines Hirns toben.

»Ist das zu fest?«, flüstert sie. Ich spüre ihre Hartnäckigkeit, ihre Geduld. Ihre Hand bewegt sich immer schneller über meine Erektion. Nein, verdammt, ich wünschte, es wäre eine Erektion. Mein halb schlaffer Penis liegt müde in der Hand meiner Freundin, als würde sich das Ding in den Schlaf streicheln lassen.

Ich schüttele Mel vorsichtig – zumindest hoffe ich, dass es vorsichtig ist – von mir ab und gebe ihr keine Antwort.

Stattdessen ziehe ich meine Shorts ein Stück höher und lasse mich von ihr abgewandt ins Kissen sinken.

»Ben?« Mels Hand liegt auf meiner Schulter. Genau die Hand, die sich gerade noch um meinen Schwanz geschlossen hat.

Ich reagiere nicht, weiß nicht, was ich sagen soll.

Kochende Wut steigt in mir auf. Meine Brust hebt und senkt sich so schnell, dass es mich nicht wundern dürfte, würde mein enges Shirt jeden Augenblick reißen.

»Das ging alles zu schnell«, sage ich vorwurfsvoll. »Du weißt doch, dass ich Ruhe brauche, wenn ich von der Arbeit komme.« Der Ärger lässt mich die Zähne zusammenbeißen. So fest, dass mein ganzer Kiefer sich verhärtet. Ich bin unfair, weiß, dass sie keine Schuld trifft, aber das Gefühl bringt mich um.

»Du wolltest es doch auch.« Ich kann im Augenwinkel sehen, wie Mel sich aufsetzt und die Bettdecke über ihren Schoß zieht.

Darauf kann ich wieder nicht antworten. Sie hat recht. Ich habe mir nichts sehnlicher gewünscht, als der Grund für ihr glückliches Stöhnen, ein lustvolles Flehen, einen haltlosen Schrei zu sein. Ich wollte sie glücklich machen. Aber war schlicht und ergreifend nicht dazu in der Lage.

Ein Mauzen dringt durch die Zimmertür. Sie muss irgendwann während dieses Desasters einfach ins Schloss gefallen sein.

Leise Kratzgeräusche. Mir fällt ein, dass der Kater immer noch Hunger haben muss. Doch diese furchtbare Scham klammert sich so erbarmungslos an meinem Körper fest, dass ich mich nicht bewegen kann.

»Ich ... ich sehe mal nach ihm. Vielleicht sucht er Futter.« Mel steht auf. Sie ist immer noch in ihre Bettdecke gehüllt, als wolle sie sich mir nicht nackt zeigen.

Dabei hat sie keine Ahnung, wer von uns beiden sich gerade entblößter fühlt.

18. Kapitel

Ben

– vor zwei Jahren –

Wir sind fürs Kino verabredet. Da kann man zwar weniger reden, aber immerhin sitzen wir für einige Zeit dicht zusammen. Ich glaube, sie hat eine Komödie ausgesucht, und egal, wie langweilig der Film sein wird, ich werde sowieso nicht viel davon mitbekommen, wenn Mel dabei ist. Die meiste Zeit sehe ich sie nämlich unauffällig von der Seite an und stelle mir vor, wie es wäre, sie meine Freundin nennen zu dürfen. Feste Freundin. Ja, wirklich. Mit Nachrichten zum Aufstehen und Einschlafen. Mit gegenseitigen Versprechen. Solange sie mir keinen peinlichen Spitznamen gibt. Und ich mir ihren Anfangsbuchstaben nicht in die Schulter tätowieren lassen muss.

»Wollen wir uns Popcorn teilen?«, fragt Mel. Wir stehen in der Schlange zu den Kinosnacks, und ich mache mir schon wieder Gedanken, wie ich klären kann, was das zwischen uns ist.

»Gerne.« Ich beschließe, ihr erst zu erzählen, dass ich eigentlich lieber Nachos essen würde, wenn wir Enkelkinder haben und immer noch glücklich verheiratet sind. Für heute kann ich mir nämlich nichts Schöneres vorstellen, als immer wieder in diese Tüte greifen zu dürfen und rein zufällig ihre Hand zu berühren.

»Hast du den Trailer gesehen?«, erkundigt sie sich, als wir es uns auf den Sitzen bequem machen. Eine Eigenschaft, die mir schnell an ihr aufgefallen ist: Mel stellt Fragen. Die meisten Menschen tun das, um dann etwas über sich zu erzählen. Aber bei Mel ist das anders. Sie interessiert sich auch für die Antwort.

»Um ehrlich zu sein, nein«, gestehe ich. Die Werbung läuft bereits, doch der Kinosaal ist immer noch ziemlich schlecht besucht. Mel überlegt laut, ob wir uns auf die besseren Plätze weiter hinten schleichen sollen, doch ich kann ihr kaum folgen. Mir ist vor Nervosität jetzt schon so schrecklich heiß, dass ich inständig hoffe, sie bemerkt meine Schweißflecken nicht.

»Guckst du dir vorher die Trailer an?«, stelle ich eine Gegenfrage. Mel zuckt mit den Schultern. »Mal so, mal so. Aber den hier wollte ich unbedingt sehen. Ich hätte nicht gedacht, dass du Lust hast mitzukommen.«

Ich auch nicht.

»Klar. Ich lasse mir nichts von Til Schweiger entgehen«, erkläre ich und bemühe mich um ein ernsthaftes Lächeln.

»Das ist Matthias Schweighöfer, du Dummkopf.«

Mist. Dafür habe ich sie zum Lachen gebracht. Und immer wenn sie lacht, fallen ihr dunkle Haarsträhnen ins Gesicht, die ich ihr am liebsten hinters Ohr streichen würde. Doch ich bewege mich nicht, will sie nicht verschrecken oder gar bedrängen. Ich habe das Gefühl, dass sie ziemlich vorsichtig ist, wen sie an sich heranlässt.

»Fast das Gleiche. Ein bisschen Witz, ein bisschen Drama, und am Ende kriegen sie sich«, behaupte ich und lehne mich zurück in den Sitz. Ich verschränke die Hände in meinem Schoß, um ja nicht in Versuchung zu kommen, ihre Hand zu nehmen.

Das spare ich mir für später auf. Oder für morgen. Verflixt. Wann auch immer ich vorhabe, ihr davon zu erzählen, dass mein Herz in der Brust jedes Mal lossprintet, wenn ich nur kurz an sie denke.

Der Inhalt des Films zieht ziemlich unbeachtet an mir vorbei. Ich weiß nur, dass der andere Schauspieler der Kerl sein muss, auf den derzeit so viele Frauen abfahren. Also bin ich knapp zwei Stunden damit beschäftigt, mich zu fragen, ob er vielleicht auch Mels Typ sein könnte. Ob sie überhaupt einen Typ Mann hat, auf den sie steht. Und ob dieser Mann vielleicht rein zufällig Ähnlichkeiten mit mir hat.

Ich wünschte, im Kino würde zum Ende hin geklatscht werden. Dann hätte ich wenigstens mitbekommen, wann der Film vorbei ist, und wäre weniger überrascht, als Mel plötzlich aufsteht und wie selbstverständlich nach meiner Hand greift.

»Hat dich wohl auch ganz nachdenklich gemacht.« Sie schmunzelt. »Aber ich fand die Botschaft toll. Der Kapitalismus macht uns irgendwann nämlich kaputt.«

Aha. Also gab es in diesem Film tatsächlich ein Thema. Vorsichtshalber stimme ich zu. Dabei möchte ich viel lieber über sie sprechen als über den Film.

Was Mel in ihrer Freizeit macht, weiß ich bereits: lesen, kochen, Fußball schauen. Ungewöhnliche Kombination, wie ich finde. Ich weiß, dass ihre Eltern seit Jahren glücklich verheiratet sind, ihr Kater Viktor heißt und dass ihr Bruder David manchmal heimlich in ihrem Tagebuch liest. Das weiß Mel, weil sie ihn einmal dabei erwischt hat. Dementsprechend weiß ich auch, dass Mel Tagebuch schreibt.

Über mich lerne ich daraus, dass ich auch Frauen anziehend finde, die Tagebuch schreiben, obwohl ich eigentlich davon ausgegangen bin, dass ich das albern finde.

Vielleicht ist es mir aber auch einfach egal, weil ich Mel aufrichtig mag.

Ansonsten hat sie mir erzählt, dass sie Tiere liebt, schon zweimal auf einer Klimaschutzdemo gewesen ist und später auf jeden Fall Kinder kriegen möchte. »Zwei. Das Geschlecht ist egal. Das Wichtigste ist, dass sie geliebt werden.«

Spätestens seitdem weiß ich über mich, dass ich auch Kinder haben möchte. Zwei. Das Geschlecht ist egal. Hauptsache, sie werden geliebt.

19. Kapitel

Mel

Wir sprechen nicht darüber, weil es nichts zu besprechen gibt. Solche Dinge passieren. Der Körper ist keine Maschine. Auch wenn wir es manchmal gerne so hätten.

Alles ist vollkommen normal. Und hey, ich weiß, dass es nicht an mir liegt. Ich weiß es wirklich. Bens Augen ... Ich habe seine Lust gesehen. Ich habe seine Enttäuschung gesehen, als er sich von mir gelöst hat, die Verletzlichkeit darin. Rein rational betrachtet besteht überhaupt kein Grund zur Sorge. Aber verdammt noch mal, wessen verfluchtes Herz denkt bitte rational?

Ben hat sich den gesamten Nachmittag hinter seinen Lernsachen verschanzt und sitzt auch heute Morgen nur vor seinem Tablet.

Missmutig rühre ich meinen Cappuccino um und betrachte Viktor, wie er sich das rote Fell leckt.

Mein Telefon vibriert, doch ich habe keine Lust nachzusehen. Stattdessen fahre ich mit den Fingern Kreise über den Küchentisch und überlege, was ich mit diesem Samstag einigermaßen Sinnvolles anfangen könnte.

Klar, ich könnte mich noch einmal an den Unikram setzen. Ich habe schon den ganzen gestrigen Abend damit verbracht, mich auf meine Texte zu konzentrieren. Aber bringt mich das jetzt auf andere Gedanken? Ich überlege, Basti zu antworten.

Gestern habe ich mich noch mal fürs Reinschmuggeln bedankt, und Basti hat mir Fotos von dem Abend geschickt. Eigentlich wollte ich sie Ben zeigen, aber dafür schien mir die Stimmung gestern zu kompliziert.

»Mel?« Ben erscheint im Türrahmen des Schlafzimmers, die Haare etwas verwuschelt, als sei er beim Lernen fast wieder eingeschlafen.

»Hm?« Ich sehe ihn an, versuche zu lächeln und überlege, ob er vielleicht doch etwas zu gestern sagen will.

»Hast du schon gefrühstückt?«

Ein wenig überrascht schüttele ich den Kopf.

»Leo fragt, ob wir mit ins Café kommen wollen. Er hat heute frei.« Bens Blick wirkt fast verlegen.

Sofort nicke ich. »Klar. Jetzt?«

»Wenn du willst. Ich packe nur eben den Kram weg.«

Hastig stehe ich auf, trinke den letzten Schluck meines Cappuccinos leer und räume die Tasse in die Spülmaschine.

Obwohl es erst zehn Uhr ist, strahlt die Sonne schon ziemlich warm am Himmel und zeigt sich von ihrer herrlichen Juliseite. Wir gehen zu Fuß zur Bahn.

»Wie wäre es, wenn wir mal wieder schwimmen gehen?«, überlege ich und strecke die Hände in die Luft, als könnte ich die Strahlen der Morgensonne so etwas abfangen. Vielleicht sollten wir uns über etwas Unverfängliches unterhalten.

»Können wir«, antwortet Ben und prüft nebenbei die Bahnverbindung auf seinem Smartphone.

Wir erreichen gerade die Stufen, die zur Bahnhaltestelle führen, da fährt sie bereits ein. Wir rennen los, jemand hält uns die Tür auf, sodass wir gerade noch einsteigen können.

Das Café, in dem Maggie arbeitet, ist größer, als ich es mir vorgestellt habe. Und vor allem wesentlich klassischer. Obwohl ... vermutlich würde man die Einrichtung, bestehend aus Backsteinwänden, Holztischen, und auch die große Tafel mit der Willkommensschrift eher als Vintage bezeichnen.

Maggie empfängt uns hinter der Theke mit einem strahlenden Lächeln. Mir ist aufgefallen, dass sie die letzten Wochen ausgeglichener wirkt, und ich frage mich, ob das mit der Therapie zu tun hat. Wir haben nur vereinzelt und ziemlich oberflächlich darüber gesprochen.

Ben begrüßt Maggie mit einer raschen Umarmung. »Ganz schön viel los hier, oder?«

Tatsächlich sind die meisten Stühle belegt.

Maggie schüttelt grinsend den Kopf. »Glaub mir, das ist ein ziemlich entspannter Samstagmorgen. Ich habe schon Tage erlebt, da standen sie vor der Tür meterlang Schlange.«

Ungläubig sehe ich sie an. »Und ihr wollt noch Werbung machen?« Ich ziehe das Smartphone aus der Tasche und öffne die Kamera.

»Von nichts kommt nichts.« Maggie streicht die Schürze glatt und klemmt sich eine lockere Haarsträhne hinters Ohr.

Wohl wahr.

»Ihr könnt euch alles bestellen, was ihr haben wollt. Nur Leo muss für sein Essen bezahlen.« Sie lacht. »Tut mir leid, Liebling, aber Oman würde mir nicht abnehmen, dass du jetzt auch unter die Influencer gegangen bist, und bei den Mengen an Kaffee, die du trinkst, kann ich das sogar fast verstehen.«

Leo verzieht gespielt beleidigt sein Gesicht. »Immerhin kriege ich ein bisschen Rabatt, seit sie hier arbeitet«, erklärt er an uns gewandt. »Aber hey, Mel. Kannst du das vielleicht in deinen Vlog aufnehmen? Ich meine, wie hier mit Stammkunden umgegangen wird.« Er unterdrückt ein Grinsen.

»Du meinst, dass sie für ihr Frühstück zahlen müssen?«, frage ich belustigt. »Das ist echt unmöglich!«

Maggie verpasst ihrem Freund einen Seitenhieb. »Wenn ihr wisst, was ihr haben wollt, dann gebt mir ein Zeichen.« An uns gewandt flüstert sie: »Und passt auf, dass Leo euch etwas übrig lässt. So hungrig, wie er die letzten Tage ist.«

»Hungrig nach dir.« Leo setzt einen übertrieben flirtigen Blick auf.

»Oh Gott. Ich gehe.« Immer noch kichernd verschwindet Maggie wieder hinter der Theke.

Ben hebt eine Augenbraue. »Nehmt euch ein Zimmer!«

Leo nickt bestimmt. »Ach, Brüderchen. Keine Sorge, irgendwann kommst du auch noch in das Alter. Wenn du Fragen hast, du hast meine Nummer.«

Autsch. Es schmerzt, Leo das so locker sagen zu hören. Wie er Witze reißt, ohne zu wissen, in welches Wespennest er damit ausgerechnet heute sticht.

»Verlass dich drauf, um mich brauchst du dir keine Gedanken machen. Ich bin nur aus dem Alter raus, in dem ich Peniswitze reiße oder meine Freundin im Café mit Worten vögeln muss.« Seine Reaktion kommt unerwartet scharf. Auch Leo wirkt ziemlich irritiert über den Ernst in Bens Stimme. Ich spüre seinen fragenden Blick auf mir ruhen und würde am liebsten im Erdboden versinken.

»So. Genug Unsinn«, wechsele ich das Thema. »Ich habe Hunger und werde mir jetzt etwas bestellen. Wer ist dabei?«

Ohne eine Antwort abzuwarten, greife ich nach der Karte, picke mir eine Frühstücksbowl heraus und beginne mit der ersten Aufnahme.

»Hallo, ihr lieben Menschen da draußen, und herzlich willkommen zu einem neuen Vlog. Wir sind gerade frühstücken, und ich wollte euch unbedingt ein Café vorstellen, das ich neu für mich entdeckt habe. Vielleicht kennt ihr es auch schon.« Ich sage einfach irgendwas Banales, um die Stimmung zwischen den Brüdern wieder aufzulockern.

»Mit dabei ist nicht nur Ben.« Ich fange meinen Freund mit der Smartphonekamera ein. »Sondern auch sein Bruder Leo, dem wir quasi den Kanal hier verdanken. Ohne ihn hätte ich das Ganze hier niemals begonnen.« Für einen Moment verliere ich mich in einer Plauderei, lasse die beiden Jungs kurz zu Wort kommen und bestelle schließlich für uns drei Frühstück.

Als Maggie gerade eine weitere Bestellung am Nachbarstisch aufnimmt, beugt sich Leo unauffällig zu mir vor. »Mel? Ich wollte dich noch was fragen. Maggie sollte davon nichts mitbekommen«, erklärt er leise, dabei bin ich mir sicher, dass der Flüsterton in diesem Café wirklich nicht notwendig ist. Ich muss mich ziemlich bemühen, ihn überhaupt zu verstehen.

»Sie hat demnächst Geburtstag. Wir hatten darüber gesprochen, aber ...« Leo verzieht das Gesicht. »Das ist alles nicht so gut gelaufen. Ich muss für die Ausbildung einige Wochen nach Frankfurt. Maggies Geburtstag ist unter der Woche, und ich habe es versucht, ihr zu erklären ...« Er atmet tief aus.

Ich kann mir vorstellen, dass diese Situation ihn ziemlich in Schwierigkeiten gebracht hat.

»Sie gibt ihr Bestes, das weiß ich. Auch wenn es ihr schwerfällt. Wir wollten ihren Geburtstag zusammen feiern. Nur wir beide. Da wusste ich noch nicht, dass ich ausgerechnet da in Frankfurt bin. Ich hab's verpeilt.« Seine Mimik ist jetzt wirklich ernst geworden.

»Ihr könnt den Geburtstag doch nachfeiern«, wirft Ben ein.

»Du verstehst das nicht.« Leo fährt mit den Fingern über den Tisch, sieht sich unauffällig im Café um, um sicherzugehen, dass Maggie uns nicht hört. Wir sprechen mittlerweile zumindest in normaler Lautstärke. »Sie arbeitet so hart an sich. Aber manche Dinge verändern sich eben nicht von heute auf morgen. Und ich will, dass sie weiß, dass sie sich auf mich verlassen kann. Dass ich ihr Sicherheit gebe. Weil ich sie liebe.« Er zuckt mit den Schultern.

Sofort nicke ich. Ich weiß nicht viel über Borderline. Maggie ist die erste Betroffene, mit der ich jemals enger in Kontakt kam. Doch Ben hat mir viel von ihrem Krankheitsbild erzählt.

Maggie hat oft starke Gefühls- und Stimmungsschwankungen. Sie nimmt Gefühle meist viel intensiver wahr als wir. Schon ein kleiner Streit kann sie völlig aus dem Gleichgewicht bringen, und sie hat Schwierigkeiten, zu vertrauen. Das bedeutet für sie, dass Beziehungen mit anderen Menschen immer eine besondere Herausforderung sind, und auch für Leo ist es nicht immer leicht.

»Hast du in Ruhe mit ihr gesprochen?«, fragt Ben, und ich kämpfe mit mir, ein *»das sagt genau der Richtige«* zu unterdrücken.

»Mehrfach«, antwortet Leo. »Und wie gesagt, sie gibt sich wirklich Mühe. Sie wollte den Tag stattdessen mit ihrer Mutter verbringen. Aber ich merke, wie sehr es sie beschäftigt. Natürlich, es ist nur ein Geburtstag von vielen, die wir hoffentlich miteinander verbringen können. Aber sag das mal jemandem, der in schwierigen Momenten denkt, du würdest ihn im nächsten Augenblick hassen und damit verlassen.«

Puh. Vielleicht weiß ich mittlerweile zwar einiges über das Krankheitsbild, aber längst nicht genug.

»Wie können wir dir helfen?«, fragt Ben und sieht dann zu mir: »Beziehungsweise wie soll Mel dir helfen?«

»Wer braucht Hilfe?« Maggie ist mit einem Tablett von der Seite aufgetaucht. Wir drei schrecken gleichermaßen hoch.

»Gott«, entfährt es mir. »Da bist du ja schon.«

»Schon?« Maggie runzelt die Stirn. »Wow, das hat noch nie jemand so kritisierend gesagt. Die meisten sind froh, dass ihr Essen schnell kommt.«

»Das sind wir auch«, wirft Ben ein. »Das sieht fantastisch aus. Gruß in die Küche.«

»Bestelle ich.« Selbstzufrieden dreht sich Maggie wieder um.

Leo lässt erleichtert die Schultern sinken. »Ich hoffe, sie hat nichts gehört.«

Ben schüttelt den Kopf. »Hat sie nicht. Sieh nur, sonst würde sie sich nicht so gelassen mit den anderen unterhalten.«

Und es stimmt. Leos Freundin scheint in ein Gespräch mit einem anderen Kellner abgetaucht zu sein.

»Also, was ist mit Maggies Geburtstag?«, hake ich nach.

»Ich hab die Termine geprüft. Wenn ich am nächsten Morgen den Zug nehme, wäre ich pünktlich zurück in Frankfurt. Ich könnte also an ihrem Geburtstag nach Köln kommen.«

Ben beißt in sein Baguette. »Du bist verrückt nach ihr. Das wusste ich schon vorher. Von daher bin ich wenig überrascht.«

Leo legt lächelnd den Kopf schief. »Nun ja. Ich habe an ihrem Geburtstag mittags noch Unterricht, könnte abends in Köln sein und sie überraschen. Mit einer kleinen Feier oder so.« Er hebt abwehrend die Hände. »Das geht aber nur, wenn Mel mir mit dem Kochen hilft. Du weißt ja, sonst gibt's maximal Chips und … Aufbackbrötchen.«

»Auf gar keinen Fall«, widerspreche ich. »Also auf gar keinen Fall lasse ich zu, dass du so eine Geburtstagsparty veranstaltest. Natürlich helfe ich dir. Allerdings nur unter einer Bedingung …«

Die Jungs sehen mich abwartend an.

»Ihr schaut jetzt mal ein bisschen zufriedener aus und genießt mit mir dieses fabelhafte Frühstück.«

20. Kapitel

Ben

Am Abend schreibe ich Leo eine WhatsApp. *Alles klar?* Es ist meine Art und Weise, ihm zu sagen, dass mir mein schnippischer Kommentar beim Frühstück leidtut.

Dabei weiß ich, dass mein Bruder keine großen Worte erwartet. Er kennt mich viel zu gut, um zu wissen, dass ich niemals böses Blut zwischen uns aufkommen lassen würde.

Mel macht sich gerade im Bad frisch, ich höre nur das Wasser laufen und hin und wieder ein Rascheln. Währenddessen scrolle ich durch meine letzten Chats. Die Jungs fragen, ob ich Lust habe, heute Nacht noch spontan wegzugehen, doch ich entkomme mit der einfachen Ausrede, Mel den Abend für uns versprochen zu haben. Habe ich das Gleiche nicht auch vor ein paar Tagen gesagt? Möglich. Immerhin vergehen ihnen damit die blöden Witze, Mel könne jemanden anderen interessanter finden als mich.

Du hast schon das letzte Mal abgesagt, beschwert sich Aaron.

Ich weiß. Sorry. Nächstes Mal wieder, schreibe ich schnell und schließe unseren Gruppenchat.

Das Wasser in der Dusche ist abgestellt worden. Mel müsste jeden Augenblick aus dem Badezimmer kommen, und ich wollte eigentlich noch unsere Wäsche wegräumen.

Schnell werfe ich das Smartphone auf die Bettdecke und greife zuerst ein paar Shirts auf. Zügig räume ich sie in das obere Regal unseres Kleiderschrankes. Ich kann sie längst nicht so ordentlich falten wie Mel, aber ich gebe mir wirklich Mühe. In das unterste Fach kommt Mels Wäsche. Der hellblaue BH, den ich in meinen Händen halte, kommt mir ziemlich neu vor, und ich frage mich, ob ich ihn überhaupt schon an ihr gesehen habe. Der passende Slip ist fast durchsichtig und lässt kaum noch Raum für Fantasien. Vor allem aber ist das Etikett noch nicht rausgeschnitten. Er muss definitiv neu sein. Mel ist die Erste, die sonst jegliche Waschschilder aus der Kleidung entfernt.

»Das kratzt doch total auf der Haut«, hat sie mir irgendwann mal erklärt.

Ich streiche über den wattierten Stoff und bin mir auf der Stelle sicher, dass sie absolut sexy in dem Ding aussehen wird.

Mir fällt ein zweites Set aus schwarzer Spitze in die Hand, das mir vollkommen fremd vorkommt. Es ist nicht so, als würde ich alle ihre Kleidungsstücke auswendig kennen, aber diese beiden Unterwäschesets sind wie ein roter Fleck in einem Schwarz-Weiß-Bild: anders. Auffallend. Merkwürdig.

Nicht, weil ich sie nicht mag. Sondern viel eher, weil es meiner Freundin so wenig ähnlichsieht, sich so in Schale zu werfen. Wozu auch? Normalerweise trägt Mel eher schlichte BHs in Grau oder Weiß, bequeme einfarbige Slips ohne großen Schnickschnack. Etwas, das zu ihrer natürlichen Art passt.

Ich höre, wie die Badezimmertür aufspringt, und lasse erschrocken die Wäsche auf den Boden fallen. Eilig bücke ich mich, sammele sie auf und lasse sie reflexartig hinter meinem Rücken verschwinden, als Mel schon das Schlafzimmer betritt.

Sie ist nur in ein Duschhandtuch gewickelt.

»Ist irgendwas?« Mel beäugt mich misstrauisch.

Ertappt setze ich ein breites Lächeln auf. »Nein. Überhaupt nichts. Ich habe dich nur nicht kommen hören.« *Weil ich gerade deine Wäsche inspiziert habe.*

Verdammt, es ist überhaupt gar nichts passiert. Ich habe unsere Wäsche sortiert. Genauso wie ich es tun sollte.

Aber warum halte ich dann Reizwäsche hinter meinem Rücken versteckt? Und was denkt Mel, wenn ich sie jetzt wieder hervorhole?

»Ben?« Mel ist vor ihrer Bettseite stehen geblieben und runzelt die Stirn.

»Ja?« Ich versuche, das Lächeln zu halten. »Willst du den Film schauen? Den von neulich? Wir können ihn zu Ende sehen. Du weißt schon … als ich eingeschlafen bin. Streng genommen ist es sogar eine Miniserie. Ich habe gesehen, es gibt noch vier weitere Folgen.«

Mel grinst. »Du schläfst bei jedem zweiten Film ein.«

»Wenn du fertig bist mit Haare föhnen, gucken wir die Folge weiter. Und ich verspreche, diesmal bleibe ich wach.« Ich hoffe, dass sie nur für einen klitzekleinen Moment das Schlafzimmer verlässt, damit ich die Wäsche einräumen kann.

»Gerne.« Mel nickt. »Ich zieh mir nur schnell was über.« Sie löst das Handtuch von ihrem Körper und steht auf einmal vollkommen unbekleidet vor mir.

Himmel Herrgott! Ich sehe sie natürlich nicht das erste Mal nackt, und trotzdem fühle ich mich plötzlich wie ein kleiner Junge, der klammheimlich eine Pornoseite geöffnet hat: Ich weiß gar nicht, wohin ich zuerst gucken soll.

»Du hast nichts an«, stelle ich sehr intelligent fest.

Mel hebt eine Augenbraue, wickelt das Handtuch auf ihrem Kopf zu einem Turban und macht einige Schritte auf mich zu.

»Irgendwas führst du im Schilde. Hast du etwas angestellt?«

Ich kann ihr Shampoo riechen, das nach Rosen duftet und mir jedes Mal vom Badewannenrand fällt, wenn ich mich beim Duschen drehe.

Plötzlich berührt sie mich an den Schultern und tastet meine Hände ab.

»Nein, nein. Ich habe nur unsere Sachen eingeräumt. So, wie du es gesagt hast.« Wie zum Beweis hebe ich jetzt die Hände hoch.

»Warum hast du meine BHs hinter deinem Rücken versteckt?« Jetzt sieht Mel nicht nur misstrauisch, sondern vollkommen irritiert aus.

»Na, ich hab's doch gesagt. Ich habe sie eingeräumt.« Hastig mache ich mich daran, die Wäsche in das Fach zu stopfen. »So, fertig.« Ich drücke die Schranktür zu und verschränke die Arme vor der Brust. »Wann gucken wir die Serie weiter?«

»Du bist sehr merkwürdig«, murmelt meine Freundin und presst sich an mir vorbei. »Wie findest du sie denn?«

»Spannend. Glaube ich. Ich kann mich nicht mehr an jedes Detail erinnern.«

Wenn überhaupt möglich, taucht auf ihrem Gesicht ein noch größeres Fragezeichen auf. »Du hattest sie doch gerade erst in der Hand.«

»Ach soooo.« Ich überspiele meine Verunsicherung mit einem Lachen. »Ich dachte, du meinst die Serie. Die Wäsche finde ich toll. Glaube ich.«

Kopfschüttelnd öffnet Mel wieder die Kleiderschranktür und bedient sich jetzt an genau jenem Fach, das ich gerade eingeräumt habe. »Schwarz oder Blau? Was magst du denn lieber? Ich dachte, Schwarz sieht vor allem jetzt im Sommer schön aus, wenn ich etwas gebräunt bin.«

Vermutlich kommt meine Zustimmung ein bisschen zu

schnell. »Hast du die Sachen neu?«, stelle ich also die Frage, die mich überhaupt in die Situation gebracht hat.

»Hmm.« Mel zuckt mit den Schultern. »Was heißt schon neu? Seit ein paar Wochen vielleicht. Ich dachte, ich versuche mal was anderes.«

»Ja, klar. Das verstehe ich. Sehen ja auch super aus. Ich war nur etwas überrascht, weil sie so sexy sind.«

»Wie genau meinst du das?«

»Was?«

»Du hast gesagt, dass sie sexy sind. Und dass es dich überrascht.«

Ich ahne, worauf sie hinauswill. »Himmel, nein. Ich finde dich immer heiß, Mel. Sieh dich an!« Warum muss sie es jetzt so kompliziert machen? »Ich meine ja nur, dass du das doch überhaupt nicht nötig hast.« Mal im Ernst. Sie wäre auch in einer Mülltüte die schönste Frau der Welt.

Sie schnauft spöttisch. »Ach ja? Da bin ich mir in letzter Zeit halt nicht mehr so sicher.«

Ihre Worte treffen mich mit einer Wucht, die ich nicht erwartet habe. Vor Schreck hat sich ein Druck hinter meinen Augen aufgebaut. Ein Druck so heftig wie ein voll aufgeblasener Luftballon, der einfach nicht platzen darf.

Denn ich heule nicht. Aus Prinzip nicht. Nicht hier und jetzt. Nicht vor meiner Freundin, die mir gerade etwas so Demütigendes an den Kopf geworfen hat.

»Mel«, sage ich mit meinem letzten bisschen Selbstbeherrschung. »Hör auf!«

»Womit?« Anscheinend fällt es ihr noch schwerer, sich zusammenzureißen, denn nun brüllt sie mich förmlich an.

»Damit!«, antworte ich und umfasse ihre Schultern. Am liebsten würde ich sie durchschütteln. Oder auch mich. Was bin ich nur für ein Idiot? Ich habe es tatsächlich geschafft, Mel das Gefühl zu geben, nicht genug zu sein. Nicht genug für mich. Ich sollte ihr sagen, dass ich sie liebe. Dass sie für mich der wichtigste Mensch auf dieser Welt ist. Und dass der einzige Grund, warum eine Frau sich neue Wäsche kaufen sollte, sein darf, dass sie es für sich tut. (Okay. Oder deshalb, weil ihr Freund ihr die alte von ihrem Körper gerissen hat.)

Doch stattdessen ziehe ich sie nur so fest an mich, dass sie sich nicht wehren kann.

Ihren nackten Körper so dicht an mir zu spüren, jagt mir eine Gänsehaut nach der nächsten über den Rücken. Ich lasse ihr keinen Raum für Widerspruch und Zweifel, sondern halte sie so, wie ich es früher getan habe, wenn sie traurig oder verängstigt gewesen ist. Nur dass ich damals nicht der Grund für diese Gefühle war, sondern der, der sie dazu brachte, sich besser zu fühlen.

Ich lockere meine Umarmung und sehe ihr tief in die Augen. »Hör auf damit, okay? Denk nie wieder so etwas! Denk nie wieder, dass meine Probleme irgendwas mit dir zu tun haben!«

Als Mel nicht reagiert, umfasse ich mit beiden Händen ihr Gesicht und presse ihr einen Kuss auf die Lippen. Ich schmecke ihre Traurigkeit. Ihre Tränen. Ihr Vermissen. Und ich bin bereit, ihr all das zu nehmen, wenn sie mich lässt. Heute. Hier. Jetzt. Ich will sie vergessen lassen, dass all die Schwere um uns existiert.

»Versprichst du mir das, Mel? Versprich mir, dass du nie wieder so an dir zweifelst.«

»Ich versuche es«, flüstert sie, die Augen noch immer voller Tränen. Mein Herz schlägt so schnell gegen meine Brust, dass meine Gedanken immer schneller und abgehackter durch meinen Kopf jagen.

»Mach die Augen zu!«

Ohne zu zögern, gehorcht sie. Ich lasse meinen Blick über ihren Körper wandern.

»Weißt du noch, als wir Karneval letztes Jahr nach Hause kamen?«

Als sie zögerlich nickt, beginne ich, mit der Hand über ihre Wirbelsäule zu fahren.

»Ich wäre am liebsten bereits im Fahrstuhl über dich hergefallen, weil du als Minnie Mouse so verdammt sexy aussahst.«

Ein Lächeln schleicht sich um Mels Gesicht. Ein Lächeln, das mir zu wenig ist, um ihren Schmerz zu lindern.

»Wir haben es gerade noch durch die Tür geschafft. Weißt du das noch?«

Sie will etwas sagen, doch ich bin schneller, presse meine Lippen auf ihre und dringe im nächsten Moment mit der Zunge in ihren Mund ein. Sie umfasst mit den Händen mein Gesicht, streicht über meinen feinen Bart, so wie sie es immer macht. Wie sie es von Anfang an getan hat. »Ich will dich spüren. Überall. So viel, wie es nur geht«, hat sie einmal gesagt.

So viel, wie es nur geht. Ja, erinnere dich.

Ihre Berührungen sind so sanft und vorsichtig, als erkunde sie mich zum ersten Mal. Als wolle sie jeden Zentimeter meiner Haut in sich abspeichern. So wie man es mit Momenten macht, von denen man nicht weiß, ob und wann man sie noch einmal erleben wird.

Ich löse mich von ihren Lippen und küsse mich stattdessen ihren Hals hinab zu ihren Schultern. Als ich ihre Brüste erreiche, beschleunigt sich ihre Atmung. Die Augen noch immer geschlossen, steht sie da, öffnet stumm den Mund, als meine Lippen sich um ihren harten Nippel schließen und ich vorsichtig daran sauge. Ich sehe, wie ihre Augenlider flattern, ihre Lippen sich zu einem lustvollen Stöhnen formen. *Erinnere dich!*

Mein rauer Bart fährt über ihre Brust, langsam über den Bauchnabel, keine einzige Stelle bleibt ungeküsst. *Erinnere dich!* Mit der Hand fahre ich zwischen ihre Schenkel, die auf der Stelle zu zittern beginnen. Doch ich erlaube ihr noch nicht, sich zu setzen. Ich will sehen, wie sich ihr Körper Stück für Stück unter meinen Berührungen ergibt.

»Ben!«, keucht sie.

»Pssscht!« Sie soll die Zeit nicht mit Reden verschwenden. *Sie soll sich erinnern.* An uns erinnern. Und wenn wir dafür die ganze Nacht brauchen. Ich streiche sanft über ihre Mitte, gleite zuerst nur mit einem Finger in sie hinein, um sie nicht zu verletzen. Doch die Sorge ist vollkommen unbegründet. Sie ist so heiß und feucht, dass mir ein Seufzen entfährt. Mühelos nehme ich einen zweiten Finger und erhöhe die Geschwindigkeit. *Erinnere dich!*

Ich drücke sie mit der freien Hand gegen die Wand neben den Kleiderschrank, kontrolliere, dass ihre Augen noch immer geschlossen sind. Ich weiß nicht, wo sie ist, doch ich kann nur hoffen, dass sie sich erinnert. Daran erinnert, wie ich das erste Mal mit dem Kopf zwischen ihre Beine gegangen bin. Daran, wie ich sie das erste Mal mit den Lippen massiert habe, mit der Zunge in sie eingetaucht bin und am liebsten jedes Stück ihrer Haut gekostet hätte.

Ihr Zittern wird stärker, als ich an ihrer Klitoris sauge und Zeige- und Mittelfinger gleichzeitig in ihr bewege. Ich liebe es, wie sie nach Luft schnappt, mit den Händen Halt an der Wand sucht. Mel zu schmecken löst in mir ein pulsierendes Verlangen aus.

»Du bist der Wahnsinn«, raune ich beinah atemlos und gleite aus ihr heraus, um sie am Po zu fassen. Entschlossen hebe ich sie hoch, warte, bis sie ihre Beine um meine Hüften geschlossen hat. So eng, als habe sie nie mehr vor, mich loszulassen. Selbst dann nicht, als ich sie behutsam auf die Matratze lege und versuche, mir die Hose von den Beinen zu streifen.

»Ich gehe nicht«, sage ich leise an ihr Ohr gepresst und merke, wie sich ihr Klammern lockert, sodass ich es tatsächlich schaffe, mich aus meiner Kleidung zu befreien.

Erst jetzt hat sie die Augen geöffnet, sieht mich so tief an, dass ich fürchte, sie könne in mich hineinsehen.

»Du kannst sie schließen.« Ich will nicht, dass sie die Dunkelheit sieht. Ich will, dass sie das Hier und Jetzt vergisst und zulässt, dass ihr Körper sich erinnert. An die Zeiten, in denen es für uns einfacher war, uns zu lieben.

»Ich will dich sehen.«

Sie klingt so ehrlich, dass ich nicht wage, ihr zu widersprechen. Ich will nicht, dass sie weiß, warum ihr Blick mir solche Angst macht.

»Ich will dich. Ich will dich so sehr, dass es wehtut.«

Also zwinge ich mich zu einem Lächeln und hoffe, dass sie sich auch mit offenen Augen an uns erinnert. Dass die Erinnerung sich real anfühlt. Real genug, dass sie meine Finsternis und Schwere überschattet.

»Ich will dich auch, Mel.« Es ist die Wahrheit. Der Ben, an den ich mich erinnere, hat nie etwas anderes gewollt als sie. Doch kann ich nicht sagen, wie viel der Schatten noch von ihm übrig gelassen hat. Es wäre mir lieber, würde sie wieder die Augen schließen.

»Es ist okay, Ben. Es ist okay. Lass es einfach zu und gib mir das, was du fühlst. Etwas anderes will ich gar nicht.«

Hätte sie den Hauch einer Ahnung, was sie sagt … sie würde es nicht tun. Sie würde nicht einmal daran denken, sich so etwas zu wünschen. Und doch reißt sich mein Körper in dieser Nacht zusammen, und wir schlafen miteinander. Es ist weder diese Art von Sex, die man als romantisch bezeichnen würde, noch wahnsinnig leidenschaftlich, sondern als würden wir um etwas kämpfen.

Beim ersten Mal, als ich in sie eindringe, verspreche ich ihr stumm, sie nicht mehr zu enttäuschen, beim zweiten Mal mir selbst, mich zu bessern, beim dritten Mal verspreche ich uns, alles daranzusetzen, diese Versprechen auch wirklich zu halten.

21. Kapitel

Ben

– vor zwei Jahren –

Es ist bereits stockdunkel, als wir aus dem Kino kommen. Einzig und allein die Lichter des Weihnachtsmarktes machen es möglich, überhaupt noch etwas zu sehen.

»Magst du Weihnachten?« Mels Nase ist vor Kälte bereits rot geworden. Kein Wunder, bei dem Wetter wird die Durchblutung innerhalb kurzer Zeit angeregt. Ich muss selbst über meine medizinischen Gedanken schmunzeln.

»Na klar«, sage ich. »Ich mag die ganze Jahreszeit. Immerhin heiße ich Winter mit Nachnamen.«

Sie kichert in ihren Schal hinein. »Ich finde es viel zu kalt. Und es wird abends viel zu früh dunkel.«

»Dafür schneit es«, werfe ich ein.

»Aber selten vor Weihnachten«, argumentiert sie.

»Würdest du Weihnachten lieber am Strand verbringen? Bei Sonne und kalten Getränken?«

Mel vergräbt die Hände in der Winterjacke und zieht die Nase hoch. »Puh. Das ist eine gute Frage. Kannst du dir das vorstellen?«

»Ich habe es schon einmal gemacht«, erzähle ich. »Vor Jahren sind wir über Weihnachten in die Karibik geflogen. Meine Eltern hatten den kalten Winter satt, doch ich habe die vielen Lichter, den Geruch von Reibekuchen und dieses Heimkommen, nachdem man sich fast den Arsch abgefroren hat, schon vermisst.«

Mel nickt. »Das kann ich verstehen. Diese Gemütlichkeit ist für Weihnachten unentbehrlich. Aber der Winter könnte zumindest kürzer sein.« Sie erschaudert vor Kälte. »Ich finde es lustig, dass man bei Kälte seinen eigenen Atem sehen kann.« Demonstrierend stößt sie Luft aus.

»Ja, das hängt mit der Luftfeuchtigkeit zusammen«, sage ich. »Das liegt daran, dass unsere Atemluft deutlich wärmer und feuchter ist. Kalte Luft kann viel weniger Flüssigkeit aufnehmen. Die Feuchtigkeit in unserem Atem ist aber nichts anderes als Wasser. Nur gasförmig. Übrigens gibt es im Herbst aus diesem Grund auch oft Nebel. Weil es tagsüber noch relativ warm ist. Dann wird es nachts kälter, und die Luftfeuchtigkeit wird zu Nebel.« Ich beiße mir auf die Lippe und hoffe, dass ich sie mit diesem unnützen Informationsschwall nicht langweile. »Hast du nie die Sendung mit der Maus gesehen?«

Mel lacht. »Manchmal. Aber an das meiste kann ich mich heute leider nicht erinnern. Interessiert dich so etwas?«

Mel ist stehen geblieben und sieht mich an. Ich stoppe ebenfalls, gehe einen Schritt zur Seite und stehe ihr damit direkt gegenüber.

Dann nicke ich wieder. »Ich bin Naturwissenschaftler. Natürlich interessiert mich das.«

Was soll's. Jetzt hält sie mich sicher für einen Nerd. Aber es ist nun einmal die Wahrheit.

»Cool. Weißt du noch mehr über so was?« Und vielleicht ist die Wahrheit manchmal gar nicht so schlecht.

»Über so was?«, frage ich lächelnd. »Über Chemie? Physik?«

Sie runzelt die Stirn. »Vielleicht über magnetische Anziehung. Man sagt, Plus und Minus ziehen sich an.«

Ich stehe auf dem Schlauch. »Ja?«

»Wie ist das bei Menschen?«

Holy Shit! Ich bin darauf nicht vorbereitet. Seit Tagen zerbreche ich mir den Kopf über das Thema. Aber nein. Nein. Nein. Ich bin nicht genug darauf vorbereitet.

»Vielleicht ist es da ähnlich«, überlege ich laut. »Dass sich Gegensätze anziehen, meine ich.«

Mels Augen funkeln. »Ja, vielleicht. Ben?«

Nein. Nein. Nein.

Also doch. Ja. Ja. Ja.

Aber nein. Nein. Nein.

Ich will das. Ich will es sehr. Aber ich habe keine Ahnung, wie das ab hier läuft. Sollte ich sie einfach küssen? Genügt das als Reaktion? Wortlos, aber direkt? Also genau so, wie ich es am besten kann?

»Ja?« Ich küsse sie nicht. Weil mein rasendes Herz es nicht abwarten kann, es sie sagen zu hören.

»Ich glaube ...« Sie holt tief Luft. »Ich habe dich lieb.«

Peng. Tatsächlich habe ich mit allem gerechnet.

Aber ... *Ich habe dich lieb?*

Ich versuche, mir meine Verblüffung nicht anmerken zu lassen, greife zögerlich nach ihrer Hand. »Sagt man das nicht normalerweise eher zu einem Stofftier?« Idiot. Ich bin ein Idiot. Anstatt ihre Worte einfach zu erwidern, bringe ich ausgerechnet das zustande? »Sorry. Das war nicht das, was ich eigentlich sagen wollte. Denn mal im Ernst ...« Ich breche ab.

Mel sieht weder enttäuscht noch verärgert aus. Vielmehr hingegen amüsiert. »Was hast du gegen Stofftiere?« Sie zieht so ruckartig an meiner Hand, dass ich mich unfreiwillig zu einem der

Weihnachtsstände bewege. »Siehst du den Bären da oben?« Er ist nicht zu übersehen. Das dicke Plüschtier sitzt ganz oben allein im Regal und schaut mit seinen Knopfaugen ein wenig skeptisch in unsere Richtung. »Der guckt gerade genauso hilflos wie du. Vermutlich weil er weiß, dass ihm heute das Schicksal droht, mit einem der schrecklich lauten Kinder hier nach Hause zu gehen.«

»Der Vergleich hinkt etwas.« Im Stillen ergänze ich, dass ich Mel ganz und gar nicht schrecklich finde. Und mit nach Hause nehmen wird sie mich heute vermutlich auch nicht. Immerhin habe ich jetzt Zeit gewonnen, meine Gedanken zu sortieren. Ich ziehe einen Schein aus meiner Hosentasche und bitte den Verkäufer, den Teddy aus seinem Regal zu befreien. Dieser blickt vielsagend zwischen Mel und mir hin und her. »Passen Sie gut auf ihn auf! Er ist der Letzte seiner Sorte. Ich dachte schon, er beglückt heute niemanden mehr.« Der Mann übergibt ihn an Melina, hält dann inne. »Der ist doch für Ihre Freundin, oder?«

Ich nicke einfach, übergehe zufrieden die Tatsache, dass er uns bereits für ein Pärchen hält.

»Also«, setze ich an, als wir uns von dem Stand entfernt haben. »Was ich eigentlich sagen wollte, ist ...« Der blöde Bär sieht mich immer noch so misstrauisch an. Von wegen hilflos. Er macht sich insgeheim über mich lustig. »Was ich sagen wollte, ist, dass ich dich auch lieb habe.« So. Jetzt ist es raus. Zwar in anderen Worten, als ich es mir vorgestellt habe. Aber wir haben über Gefühle gesprochen.

Melina strahlt über beide Ohren. »Das weiß ich doch, Teddy«, sagt sie und drückt mir einen Kuss auf die Wange.

Moment, hat sie mich gerade Teddy genannt? Teddy? Ernsthaft jetzt?

Na gut. Vielleicht ist das mit dem Spitznamen ja doch ganz okay.

22. Kapitel

Mel

Die Woche beginnt super. Ich habe mich gerade dazu aufgerafft, mich endlich meinen Uniaufgaben zu widmen, da ruft Mama an. Irgendein Mistkerl hat seine hilflosen Katzenbabys im Altkleidercontainer loswerden wollen. Zum Glück wurden kurz darauf zwei Passanten auf die kläglichen Mauzversuche aufmerksam und riefen den Tierschutz an. Nachdem eins der Kitten über Nacht in der Klinik verstorben ist, werden seine zwei Geschwister heute im Tierheim aufgenommen.

»Zwei Kollegen sind krank, und jemand muss noch mit den Hunden raus«, erklärt Mama mir am Telefon.

Also überlasse ich meine Unterlagen sich selbst und fahre stattdessen ins Tierheim. Ich nehme mir vor, über den Fall in einem Video zu berichten. Vielleicht kann ich auf diese Weise ein bisschen Werbung für die zwei Mäuse machen, die in den nächsten Wochen ein neues Zuhause suchen.

Kaum habe ich geklingelt, summt das Tor, und ich trete auf den Tierheimhof.

»Ich bin da.« Anstelle einer Antwort ertönt das erste Kläffen. Schnell stelle ich meine Sachen im Büro ab und beeile mich, meine Mutter zu suchen.

»Wie schön, mein Schatz. Ich habe noch gar nicht mit dir gerechnet.« Sie hebt den Kopf, als ich im Türrahmen des ersten Katzenzimmers erscheine. In den Armen hält Mama ein Bündel aus Handtüchern, in dem ich ein kleines Fellknäuel vermuten kann.

»Oh, mein Gott.« Ich knie mich auf den Boden und halte mir berührt die Hand vor den Mund, um die kleinen Wesen mit meiner aufgeregten Stimme nicht zu erschrecken. »Die haben ja noch ganz wenig Fell.« Die beiden sind so zart und zerbrechlich, dass ich mich kaum traue, einen Finger nach ihnen auszustrecken.

»Sie sind vermutlich erst vor ein paar Tagen auf die Welt gekommen.« Meine Mutter streicht über den Rücken des dunkleren Kitten und schüttelt den Kopf. »Es ist unvorstellbar, wie man solche Tierchen einfach wegschmeißen kann. Sie werden die nächsten zwei Wochen in diesem Zimmer bleiben. Die anderen Katzen dürfen hier nicht hin. Wir haben auch eine Wärmelampe, falls ihnen zu kalt ist, denn so früh in ihrem Leben können sie ihre Körpertemperatur noch nicht selbst regulieren. Außerdem brauchen sie alle zwei Stunden Milch. Auch nachts. Martin wird heute Abend herkommen und bis morgen früh bleiben.«

»Ob die Katzenmutter noch lebt? Glaubst du, sie waren vorher zusammen?«

Achselzuckend atmet Mama aus. »Ich will mir gar nicht vorstellen, dass sie noch bei diesen Menschen ist …«

Bei dem Gedanken wird auch mir ganz schlecht. »Haben wir eigentlich schon Namen?«

Als meine Mutter mir anbietet, welche auszusuchen, gehe ich in meiner neu gewonnenen Elternrolle auf. Während Mama sich um die Hunde kümmert, bleibe ich bei den Kitten sitzen und beginne mit den ersten Aufnahmen für den Vlog. Ich zeige den mit Zeitungen und Decken ausgelegten Boden und erkläre, dass die zwei in den nächsten Tagen wahrscheinlich schon aktiver werden und bald auch ihre Augen öffnen.

»Wenn die ersten Kletterversuche unternommen werden, muss natürlich darauf geachtet werden, dass sich keiner verletzt oder Unfug anstellt«, erkläre ich und halte die Kamera wieder auf die beiden Katzen.

Ich habe beschlossen, sie Hoover und Scott zu nennen, denn das sind die Nachnamen zweier meiner Lieblingsautorinnen.

»Jetzt seid ihr in Sicherheit«, flüstere ich Scott in sein warmes Fell und halte ihm das Fläschchen an die Schnauze. Doch der kleine Kater dreht sich unruhig in meinem Arm und fiept leise. »Hast du denn gar keinen Hunger, kleiner Mann?«

Hoover hingegen kann nicht genug bekommen. Er saugt fleißig Milch aus der Flasche und drückt dabei abwechselnd die linke und rechte Vorderpfote gegen meinen Handballen. »Na, das gefällt dir aber.« Seine Milchtritte bleiben ganz sanft und vorsichtig, und doch habe ich das Gefühl, er habe sich an meine Anwesenheit ein bisschen gewöhnt.

Nach diesem Festmahl müssen die beiden sich erst einmal erholen und verdauen. Erschöpft schlafen sie aneinandergekuschelt ein.

Ich hole meinen Rucksack mit Laptop in das Katzenzimmer und schneide mein Video, während die beiden Katzen ruhig unter der Wärmelampe schlafen.

Als Scott auch zwei Stunden später die Flasche verweigert, beginne ich mir Sorgen zu machen.

Ich setze die Kopfhörer ab und sehe beunruhigt zu dem kleinen Kater. Ich fülle ein wenig Milch auf und versuche es ein weiteres Mal, indem ich seinen Kopf fester halte. Scott schnuppert skeptisch, wehrt sich dann mit wilden Tritten. Verdammt.

»Du willst dir einfach nicht helfen lassen, oder?«, murmele ich und setze den Kater zurück unter die Wärmelampe.

Vielleicht weiß meine Mutter Hilfe, überlege ich und schiebe mich vorsichtig durch den kleinen Türspalt.

»Mama?«, rufe ich und sehe mich auf dem Innenhof um. Ich entdecke sie bei den Volieren. »Scott trinkt überhaupt nichts. Hast du das schon bemerkt?«

Meine Mutter hält den Kopf aus der Voliere und zieht die Brauen zusammen. »Scott?«

Stimmt. Die Namen habe ich ihr noch gar nicht mitgeteilt. »Der Kleinere der beiden Kater. Weißt du, ob mit ihm alles in Ordnung ist?«

Mama beendet schnell ihre Arbeit, schließt den Käfig und folgt mir ins Katzenzimmer. Sie setzt sich neben mich auf den Boden und beugt sich zu Scott hinunter. »Vom Gewicht her müssen wir uns noch keine Gedanken machen. Da ist eigentlich alles vollkommen in Ordnung. Die beiden wurden ja gründlich vom Tierarzt untersucht.« Sie fährt sanft über das dünne Fell. »Ich nehme an, der kleine Mann ist psychisch noch etwas überfordert. Die neue Umgebung, Menschen, die er nicht kennt. Da muss man sich erst dran gewöhnen.«

»Hoover ist schon viel zahmer geworden«, erzähle ich und nehme ihn auf den Schoß. »Er trinkt gut, und eben habe ich ihn leise schnurren gehört.«

Mama nickt. »So unterschiedlich sind Katzen. Es ist wie bei uns Menschen. Dem einen fällt eine Umstellung leichter, der andere braucht mehr Zeit. Jeder in seinem Tempo.« Sie greift nach dem Fläschchen und führt es langsam an Scotts Köpfchen. »Wichtig ist, dass wir den Schatz nicht damit allein lassen. Wir müssen darauf achten, dass er bei Kräften bleibt, und es immer wieder versuchen. Irgendwann wird der Hunger groß genug sein, und er wird verstehen, was du von ihm willst.«

Ihre Worte lassen mich innehalten. »Glaubst du, das lässt sich allgemein so sagen?«

Ohne aufzusehen, fragt Mama: »Wie meinst du das?«

Ich zucke mit den Schultern. »Na ja, ob das immer das Beste ist … Hilfe anbieten, aber nicht bedrängen? Dranbleiben, nicht aufgeben und da sein.«

Ganz sanft massiert meine Mutter dem kleinen Kater den Bauch, während er friedlich und mit geschlossenen Augen an der Flasche schnuppert.

»Manchmal hilft das den Kleinen, wenn sie noch nicht richtig trinken können.« Ihr Daumen fährt immer noch langsam über den kleinen Bauch. »Das macht eine Katzenmutter mit ihrer Zunge genauso.«

»Aber manchmal muss man jemanden auch zu seinem Glück zwingen, oder?«, hake ich nach.

Meine Mutter sieht jetzt ziemlich verwundert aus.

»Tiere natürlich«, ergänze ich schnell, bin in Gedanken aber längst zu Ben abgedriftet.

»Leider ja. Aber das funktioniert schlechter, und wir versuchen es immer zuerst, indem wir mit dem Tier arbeiten und nicht dagegen. So wie mit deinem kleinen Scott hier.« Mittlerweile hat er tatsächlich angefangen, ganz behutsam an dem Nuckel zu saugen.

»Nicht gegen ihn, sondern mit ihm«, wiederhole ich. »Danke, das hat mir sehr geholfen.«

Als ich spüre, wie der Blick meiner Mutter besorgt auf mich fällt, ziehe ich mein Telefon hervor. »Für mein Video. Das hat mir für mein Video geholfen. Ich möchte etwas über die Katzen erzählen, und ich nehme an, das ist doch ein guter Hinweis, oder?«

Zögerlich nickt sie. »Ja, sicher.«

Ich lächele. »Hast du was dagegen, wenn ich jetzt gleich nach Hause fahre? Ich habe noch einiges für die Uni zu tun, aber wenn du mich brauchst, kann ich morgen wiederkommen und eine Kätzchenschicht übernehmen.«

Mama schüttelt dankend den Kopf. »Ich denke, dass wir morgen besser besetzt sind. Danke für deine Hilfe. Wenn du mich brauchst ...«

»Dann melde ich mich«, beende ich ihren Satz und stehe auf. »Wir sehen uns.« Und dann verschwinde ich durch die Tür.

Auf dem Nachhauseweg halte ich bei Maggie im Café an. Ich habe mir überlegt, für Ben und mich ein Stück Kuchen mitzubringen, und weil ich denke, dass Maggie sich über einen Besuch freuen wird, beschließe ich, beides zu kombinieren.

»Was für eine Überraschung«, begrüßt Leos Freundin mich strahlend. »Haben wir dich etwa als neue Stammkundin gewonnen?«

»Vielleicht.« Ich grinse. »Ihr habt doch auch Kuchen im Angebot, oder?«

»Sicher. Im ursprünglichen Sinne sind wir ja auch ein Café. Ein Café, in dem man frühstücken kann, Mittagessen bekommt, und abends gibt's hier auch den ein oder anderen Drink. Vergiss es! Wir sind eigentlich kein Café. Streng genommen bräuchten wir auch einen neuen Namen.« Maggie redet sich um Kopf und Kragen. Dann deutet sie auf die Auslage. »Jedenfalls haben wir Kuchen. Das wolltest du ja eigentlich wissen. Einige davon sind auch vegan. Wir haben auch welche ohne Mehl und Zucker. Die habe ich aber noch nicht probiert. Sag das bloß nicht Oman, aber ich kann mir das einfach nicht so lecker vorstellen.« Sie kichert. »Dafür ist der Cheesecake spitze und der Apfelkuchen auch.«

Ich nicke. »Apfel klingt gut. Davon nehme ich gleich zwei. Ben soll das auch mal probieren.«

»Bestell ihm liebe Grüße«, bittet Maggie und deckt die beiden Stücke zuerst mit einer Folie ab, bevor sie in der Tüte verschwinden.

»Mache ich. Du Leo gerne auch.« Meine Antwort scheint Maggie gar nicht mehr mitzubekommen, denn hinter mir ist ein neuer Kunde aufgetaucht. Ich kann erahnen, dass die beiden sich unterhalten, höre jedoch nur Maggies Stimme.

Neugierig blicke ich mich im Café um (oder welche Bezeichnung auch immer treffender ist) und beobachte möglichst unauffällig die Gäste. Ein junges Paar, sie sitzt mit dem Rücken zu mir, teilt sich eine Bowl mit Früchten. Der verliebte Blick, den der Mann seiner Freundin zuwirft, versetzt mir plötzlich einen Stich. Schnell schüttele ich den Gedanken an Ben aus meinem Kopf und wende mich ab. Ich habe absolut keinen Grund, mich so zu fühlen. Vor allem nicht nach dem letzten Wochenende. Wenn es nur diese leise Stimme in mir nicht gäbe ... die Stimme, die so viel besser weiß, dass unsere Nacht nur ein Hauch von dem war, was wir einmal hatten. Was wir waren.

»Mel.« Jemand sagt meinen Namen. Es ist eine vertraute Stimme, jedoch nicht die von Maggie. Erstaunt drehe ich mich um.

»Basti!« Wer hätte gedacht, dass wir uns so schnell wiedersehen?

»Hi!« Er sieht mich ebenfalls überrascht an. »Die Welt ist klein.«

»Oder das Krümelcafé einfach das Beste«, erkläre ich mit einem Schmunzeln in Maggies Richtung. Sie steht noch immer neben ihm vor der Theke.

»Ihr kennt euch?«, fragt sie und mustert uns interessiert.

»Wir haben uns auf einem Bloggerevent kennengelernt«, erklärt Basti und bestellt sich einen Kaffee. »Hast du ein paar Minuten Zeit?« Er deutet auf den Tisch direkt hinter uns. »Wenn du Lust hast, lade ich dich auf einen Kaffee ein.«

Mein Herz macht vor Freude einen Sprung. Es ist toll, dass wir uns wiedersehen. Vor allem hier, wo ich überhaupt nicht mit ihm gerechnet habe. Doch jetzt erinnere ich mich wieder daran, wie Maggie uns mal erzählt hat, dass das Café ein klasse Hotspot für Influencer geworden ist.

Ich drücke die Hand, mit der ich die Kuchentüte halte, fester zusammen und überlege fieberhaft, was ich antworten soll. Einerseits habe ich unglaublich Lust, mich noch einmal mit Basti zu unterhalten. Andererseits lautete der ursprüngliche Plan doch, Ben zu Hause mit den Leckereien zu überraschen. Aber davon weiß er ja nichts.

»Klar. Gerne«, antworte ich also und hebe die Hand. »Wenn du magst, ich habe Kuchen gekauft. Den können wir auch hier essen.«

Maggie sieht erstaunt aus, sagt aber nichts außer: »Ich bringe euch gerne Teller.«

Wir nicken und entscheiden uns für den Tisch am Fenster.

»Ich habe die ganze Zeit überlegt, ob ich mich noch mal melden soll«, sagt Basti. »Aber ich wusste nicht, ob dich das stört.«

»Nein, überhaupt nicht«, entgegne ich verblüfft. »Ich hab mich über die Fotos sehr gefreut.«

Basti sieht erleichtert aus. »Cool. Tatsächlich habe ich auch ein bisschen nachgedacht. *LoveOats* hat mir bereits ein Angebot geschickt, das ich gerne annehmen würde. Ich habe mir aber überlegt, ob wir vielleicht etwas zusammen machen wollen.«

Sein Vorschlag verblüfft mich. »Meinst du das ernst?«

»Klar, wieso nicht?«

Vielleicht, weil dieser Typ in etwa zehn Mal so viele Abonnenten hat wie ich und ich ihm absolut nichts anzubieten habe?

Er liest die Skepsis vermutlich in meinen Augen. »Wir haben alle mal angefangen, und ich finde, du wirkst sehr engagiert. Die meisten arbeiten nur gegeneinander, aber wenn wir zusammen etwas drehen können, erreicht das doch viel mehr Menschen.«

Jetzt klopft mein Herz noch schneller.

»Ich kann mich noch erinnern.« Basti lacht. »Als ich angefangen habe mit YouTube, haben die meisten sich herrlich darüber amüsiert. Niemand hat mir das zugetraut, aber heute verdiene ich weitaus mehr als die anderen in ihrem Nine-to-five-Jobs. Es ist ein Job geworden, der von vielen nicht wirklich ernst genommen wird. Deshalb braucht man vor allem in der Anfangszeit ein paar Verbündete.« Er nimmt einen Schluck von seinem Cappuccino. Jetzt erst fällt mir auf, dass Maggie uns schon längst die Getränke an den Tisch gebracht hat.

Ich ziehe die Folie vom Kuchen und schiebe mir ein Stück auf den Teller. »Das ist wirklich nett von dir.« Meine Reaktion ist ziemlich untertrieben. In Wahrheit würde ich ihm am liebsten um den Hals fallen, aber ich bin mir sicher, dass das eher irritierend rüberkommen würde.

Also senke ich verlegen den Blick und sehe auf meinen Teller. Der Apfelkuchen schmeckt bestimmt gut. Leider bekomme ich von dem Geschmack vor Nervosität nicht viel mit, nehme nur aus Höflichkeit eine große Gabel voll.

Sei professionell, Melina! Reiß dich zusammen!

»Wenn du Ideen hast, dann raus damit! Ich würde dem Team von *LoveOats* dann direkt auch deinen Namen und ein paar aktuelle Zahlen senden.«

»Ob ich Ideen habe?«, sprudelt es aus mir heraus. »Am liebsten würde ich direkt mit der Umsetzung beginnen. Aber du hast wahrscheinlich recht. Wir sollten uns erst einmal in Ruhe Gedanken machen und abwarten, was die Firma zu deinem Vorschlag sagt. Trotzdem wird mein Kopf vermutlich in den nächsten Tagen vor lauter Ideen platzen!«

Er grinst mich an, als ich etwas verlegen zu ihm rüberblicke.

»Muss dir nicht peinlich sein, dass du dich so drüber freust. Diese Begeisterung ist ja genau das, was ich so super an dir und deiner Arbeit finde. Sie ist echt und unverstellt, und das spürt man auch in deinen Videos.« Seine Worte machen mich ungewohnt verlegen.

Wir haben schon aufgegessen, als Basti mich neugierig ansieht. »Bist du eigentlich oft hier?«

Ich lege den Kopf schief. »Bisher noch nicht. Aber ich habe es mir fest vorgenommen. Du kanntest Maggie, oder?«

»Nur vom Sehen.«

»Maggie arbeitet seit einem Jahr hier. Sie ist die Freundin vom Bruder meines Freundes«, erkläre ich.

»Stimmt. Dein Freund.« Basti runzelt die Stirn. »Er heißt Benedikt, oder?«

Ich nicke. »Ja genau, Ben.«

»Wie lange seid ihr schon zusammen?«

»Seit etwas mehr als eineinhalb Jahren«, sage ich und bekomme auf einmal ein komisches Gefühl im Bauch. Sollte ich jetzt vielleicht lieber gehen? Ich starre auf Bastis Teller und bin ziemlich sicher, dass es das schlechte Gewissen ist, das mich daran erinnert, für wen der Kuchen eigentlich sein sollte.

»Er ist sicher stolz auf dich.« Bastis Augen funkeln. »Du hast dir ja in den letzten Monaten einiges aufgebaut.«

»Jap«, stoße ich kurz angebunden hervor. Mir ist ein richtiger Kloß im Hals entstanden. »Ich muss jetzt leider auch los. War supernett, dass wir uns wiedergesehen haben.«

Etwas eilig räume ich meinen Rucksack zusammen und schwinge ihn über die Schulter.

»Ich schreibe dir dann, okay?« Basti ist überrumpelt von meinem schnellen Abgang, das spüre ich, aber er lächelt mich warm an.

»Gerne.« Ich werfe ihm ein freundliches Lächeln zu, winke Maggie zum Abschied über die Theke hinweg und mache mich – diesmal wirklich – auf den Heimweg.

23. Kapitel

Ben

Als ich von der Arbeit komme, ist Melina noch nicht da. In den letzten Tagen trifft sie sich häufiger mit Louisa in der Bib. Vielleicht sitzt sie aber auch in der Sonne und schneidet an ihren Videos. »Hier drin fällt mir zu schnell die Decke auf den Kopf«, hat sie gesagt, und obwohl unsere gemeinsame Wohnung ja doch recht geräumig ist, kann ich das Gefühl verstehen. Zu Beginn meines Studiums habe ich vor allem draußen gelernt: im Sommer auf den Uniwiesen und im Winter in der Bibliothek mit meinen Freunden.

Das laute Knurren meines Magens erinnert mich daran, wie wenig ich heute gegessen habe. Obwohl ich nicht einmal wirklich hungrig bin, schiebe ich das Blech mit zwei Laugenbrezeln in den Ofen. Nebenbei läuft der Fernseher.

Gerade höre ich die Nachmittagsnachrichten eines lokalen Senders, als sie sich über einen neusten Fall von Tierquälerei unterhalten. Sofort fällt mir Mels Nachricht von den ausgesetzten Katzen wieder ein. Während die Tiefkühlbrezeln im Ofen aufbacken, rufe ich sie an, aber sie geht nicht dran. Dafür höre ich ein paar Sekunden später Mels Schlüssel im Schloss klimpern. Schnell schalte ich den Fernseher aus und nehme die Beine vom

Sofa. Irgendwie ist es mir schnell unangenehm, beim Rumliegen gesehen zu werden. Eine alte Angewohnheit, die ich selbst vor Mel nicht ablegen kann, ohne ein schlechtes Gewissen zu bekommen.

»Hey«, ruft sie, kaum ist sie durch die Tür getreten. »Ich bin wieder da.«

»Hi«, antworte ich und springe auf, weil ich mit ziemlicher Wahrscheinlichkeit die Zeit vergessen habe.

»Irgendwie riecht es hier angebrannt«, stellt Mel genau in diesem Moment korrekterweise fest.

»Das muss so sein«, erkläre ich voreilig. »Sonst werden die Dinger nie richtig durch.«

Wenig überzeugt beobachtet Mel, wie ich mit dicken Handschuhen die fast schwarz gebrannten Brezeln aus dem Ofen ziehe und auf einem Teller platziere.

»Wie war dein Tag?«, frage ich zur Ablenkung und puste gegen die zwei kohlschwarzen Zementkringel. Wenn man nicht unbedingt den Geschmack von Brezeln erwartet, könnte es vielleicht sogar gehen.

»Tu mir einen Gefallen und schmeiß sie weg, Ben«, bittet Mel und nimmt mir den Teller aus der Hand. »Alleine bei dem Anblick kriege ich Krebs im Endstadium. Wir haben noch Nudelsalat im Kühlschrank.«

Definitiv ein besserer Plan.

»Du warst im Tierheim?«, frage ich neugierig und mache mich daran, die Nudeln in zwei kleine Schalen zu füllen.

Mel nickt. »Die Katzen sind echt noch winzig. Ich muss dir später unbedingt die Videos zeigen. Sie sind noch etwas ängstlich, aber ich denke, das gibt sich mit der Zeit.«

Just in diesem Moment streift Viktor meine Beine. »Na, ich

habe doch unseren Faulpelz hier. Habt ihr denn schon ein Zuhause für die Kleinen?«

Mel schüttelt den Kopf. »Erst mal müssen sie noch mit Hand aufgezogen werden. Ich denke, sie kommen erst in zwei Monaten raus. Am liebsten würde ich sie behalten. Aber das ist mit Viktor wirklich schwierig.« Mit der rechten Hand schüttelt sie eine Flasche Orangensaft. »Und die nächsten Tage soll es noch wärmer werden?«

»Sieht so aus«, murmele ich und nehme mir ebenfalls etwas Saft. »Hast du immer noch Lust, schwimmen zu gehen?« Ich gehe im Kopf die Termine meiner nächsten Tage durch.

»Klar, gerne. Nur Donnerstag bin ich verabredet.«

Aus dem Augenwinkel sehe ich, wie sie sich ein Glas mit Saft einschüttet und es in einem Zug hinunterstürzt. »Mit Louisa?«

»Nö. Mit Basti«, antwortet sie mit einem Lächeln in der Stimme.

Jetzt schaue ich doch auf. Basti? Sie sagt diesen Namen, als müsste ich ihn schon mal gehört haben. »Wer ist das?«

»Na, der YouTuber, der mich aufs Event mitgenommen hat. Ich habe dir von ihm erzählt. Der, der mich einfach durchgewunken hat, als gäbe es nichts Leichteres.« Sie hält inne. »Außerdem kennt Basti auch jede Menge Leute in der Szene.« Mel legt das Gesicht in ihre aufgestützten Hände. »Wir haben uns ziemlich gut verstanden.«

»Ah, okay«, sage ich und versuche, gelassen zu klingen. Ich kann nicht anders, als plötzlich die Stimme meiner Kumpels im Ohr zu hören.

Melina hat jetzt eine Menge neuer Fans. Hat sie überhaupt noch Zeit für dich?

An Verehrern wird's ihr sicher demnächst nicht mehr fehlen.

»Und jetzt seid ihr befreundet?«, frage ich und stelle erschrocken fest, dass mein Unterton ziemlich scharf geworden ist.

»Ähm. Hm. Keine Ahnung.« Mel zuckt mit dem Kopf zurück und hebt fragend eine Augenbraue. »Wir wollen eine Kooperation zusammen drehen. Er hat mich gefragt, ob ich mitmache, und das ist echt eine coole Sache. Vor allem natürlich, weil er ganz andere Erfahrung hat als ich. Er macht das schon ziemlich lange und hat richtig Erfolg damit. Ist es nicht unglaublich lieb, dass er mich unterstützen will?«

Ich schlucke, spüre, wie sich meine linke Hand unter dem Tisch automatisch zu einer Faust geballt hat. »Und wo wohnt dieser Basti?«

»Na, in Köln. Gar nicht weit.« Mel redet munter weiter, und ich versteife mich immer mehr. Es wundert mich plötzlich überhaupt nicht, dass dieser supertolle YouTuber sich mit meiner Freundin treffen möchte. Mit ihrer liebenswerten und offenen Art hat sie sich immerhin auch damals in mein Herz geschlichen.

»Wenn du willst, kann ich ihn dir ja mal vorstellen.«

Eine unvermeidliche Schwere legt sich auf meine Brust.

»Okay«, sage ich also nur. »Mir fällt übrigens ein, dass ich morgen bei meinem Vater bin.«

Mel nickt. »Ich glaube, ich gehe heute früh schlafen. Es ist nicht mal fünf, und ich bin so müde. Du machst die Tage Nachtdienst, oder? Hab's auf deinem Plan gesehen.«

»Übermorgen.«

»Mhm.« Sie dreht sich um und verschwindet mit wenigen Schritten im Schlafzimmer.

Ich nutze die Gelegenheit, um etwas zu erledigen.

Schnell ziehe ich mein Telefon aus der Tasche und tippe eine Nachricht an meinen Vater: »Ich hätte morgen Zeit. Wo treffen wir uns?«

Der Termin am folgenden Tag schlägt mir ziemlich auf den Magen. Zuerst glaube ich, mir tatsächlich einen Infekt eingefangen zu habe, doch streng genommen weiß ich, dass mein Körper mir einen Streich spielen möchte. Meinem Vater erneut abzusagen, kommt für mich nicht infrage. Ich pelle mich also aus der Bettdecke und fahre mit nüchternem Magen ins Krankenhaus.

Heute kümmere ich mich um einen Schüler, der für zwei Wochen sein Sozialpraktikum bei uns absolvieren muss. Normalerweise werden die Jugendlichen aus dem Pflichtpraktikum in der Pflege untergebracht. Doch diese ist heute unterbesetzt, sodass ich spontan einspringe. Und das, obwohl sich noch vor ein paar Monaten ein Fünfzehnjähriger vor mir aufgebaut und erklärt hat, er müsse die Unterlagen nicht ins Labor bringen, denn er sei nicht mein Laufbursche, habe sich den Job nie ausgesucht und werde für die Arbeit schließlich auch nicht bezahlt.

Dass wir Studierenden aus dem PJ ebenfalls nahezu unentgeltlich arbeiten, interessierte ihn nicht die Bohne. Ebenso wenig, dass ich ihn mit meinem Angebot davor bewahrt habe, vierzehn Tage lang Bettpfannen zu säubern.

Doch Lukas, mein heutiger Schülerpraktikant, ist interessiert an der Arbeit und sieht sich alles genau an. Seine Neugierde erinnert mich ein wenig an mich, wie ich als Kind mit höchster Aufmerksamkeit allem gelauscht habe, was mit Medizin zu tun hatte. Lukas hat braune schulterlange Locken und trägt eine runde Nickelbrille, die etwas locker sitzt und immer wieder von der Nase rutscht.

»Ich möchte auch mal Medizin studieren«, erklärt er, als wir den Oberarzt zur Visite begleiten. Wir müssen kurz auf dem Flur warten, weil Doktor Reichart von einer Schwester angesprochen wird.

»Cool. Gute Ärzte werden immer gebraucht«, sage ich und lächele ihn an.

Es ist erst mal nur eine Kontrolle. Unsere Patientin soll in den nächsten Tagen operiert werden, und wir müssen vorab die Vollnarkose besprechen. Die junge Frau hat während ihrer Erkrankung fast zehn Kilogramm Körpergewicht verloren und wird zusätzlich zur Behandlung mit hochkalorischen Drinks ein wenig aufgepäppelt. All dies erkläre ich Lukas erst später wieder im Arztzimmer.

»Du hast so Glück, dass du nicht mehr zur Schule gehen musst«, sagt er plötzlich.

»Na ja«, werfe ich schmunzelnd ein. »Wenn du einmal Arzt werden willst, ist es wichtig, dass du die Schule zu Ende machst.«

Lukas nickt heftig. »Ich bin sogar gut in der Schule, und wenn ich so weitermache, dann bin ich der Erste in meiner Familie, der studieren kann.«

»Wow. Das ist toll. Dann kannst du sehr stolz auf dich sein.« Ich werfe unauffällig einen Blick auf die Uhr an der Wand und überlege, wo ich gleich aushelfen muss.

»Schon.«

Als ich zurück zu Lukas sehe, wirkt er etwas betreten.

»Aber?«, hake ich also nach.

»Das ist ein langer Weg, und ich wünschte manchmal, ich käme aus einer Medizinerfamilie. Zwei meiner Freunde tun das. Ihre Eltern können alles erklären. Mein Vater ist Elektriker, doch wenn er von der Arbeit nach Hause kommt, fragt er mich oft noch Sachen für die Schule ab. Aber mittlerweile muss ich ihm das meiste erklären, und er kann mir nicht wirklich helfen.«

Ich beiße mir auf die Lippe. »Das macht doch nichts. Es kann sehr hilfreich sein, wenn du nicht nur Fragen beantwortest, sondern deinem Vater die Zusammenhänge erklären musst. Wenn du das kannst, dann hast du es wirklich verstanden und nicht einfach nur auswendig gelernt. Außerdem hat mein Vater auch seine eigene Praxis selbst aufgebaut. Er hat gar keine Hilfe von zu Hause bekommen.«

Ich muss an meinen Onkel Andreas denken, der im Gegensatz zu meinem Vater alles in seinen Allerwertesten gesteckt bekommen hat, und frage mich, ob mein Vater heute vielleicht auch in Bezug auf seine Söhne weniger ehrgeizig wäre, wenn er nicht sein ganzes Leben hart für die Dinge hätte kämpfen müssen, die er später erreicht hat.

»Also ist dein Vater auch Arzt?« Lukas lehnt sich auf seinem Stuhl zurück. »Siehst du! Er hat sogar eine eigene Praxis. Dann kannst du von ihm so viel lernen, oder? Ich hoffe, du weißt dein Glück zu schätzen. Das ist doch bestimmt genial.«

Ich schlucke. Seine Worte lassen die Wut in mir aufbrennen wie ein Streichholz, das aber schnell wieder verglüht, als ich mich daran erinnere, dass der Junge vor mir erst fünfzehn ist.

Was habe ich in dem Alter noch für Pläne gehabt? Ich machte mir Hoffnungen, irgendwann eine einzigartige Behandlung zu erfinden. Gegen Krebs oder AIDS.

»Du solltest das als Motivation sehen«, meine ich deshalb und betrachte den jungen Kerl, der in seinen Gedanken ziemlich verbissen scheint. »Also Kopf hoch, okay? Einfach mutig sein und dein Ding durchziehen.«

»Du meinst, so wie du?«, fragt Lukas und rückt seine Brille zurecht.

Nein, verdammt. Alles, nur bloß nicht wie ich.

24. Kapitel

Ben

Als ich am frühen Nachmittag endlich Feierabend habe und in den Zug nach Frankfurt steige, ist es dermaßen heiß geworden, dass ich meine Entscheidung bereue, ein Mustersohn mit ordentlichem Hemd sein zu wollen. Schwitzend mache ich die obersten Knöpfe auf. Mit dem ICE geht die Fahrt von Köln nach Frankfurt wesentlich schneller als mit dem Auto oder der Regionalbahn, sodass ich zum Glück nur eine gute Stunde pro Weg einplanen muss. Dieses Wetter macht es einem alles andere als leicht, motiviert zu bleiben. Ich starre gedankenversunken aus dem Fenster, ohne wirklich etwas von der Umgebung wahrzunehmen. Erst an meinem Ziel angekommen, finde ich zurück ins Hier und Jetzt.

Privatpraxis Dr. med. Christian Winter, Facharzt für Innere Medizin, Lungen- und Bronchialheilkunde.

Ich straffe die Schultern und drücke auf die Klingel.

Als ich den Hausflur betrete, dringt mir der sterile Geruch von Putzmittel in die Nase. Ich lasse den Aufzug links liegen und gehe zu Fuß in den dritten Stock, weil mir beim Stehen sicher die Augen vor Müdigkeit und Erschöpfung aus dem Kopf fallen würden.

»Benedikt!« Kathy sitzt vorne am Empfang und wirft mir ein strahlendes Lächeln zu. Fast so, als wollte sie ein Gegengewicht zu der Strenge bilden, die mich gleich erwartet. »Wie schön. Ich wusste gar nicht, dass du heute kommst.« Kathy kennt mich schon ewig. Ihren Erzählungen nach hat sie uns noch im Kinderwagen erlebt. Leo und mich.

»Hallo.« Ich zwinge meine Mundwinkel, sich ein wenig zu heben. »Es war relativ spontan. Mein Vater hat mich heute Morgen erst angerufen.«

»Wenn meine Töchter mich auch nur annähernd so treu besuchen würden wie du deinen Vater ...« Kathys Kinder leben beide seit einigen Jahren im Ausland.

»Ich sage ihm Bescheid, dass du da bist.« Ehe ich antworten kann, ist Kathy aufgestanden und in dem Flur verschwunden, der zu den Behandlungszimmern führt.

Es dauert nicht einmal eine Minute, und eine Tür öffnet sich. Zuerst tritt eine dunkelblonde Frau im Outfit der Arzthelferinnen heraus. Dann entdecke ich meinen Vater, der sich rasch von einer Patientin verabschiedet. »Sie können sich das Rezept vorne abholen.« Als er sich von der Patientin abwendet, trifft sein Blick auf mich. »Benedikt! Ich habe schon auf dich gewartet.« Während die Patientin mir im Vorbeigehen höflich zunickt, trete ich einen Schritt näher an ihn heran.

»Hallo, Christian.« Ich habe schon vor Jahren aufgehört, meinen Vater »Papa« oder »Paps« zu nennen. Vielleicht, weil ich mir kaum vorstellen kann, dass sich hinter dieser Unnahbarkeit und Härte wirklich noch viel verbirgt, was man von einer Vaterfigur erwartet.

»Kathy, das war mein letzter Termin für heute. Falls keine wichtigen Anrufe mehr durchkommen, sagen Sie, ich bin außer Haus«, ruft mein Vater nach vorne.

Irritiert mustere ich ihn. »Du willst schon gehen? Ich dachte, du willst mir hier etwas zeigen.«

»Das will ich auch«, erklärt er wenig aussagekräftig und dreht sich um. Ich folge ihm zurück ins Behandlungszimmer und lasse mich gegenüber dem Schreibtisch auf einen Stuhl sinken.

»Schön, dass du gekommen bist«, beginnt mein Vater den Dialog mit seiner Standardfloskel. »Wie läuft es in der Klinik?«

Er sagt es so, als sei ich kein PJler, sondern Chefarzt.

»Gut, gut.« Mir ist so verdammt heiß, dass man auf meinem Rücken sicher ein Spiegelei braten könnte.

»Ich habe gehört, du machst eine gute Arbeit.«

Wie ich es doch sagte: Stummer Schatten! »Woher …?«

»Doktor Wieland hat mich heute angerufen. Wir haben in den letzten Wochen häufiger E-Mails geschrieben, und ich habe mich nach dir erkundigt. Von dir bekomme ich sonst nur spärliche Informationen.«

»Du telefonierst mir nach?«, frage ich fassungslos und vergreife mich dabei vermutlich etwas im Ton.

»Benedikt, mir gefällt nicht, wie du mit mir sprichst. Und nein, ich telefoniere dir nicht nach. Es war mehr ein Zufall, dass wir noch einmal in Kontakt kamen. Er brauchte meinen Rat zu einem Patienten. Aber ich muss mich vor dir auch nicht rechtfertigen. Wie schon gesagt, anders kann ich an dem Leben meiner Söhne ja kaum teilhaben.« Der Vorwurf in seiner Stimme ist kaum zu überhören. Sofort knicke ich ein. Vielleicht hätte ich mich häufiger melden sollen. Mein Vater will nur das Beste für uns, erinnere ich mich. Er hat sich so viel erarbeitet, damit es für uns später leichter wird.

»Es tut mir leid«, murmele ich.

»Das muss es nicht. Ich bin froh, dass du gekommen bist. Wie geht es deinem Bruder?«

Es wundert mich, dass mein Vater sich überhaupt nach ihm erkundigt, und ich bin froh, dass ich für einen kurzen Moment nicht über mich sprechen muss. Gleichermaßen gebe ich acht, Leo nicht in Schwierigkeiten zu bringen.

»Es geht ihm sehr gut. Er verbringt die meiste Zeit mit Maggie. Seiner Freundin.«

»Ich weiß, wer Maggie ist.« Mein Vater zieht einen Stapel Papiere aus der obersten Schublade seines Schreibtisches. »Nun ja. Ich habe sowieso etwas anderes mit dir zu besprechen. Weißt du, was das hier ist?« Er schiebt mir das oberste Blatt zu und wartet, bis ich die ersten Sätze überflogen habe.

In meinem Hirn rattert es. »Was …? Was ist das?« Natürlich kann ich lesen, was dort geschrieben steht. Allerdings bekommen die Worte in meinem Kopf irgendwie keinen Sinn. »Ich meine, was willst du damit?«

Mein Vater lehnt sich zurück. »Benedikt.« Er sagt meinen Namen so entschlossen, als würde gleich etwas Wichtiges folgen. »Es gibt in meinem Leben nichts, was mir wichtiger wäre, als mein Vermächtnis auf dieser Welt in guten Händen zu wissen.«

Okay. Selten habe ich meinen Vater so emotional und gleichzeitig melodramatisch erlebt. Er verschränkt die Arme vor der Brust und lächelt. Mein Vater lächelt. Er lächelt mich an, und in seinem Blick liegt fast schon eine Art … Stolz?

Mein Herz rast, für einige Sekunden ist da dieses Kribbeln. Dieses wohltuende Gefühl, nach dem ich schon mein ganzes Leben lang lechze. Mein Vater ist stolz auf mich. Er liebt mich. Irgendwie. Irgendwo. So wie er es halt kann.

Er sorgt sich um mich und um Leo. Das ist es, was ihn immer streng gemacht, aber uns auch zu zwei ehrgeizigen Männern erzogen hat. »Du musst dir keine Gedanken um uns machen«, sage ich gedehnt. »Leo geht seinen Weg, und wenn ich das Studium fertig habe …«

Mein Vater schaut mich ein wenig irritiert an, unterbricht

mich dann: »Das, was ich mit dieser Praxis hinterlassen werde, ist etwas Großes, und ich möchte dich um etwas bitten.«

Sein Vermächtnis. Wie naiv konnte ich sein, zu glauben, er spricht von unserer Familie? Natürlich meint er seine Arbeit.

»Ich wünsche mir, dass du nach dem Facharzt meine Praxis übernimmst.«

25. Kapitel

Ben

– vor fünfzehn Jahren –

Wir sitzen schon eine Weile auf der Treppe im Dachgeschoss. Leo zählt die Sekunden. Zumindest glaube ich das, denn ich höre ihn leise neben mir irgendwelche Zahlen flüstern. Fünfhundertzweiundsiebzig. Das sind über neun Minuten. Ich bin gut in Mathe und kann schon viel mehr rechnen als die anderen in meiner Klasse. Unsere Lehrerin sagt, wenn ich so weitermache, werde ich später eine gute Arbeit finden, und insgeheim hoffe ich, dass Mama und Papa ein wenig stolz darauf sind. Gerade streiten sie. Seit sechshundertvierzig Sekunden, wenn ich Leos Zählung glaube. »Hör doch auf damit«, fauche ich, dabei weiß ich genau, dass es meinem Bruder hilft, die Zeit auszuhalten.

»Ich will sie aber nicht hören«, erklärt er.

Aha, überlege ich. Das Flüstern soll helfen, das Geschreie von Papa auszublenden. »Warum gehst du dann nicht auf dein Zimmer?«, frage ich und deute in den Flur. »Da kannst du sie garantiert nicht hören.«

Leo schüttelt den Kopf. Sechshundertfünfundachtzig. »Weil ich dann nicht weiß, wie lange sie streiten.«

Ich verstehe meinen kleinen Bruder nicht. Eigentlich sind wir Zwillinge, und ich bin nur eine Minute älter als er. Und trotzdem kommt es mir oft so vor, als müsse ich Leo beschützen. Wenn Mama und Papa sich streiten, hocke ich immer hier. Auf der obersten Stufe kann ich einzelne Wortfetzen verstehen, denn vor allem Papa wird oft so laut, dass seine Stimme zwei Etagen höher immer noch schmerzhaft in den Ohren brennt.

»Warte hier.« Ich halte mir den Finger an die Lippen. »Und wenn du hörst, dass sie hochkommen, läufst du in dein Zimmer, okay?«

Mein Bruder nickt schweigend.

Auf Zehenspitzen schleiche ich die Stufen hinunter. Immer mit der Vorsicht, möglichst nicht auf die knarzenden Stufen der Holztreppe zu steigen. Ich kenne sie alle ganz genau.

In der ersten Etage ist das Schlafzimmer meiner Eltern. Die Tür ist immer geschlossen, und Mama möchte nicht, dass wir hineingehen. Leo behauptete früher, unsere Eltern verstecken dort einen kostbaren Schatz. Aber ich weiß, dass unsere Mutter nicht will, dass wir Fragen stellen. Zum Beispiel, warum sie abends nicht neben Papa liegt, sondern meistens im Gästezimmer schläft. Ich habe Leo nie erzählt, dass ich sie eines Nachts gesehen habe. Er würde sich nur Sorgen machen, dass unsere Eltern sich nicht mehr lieben.

Ich schleiche am Schlafzimmer vorbei und drücke mich an die Wand. Hier im ersten Stock kann ich beinah jedes Wort verstehen.

»Du wolltest auf den Elternsprechtag gehen und mit seiner Lehrerin sprechen«, höre ich Papas tiefe Stimme.

»Aber seine Noten waren doch alle sehr gut. Wir sollten uns weniger Sorgen machen. Das ist sicher nur eine Phase. Er ist noch ein Kind.« Es tut mir weh, Mamas Worte zu hören. Weil ich weiß, wie vergebens ihre Versuche sind, uns vor unserem Vater zu verteidigen.

»Ein Kind«, ruft Papa beinah spöttisch. »Das hast du auch vor ein paar Jahren gesagt. Der Junge ist nicht mehr so klein, wie du denkst. In seinem Alter hätte ich mir gewünscht, mit meinem Vater die Hausaufgaben machen zu dürfen. So viel Unterstützung ... und er weiß es einfach nicht zu schätzen.« Eine dicke Faust gräbt sich in meinen Magen.

Unser Großvater ist nur Papas Stiefvater. Die beiden verstehen sich nicht mehr so gut, weil Onkel Andreas Opas Arztpraxis übernehmen durfte und Papa vieles allein machen musste.

»Du kannst Leonard doch nicht mit dir vergleichen, Christian. Das waren andere Zeiten und andere Umstände. Leonard braucht noch etwas Zeit. Die Lehrer sagen auch, für sein Alter seien diese Fantasien ganz normal.«

Letzte Woche hat die Schule zu Hause angerufen. Leo habe eine ziemlich seltsame Geschichte auf dem Pausenhof erzählt. Meine Mutter solle zu Hause Blut kochen und den Vampiren zu essen geben. Ich verstehe, dass die Lehrer besorgt waren. Aber es ist doch offensichtlich, dass Leo eine sehr lebhafte Fantasie hat. Jeden Abend erzählt er mir eine neue ausgedachte Geschichte, und unter seinem Bett sammeln sich seitenweise Notizen, von denen niemand außer mir etwas wissen darf. Immerhin bin ich sein Zwillingsbruder und kenne alle seine Geheimnisse – so wie er meine.

»Das sind Pädagogen. Die haben keine Ahnung vom echten Leben. Wer weiß, vielleicht haben sie ihm die Flausen auch überhaupt erst in den Kopf gesetzt.«

Ich knie mich auf den Boden vor den Treppenabgang und spähe zwischen zwei Stufen ins Wohnzimmer. Papa steht mit dem Rücken zu mir, und trotzdem kann ich mir seinen Gesichtsausdruck genau vorstellen. Wenn unser Vater wütend ist, zieht er seine Augenbrauen so zusammen, dass man meinen könnte, er habe nur eine. Eigentlich sieht das ziemlich lustig aus, aber keiner von uns beiden Kindern hat jemals darüber gelacht. Denn wenn Papa einmal in Rage kommt, ist einem nicht mehr zum Lachen zumute.

»Ich kümmere mich um ihn, okay? Vielleicht schicke ich ihn mal zum Psychologen«, schlägt meine Mutter vor.

Doch mein Vater widerspricht sofort: »Auf gar keinen Fall. Hast du eine Ahnung, wie das nachher in der Krankenakte aussieht?«

Mama sieht so klein aus, wie sie vor ihm steht. Am liebsten würde ich aufspringen, die Treppe runterstürzen und meinen Vater bitten, lieber mich so anzubrüllen. Immerhin sind wir Kinder die Ursache für den Streit.

»Dann konzentrier dich jetzt erst mal auf Ben. Seine Noten sind hervorragend. Ich bekomme andauernd nur Gutes von ihm zu hören.«

Mein Vater schnaubt. »Wenigstens ein Kind, das uns keinen Ärger macht.«

Sollte ich mich über Papas Worte freuen können? Immerhin war das doch fast ein bisschen Anerkennung, oder?

Ich mache alles richtig. Ich schreibe gute Noten. Langsam lasse ich mich auf den Bauch sinken, schiebe den Kopf noch ein Stückchen tiefer auf die Treppe und halte den Atem an. Als könne mich jemand beim Luftholen hören. Mein Kopf stößt gegen das Holz, und eine Welle des Schmerzes jagt durch meinen Körper. »Au!« Verdammt! Mir ist nur der eine Laut entfahren, doch vielleicht war das genug. Ich will den Kopf schnell einziehen, doch der Blick meiner Mutter lässt mich innehalten.

Wir verharren nur eine einzige Sekunde im Augenkontakt, doch sie genügt, um zu wissen, dass sie mich gesehen hat.

Mein Herz rast schneller. Papa wird ausflippen, wenn er mitbekommt, dass ich gelauscht habe.

Wenn die Erwachsenen streiten, geht das die Kinder nichts an … Das weiß ich doch …

»Ich mache Abendessen«, sagt meine Mutter in normaler Lautstärke zu Papa. Ich hoffe, dass Papa aufgrund des Themenwechsels nicht misstrauisch wird. »Du kannst bis dahin ja noch was am Computer machen.«

Doch mein Vater schüttelt nur schlecht gelaunt den Kopf und wendet sich von Mama ab. Im gleichen Augenblick sitze ich wieder aufrecht vor der Treppe. Ich muss mich beeilen, ehe Papa hoch ins Büro kommt. Und vor allem muss ich Leo warnen, der sicher noch verträumt auf den Stufen im Dachgeschoss sitzt. Doch als ich oben ankomme, ist mein Bruder schon wieder in seinem Zimmer.

»Ben? Streiten Mama und Papa wegen mir?« Er sieht so traurig aus, während er das fragt. So traurig und ängstlich, dass ich ihm einfach nicht die Wahrheit sagen kann.

»Es ist nur wegen der Arbeit«, lüge ich und lege meinem Bruder die Hand auf die Schulter. »Du weißt doch … Papa hat viel zu tun. Er ist wahrscheinlich müde.« Ich hole tief Luft. »Kannst du mir trotzdem einen Gefallen tun?«

Leo nickt.

»Die Geschichten mit den Vampiren … erzähl sie lieber mir und nicht den anderen. Ich glaube, den Erwachsenen fehlt manchmal die Fantasie.«

26. Kapitel

Mel

In Büchern oder Filmen reden sie häufig davon, dass schlechte Nachrichten einem »den Boden unter den Füßen« wegreißen.

Das mag im echten Leben vielleicht auch für einige Situationen stimmen ... doch als die Wohnungstür hinter Ben ins Schloss fällt und ich aus dem Bad heraus Schritte im Flur höre, ahne ich bereits, dass etwas nicht stimmt. Ich ahne es noch mehr, als die Kaffeemaschine zu rattern beginnt und die Tassen in der Küche klimpern. Ben trinkt nach sechzehn Uhr nie Kaffee. Mit einziger Ausnahme vor dem Nachtdienst.

Ich *weiß* schließlich, dass etwas nicht stimmt, als ich die Türklinke herunterdrücke und vorsichtig den Kopf durch den Spalt schiebe. Ben sieht beschissen aus. Absolut nicht wie Ben. Viel mehr wie die völlig aufgelöste Version einer Person, die irgendwie an meinen Freund erinnert.

»Ben?« Ich klinge, als habe ich einen Frosch verschluckt. Oder nein, eine verfluchte Kröte.

Er hebt dennoch den Kopf. Sieht mich an. Nein, wieder falsch. Seine Augen sind auf mich gerichtet, und irgendwie ja, er sieht in meine Richtung. Und trotzdem fühlt es sich an, als schaue er vielmehr durch mich hindurch.

»Ist alles in Ordnung?«

Der Preis für die intelligenteste Frage des Jahres geht hiermit offiziell an mich. Selbst ein Blinder würde erkennen, dass alles ganz gewiss nicht in Ordnung ist. Ich trete aus der Tür, gehe vorsichtig auf Ben zu und lege eine Hand auf seine Schulter. Beinah unmerkbar zuckt er zusammen, streckt den Rücken durch und kippt sich den letzten Schluck Espresso in den Mund. »Bin nur in Gedanken.«

Bitte? Falls er glaubt, dass er mir damit davonkommt, hat er sich gewaltig geirrt.

»In Gedanken? Und deshalb siehst du aus, als hätte man dir das Leben aus den Adern gesaugt?« Ich setze mich neben ihn an den Tisch. »Wenn deine Gedanken dafür der Grund sind, sollten wir erst recht reden.«

Ben schüttelt zögernd den Kopf, dann ist da auf einmal dieses Lächeln. Dieses ganz und gar furchtbar erzwungene Lächeln, schlimmer als alle, die er sich in den letzten Wochen abgerungen hat und an dessen Stelle man ihm auch mit rotem Edding *Lüge* auf die Stirn schreiben könnte.

»Mein Vater hat mir heute ein vielversprechendes Angebot gemacht, über das wir uns in aller Ruhe unterhalten sollten.«

Egal, was Ben sagt. Spätestens an diesem Punkt weiß jede Zelle meines Körpers, dass hier gerade nichts Gutes geschieht.

»Und wie wäre es, wenn wir uns jetzt in aller Ruhe unterhalten?«

Ben seufzt. »Versprich mir, dass du es dir erst einmal anhörst, ja?«

Ich würde gerne nicken, doch eben jene achtsamen Zellen meines Körpers sind vorübergehend in einer Art Alarmsignal-Starre gefangen.

»Mein Vater hat vorgeschlagen, dass ich seine Praxis übernehme. Er hat deshalb eine Stelle als Assistenzarzt für Innere Medizin bei einem alten Kommilitonen in einer Klinik für mich besorgt. In Frankfurt. Was natürlich bedeuten würde, dass ich nach dem PJ dorthin ziehen muss. Das will ich natürlich nicht allein. Ich ... Er ... Christian würde uns eine Wohnung kaufen. Er denkt sowieso darüber nach. Sinnvolle Geldanlage. Wir könnten kostenlos dort wohnen, und ich hätte jetzt schon einen sicheren Job, ein Ziel, ich denke, das ist das, was man nach dem Studium braucht. Ich weiß, dass das erst mal total überraschend kommt und sicherlich auch erschreckend. Du müsstest vieles aufgeben, was dir hier etwas bedeutet, und ich weiß, dass ich das unmöglich von dir verlangen kann. Du könntest sicher auch erst mal hierbleiben und ...« Ich habe keine Ahnung, wann Ben das letzte Mal so viel auf einmal gesagt hat. Ich weiß nicht einmal, ob er jemals so viel und so schnell gesprochen hat. Und noch viel weniger kann ich sagen, ob es jemals vorgekommen ist, dass ich hingegen absolut sprachlos war.

»Frankfurt ist ja keine Weltreise. Wenn du in Köln bleiben willst, wäre das auch einen Versuch wert«, schiebt Ben nach.

Moment, was?

»Einen Versuch wert?« Meine Stimme klingt schrill in meinen Ohren.

»Wahrscheinlich kann man das nicht einmal als Fernbeziehung bezeichnen. Ich ... Ich ...«

»Fein. Und wenn der Versuch nicht funktioniert? Was ist dann? Hat dein Vater dahingehend vielleicht auch schon irgendeinen Plan, den du ›wahrscheinlich annehmen solltest‹?« Ich male Anführungszeichen in die Luft.

»Mel ... Das ist doch Unsinn.«

»Ja, Ben. Das, was du da gerade vorschlägst, ist Unsinn.« Und der Ben, in den ich mich verliebt habe, wäre nicht einmal auf die

Idee gekommen, über so etwas überhaupt nachzudenken. Dieser Gedanke schießt so roh und ungefiltert in meinen Kopf, dass ich keine Chance habe, mich auf den darauffolgenden Schmerz auch nur annähernd vorzubereiten. Denn es ist die Wahrheit. Das hier ist nicht »mein Ben«.

»Ich will dich an meiner Seite haben. Immer und überall.« Er versucht, nach meiner Hand zu greifen, doch heute bin ich es, die keine Nähe erträgt.

»Lass uns darüber sprechen. Über deine Bedenken. Über Frankfurt. Wir können uns Zeit nehmen, alles auf uns wirken zu lassen. Vielleicht gefällt es dir in Frankfurt, und wir können dort einfach weitermachen.«

Weitermachen. Wie absurd dieses Wort doch klingen kann.

»Du würdest in Frankfurt sicher einen tollen Job finden. Einmal im Jahr gibt es dort die Buchmesse. Das ist doch genau dein Ding.«

»Richtig. Vielleicht möchte deine Mutter mich ja begleiten. Wer weiß, ob sie dann nicht auch meine beste Freundin sein will.« Ich lache ironisch auf. Was auch immer ich eben noch gedacht habe: Dieses Gespräch reißt mir weder den Boden unter den Füßen weg, noch fühle ich mich gerade auf irgendwas vorbereitet. Die Voraussetzung für eins von beiden wäre nämlich erst einmal, dass ich überhaupt etwas spüre. Etwas anderes ... etwas, abgesehen von der Schlafzimmertür, die, als ich gehe, mit einem kalten Luftzug hinter mir ins Schloss fällt.

Es ist dunkel im Schlafzimmer. Ich habe die Vorhänge zugezogen, mich unter der Bettdecke vergraben und gemeinsam mit Imagine Dragons, Wincent Weiss und Madeline Juno über die Sache nachgedacht. Na gut, bevor ich überhaupt an den Punkt kam, einen klaren Gedanken zu fassen, stiegen mir zuerst die Tränen auf.

Dicke schwere Verzweiflungs-Einsamkeits-Tränen, die so tief in der Matratze versickert sind, dass ich nicht weiß, ob dieses Bett nun für immer ein Ort der Verzweiflung und Einsamkeit sein muss. Und ich fürchte, genau das ist das Schlimmste. Dass ich plötzlich nicht mehr weiß, ob dieses Gefühl überhaupt ein Ende hat. Ob ich wieder aufhören kann, mich verzweifelt und einsam zu fühlen, obwohl mein Freund sich gleich nebenan im Nachbarzimmer befindet.

»Ich werde ohne dich nirgendwo hingehen.«

Ben tritt neben mich ans Bett. Dabei habe ich nicht einmal mitbekommen, dass er überhaupt durch die Tür herein ist.

Doch jetzt spüre ich seine Hand über der Decke an meiner Schulter. »Hast du gehört? Wir bleiben hier.« Er beugt sich vor und zieht die Decke einen Spalt runter, um wenigstens meine Nasenspitze sehen zu können.

Als ich mich nicht bewege, holt er tief Luft, setzt sich zuerst auf seine Seite der Matratze, bevor er sich mir nähert.

»Kriege ich ein Stück Decke?«

Ich nicke stumm, lasse ihn noch dichter an mich heran. Ein vertrauter Duft strömt in meine Nase, füllt mein Herz mit Erinnerungen an die Zeit, in der wir ständig so gelegen haben.

»Es ging mir nicht um Frankfurt.«

»Worum dann?«

»Na, darum, dass du dir vorstellen könntest, ohne mich zu gehen.« Allein diesen Satz auszusprechen, rammt mir einen spitzen Pfeil in die Brust.

»Das ist es eben. Das kann ich nicht«, flüstert Ben. »Und deshalb denke ich, dass wir bleiben.«

In meinem Hirn rattert etwas. Etwas, das klar und deutlich weiß, dass das hier nicht die Lösung ist.

»Wenn die Praxis deines Vaters zu übernehmen das Richtige

für dich ist, dann finden wir einen Weg, wie wir das gemeinsam schaffen können. Gib mir einfach ein bisschen Zeit, darüber nachzudenken. Okay?«

»So viel, wie du brauchst«, flüstert Ben und streicht über meine Wange. Als ich unauffällig zu ihm hinübersehe, bemerke ich, dass er die Augen geschlossen hat.

Er sieht so müde und ausgelaugt aus, als hätte er die letzten Wochen kaum geschlafen. Oder aber, als sei diese Art von Leere etwas, das kein Schlaf auffüllen kann.

Etwas, das tiefer sitzt. So tief, dass Ben es selbst nicht wagt, auch nur für den Bruchteil eines Augenblicks danach zu graben.

27. Kapitel

Mel

Basti konnte tatsächlich einen guten Preis für unsere gemeinsame Arbeit verhandeln, und bei dem Gedanken daran spüre ich vor Aufregung ein echtes Hochgefühl. Erst einmal wollen wir unsere Ideen für das Video besprechen und abstimmen, ob unsere Vorschläge zusammenpassen. Ich habe mir überlegt, dass wir *Das perfekte Dinner* nachspielen könnten, uns gegenseitig bekochen mit der Voraussetzung, dass wir beide ein Produkt von *LoveOats* einbauen. Ich kann mir gut vorstellen, dass das bei den Zuschauern positiv ankommt. Immerhin hat man das noch nicht häufig gesehen, oder? Das Video mit Basti soll hervorstechen, etwas Besonderes werden. Vor allem natürlich, damit er nicht bereut, mich gefragt zu haben.

Laut Lou ist Basti sogar mit mehreren Videos bereits in den Trends gelandet. Ich habe ihr versprochen, ein Autogramm für Isi mitzubringen.

Ben hat heute ausnahmsweise frei und vorgeschlagen, zum Badesee zu fahren. Ich denke, es ist seine Art, sich bei mir zu bedanken. Zwar ist Frankfurt bisher nicht offiziell zugesagt, doch ich habe Ben versprochen, der Idee eine Chance zu geben. Die Praxis von Dr. Winter läuft ziemlich gut, und ich habe die Hoffnung, dass Ben die Aussicht auf eine sichere Arbeit etwas entspannt. Was das für mich bedeutet? Um ehrlich zu sein, kann ich das nicht sagen, denn bisher versuche ich, das ganze Thema erst einmal aus meinem Kopf zu verbannen. Verdrängung erweist sich bisher als sehr erfolgreiche Bewältigungsmethode, die mich nicht den Verstand verlieren lässt. Sigmund Freud würde sich gewiss im Grab umdrehen. Aber hey, der Mann hat am Tag angeblich bis zu zwanzig Zigarren geraucht. Von so jemandem lasse ich mir mal so gar nichts sagen.

Wir haben mittlerweile fünfzehn Uhr, und es ist so heiß draußen, dass man es in der Sonne kaum aushält. Ich habe mich den halben Tag von Limo und Wassermelone ernährt und packe gerade beides in meine Strandtasche, als ich eine Nachricht bekomme.

Ich schüttele die Flipflops von den Füßen und entriegele mein Smartphone, während ich barfuß zurück zum Kühlschrank laufe.

Übrigens habe ich deine Videos fast durch. Halt mich nicht für einen Stalker, aber ich wollte mich informieren, mit wem ich zusammenarbeite. :D Mit tastyherbs *habe ich auch mal was gemacht. Ich mag die Produkte. Habe mir tatsächlich welche über deinen Code bestellt. Basti*

Echt? Du bekommst doch bestimmt den ganzen Kram kostenlos.

Ach was. Ich dachte, ich unterstütze dich mal und erhöhe die Nachfrage. Das Ergebnis sah echt ansprechend aus. Wenn wir so was für LoveOats *hinbekommen, sind die allemal happy.*

Das ist lieb von dir.

Ehrensache.

Ich muss jetzt los. Bis dann!

Ich freue mich auf Donnerstag.

Ich mich auch. Danke für alles!

Gern!

Die Tür zum Schlafzimmer fliegt auf, und Ben kommt herausgestapft. »Musste nur noch mein Tablet aufladen. Wir können los.«

Schnell packe ich unseren Proviant zusammen und schlüpfe zurück in meine FlipFlops.

Zwanzig Minuten später stehen wir auf dem Parkplatz des Badesees und stellen fest, dass wir bei Weitem nicht die Einzigen mit dieser schlauen Idee waren.

»Wir können auch woanders hinfahren«, sagt Ben schnaufend und fährt die Fensterscheibe runter. Noch mehr warme Luft dringt in das Auto.

»Glaubst du ehrlich, dass es woanders leerer ist? Ich bin mir ziemlich sicher, dass die Freibäder bei dem Wetter noch überfüllter sind.«

»Puh! Wahrscheinlich hast du recht.« Er zuckt mit den Schultern.

»Oder wir legen uns einfach den ganzen Tag in eine kalte Badewanne, essen Wassermelone und …«

Jetzt hat Ben die Tür aufgedrückt. Na gut, ich fand meinen

Vorschlag gar nicht so schlecht. Auch wenn ich bei dem Gedanken an Wassermelone langsam mal Bauchweh bekommen sollte.

»Wenn wir jetzt schon hier sind, können wir wenigstens für eine Weile reingehen.«

Ben findet den vermutlich letzten Platz im Schatten und breitet unsere Handtücher aus.

»Wollen wir direkt ins Wasser?«, frage ich und lege meine Tasche auf ein Stück Wiese. Wir haben uns zu Hause bereits Badesachen angezogen, sodass ich mich jetzt nur noch aus dem Top pellen muss.

»Nein, ich bleibe erst mal hier.« Ben zieht sein Tablet aus dem Rucksack und stöpselt sich die Ohrhörer rein. Ich beobachte, wie er sein T-Shirt über den Kopf streift und sich oberkörperfrei auf sein Handtuch sinken lässt. Er trägt dunkelblaue Tommy-Hilfiger-Badeshorts, die mit einer roten Schnur am Bund zusammengehalten sind. Die Hose haben wir letztes Jahr zusammen ausgesucht, und Ben hat mir den passenden Bikini geschenkt.

Seine Arme sind wie immer im Sommer leicht gebräunt, doch irgendwas an ihm kommt mir fremd vor. Vielleicht ist es nur seine Haltung, die Art, wie er über dem Tablet hängt.

Beunruhigt mustere ich ihn von der Seite und überlege, ob es auch möglich ist, dass Ben schmaler geworden ist. Seine Oberarme sind immer recht muskulös gewesen, etwas trainierter als die seines Zwillingsbruders, und seine Brust wirkt auf einmal fast etwas eingefallen. Ich versuche, meinen Blick zwischendurch von ihm abzuwenden, damit er sich nicht beobachtet fühlt.

Ob ihm bewusst ist, dass er Gewicht verloren hat? Ich traue mich nicht, ihn danach zu fragen. Ben hat in der letzten Zeit kaum noch Appetit, und vor allem war er seltener trainieren als früher.

Als ich Ben nach einem Eis frage, stimmt er jedoch zu und bietet sogar an, am Kiosk zwei Capri zu kaufen. Dieses Zuckerzeug habe ich jahrelang nicht gegessen, erinnert mich aber an die vielen heißen Sommertage meiner Kindheit, an denen mein Bruder und ich die Straßen mit Kreide bemalt oder Einradfahren geübt haben. Ich habe immer länger durchgehalten als er, dafür war David der bessere Rollerfahrer.

Nachdenklich knote ich meine Haare zu einem Zopf zusammen, damit sich nicht andauernd Strähnen in meinem Eis verfangen, als plötzlich ein Schatten auf mich fällt.

»Na, wer hätte das gedacht? Macht ihr uns unseren Lieblingsplatz streitig?« Leos Lachen lässt auch Ben aufsehen.

»Was macht ihr denn hier?«, frage ich verwundert.

»Schwimmen. Sonnen. Was mal halt so am Badesee macht«, beantwortet Ben meine rhetorische Frage und reißt erst jetzt die Verpackung seines Eises auf.

Ich ignoriere meinen Freund und stehe auf, um Maggie und seinen Bruder zu umarmen.

»Wir waren schon letztes Jahr hier.« Maggie grinst. »Und weil das Wetter so schön ist, haben wir beschlossen, noch mal herzukommen, bevor Leo nächste Woche für die Ausbildung zum Mediacampus fahren muss.« Auf ihrem Gesicht liegt ein trauriges Lächeln.

»Und ich komme schneller wieder, als du mich vermissen kannst.« Leo umarmt sie fest von hinten und drückt Maggie einen Kuss auf das blonde Haar.

»Das würde ich nie tun. Pah. Ich genieße die Zeit allein«, entgegnet Maggie verteidigend und gibt ihm eine sanfte Kopfnuss. »Es ist toll hier, oder?«

Ich sehe mich nachdenklich um und nicke dann. »Ziemlich voll, aber wir haben noch einen Platz erwischt.«

»Wir sind schon seit heute Morgen hier«, erklärt Leo. »Da war es noch wesentlich leerer. Eigentlich wollten wir auch gerade gehen, oder, Frechdachs?«

»Nenn mich nicht Frechdachs!«, warnt Maggie und verengt die Augen.

»Du bist aber ein Frechdachs.«

»Dann kannst du mich auch ›wundervollste Freundin der Welt‹ nennen. Die bin ich nämlich hoffentlich auch.«

»Gut gekontert.« Ich muss lachen. »Wir sind eben erst gekommen. Ben hat noch einiges für die Prüfung zu lernen, und ich wollte jetzt mal ins Wasser. Also habt einen schönen Nachmittag, ihr zwei.«

Leo beugt sich zu mir hinunter und drückt mich zum Abschied.

Maggie grinst. »Wie schön, dass wir uns gerade so oft über den Weg laufen. Vielleicht kommst du ja bald wieder im Café vorbei. Hab mich gefreut, als du überraschend aufgekreuzt bist.«

Ich lächele munter. »Ja, mal sehen.«

»Du musst auch noch die anderen Kuchen probieren.«

Jetzt hebt Ben den Kopf. »Es gibt bei euch Kuchen? Hey, den habe ich letztes Mal gar nicht gesehen.«

Ich beiße mir verlegen auf die Lippe, werfe Maggie einen warnenden Blick zu. Zuerst lese ich Irritation in ihren Augen, dann geht sie zum Glück ganz normal auf Bens Frage ein: »Da war es ja auch früh am Morgen. Aber na klar. Wir sind doch ein Café. Beziehungsweise ...« Amüsiert betrachtet sie mich. »Die Definition haben wir ja noch immer nicht wirklich geklärt. Woher kennst du eigentlich Basti?«

»Basti? Wir haben uns durch dieses große YouTube-Event kennengelernt«, antworte ich.

»Ahhhh«, macht Maggie. »Stimmt.« An Leo gewandt erklärt

sie: »Basti ist ein echt cooler Typ. Er ist seit Jahren erfolgreich auf YouTube und kommt ab und zu mit Freunden ins Café.«

Mein Herz flattert vor Aufregung in meiner Brust. Unauffällig schiele ich zu Ben hinüber und hoffe, dass er mittlerweile wieder Ohrstöpsel eingesteckt hat. Doch Pustekuchen! Er hat unser Gespräch aufmerksam verfolgt.

»Wie dem auch sei. Ich soll dir auch lieben Dank von Oman bestellen. Für den Vlog und die Werbung«, meint Maggie, bevor Leo sie an die Hand nimmt und Richtung Ausgang zieht. »Wir müssen los!«, ruft er aus ein paar Metern Entfernung. »Tschüss, Bruderherz! Sei nicht so eine Prinzessin und geh mal ein paar Fische tauchen.«

Die ausgelassene Stimmung zerspringt innerhalb einer einzigen Sekunde und hinterlässt ein ziemliches Durcheinander.

»Hast du gehört?« Ich drehe mich zu Ben um und setze ein aufmunterndes Lächeln auf. »Leo hat sich auch ins Wasser getraut.«

»Wieso kennt Maggie diesen Basti?«, fragt Ben und ignoriert meine vorherige Bemerkung. In mir zieht sich etwas zusammen. Ich hatte eigentlich vor, ihm von dem spontanen Wiedersehen im Café zu erzählen. Na gut, die Sache mit dem Kuchen hätte ich wahrscheinlich ausgelassen, um Ben nicht zu kränken.

»Wir haben uns zufällig dort getroffen«, erkläre ich schnell. »Ich war im Café, wollte Maggie mal *Hallo* sagen.«

Ben runzelt die Stirn. »Warum denn das?«

Ich ziehe den Kopf zurück. »Warum denn nicht? Ich war halt in der Nähe. Nach dem Besuch im Tierheim.«

»Du hast mir nichts davon erzählt.« Ben lässt das Tablet auf seinen Schoß sinken und betrachtet mich mit einer eindeutigen Spur des Misstrauens.

»Was ist?«, frage ich jetzt etwas rauer. »Willst du mir irgendwas unterstellen?«

Ben schüttelt den Kopf. »Ich habe doch nur gefragt.« Er rutscht versöhnlich ein Stück näher an mich heran. »Sorry. Das sollte kein Verhör sein.« Er fährt sich mit der Hand über den Nasenrücken und seufzt. »Lass uns jetzt einfach ins Wasser gehen.«

»Und deine Sachen?« Ich deute auf das Tablet, das immer noch auf seinen Beinen liegt.

»Das mache ich später«, erklärt Ben und schiebt das Tablet zurück in seinen Rucksack. Er drückt sich vom Handtuch ab und läuft zielstrebig aufs Wasser zu.

Ich knote meinen Bikini fester und will gerade aufstehen, als schon wieder eine WhatsApp von Basti aufleuchtet. Zum Glück hat Ben sie nicht gesehen.

Noch eine Frage: Soll ich abends etwas für uns kochen? Irgendwelche Wünsche?

Ich lächele, entferne die Nachricht schnell vom Sperrbildschirm und werfe mein Telefon in die Tasche.

Jetzt geht es erst mal ins Wasser.

28. Kapitel

Mel

– vor zwei Jahren –

Wir stehen vor diesem übergroßen Haus mit diesem übergroßen Vorgarten, und ich frage mich, ob sich hinter dieser übergroßen Eingangstür vielleicht auch ein übergroßes Wohnzimmer und vermutlich auch ein übergroßer Garten verbergen. Habe ich erwähnt, dass dieses Haus groß ist?

Ich sehe an der weißen Fassade hinauf, mustere die großzügigen Fenster, die mir nur eine Ahnung vermitteln, wie übergroß auch dieser Flur sein muss. Diese Villa hat mindestens ein Stockwerk mehr als die meisten Häuser, die ich kenne. Möglicherweise sogar zwei. Ich kenne mich mit Architektur nicht aus, doch mein Laienauge vermutet, dass dieses Haus schon im letzten Jahrhundert gebaut wurde: weiße Fensterläden, mehrere Dachgauben und ein verzierter Schornstein. Den Eingang des Hauses erreicht man über ein paar Stufen.

»Hier wohnst du«, stelle ich fest, während mein Freund das Tor zum Vorgarten aufschließt. Ich sage es in meinen Gedanken immer wieder: mein Freund. Ben ist mein Freund. Weil ich es immer noch nicht glauben kann, dass er jetzt zu mir gehört.

»Nein«, sagt Ben und macht eine Pause. »Hier wohnen meine Eltern.«

Ich hole tief Luft. »Wäre es möglich gewesen, dass du mir so was vielleicht vorher sagst?«, hake ich nach. »Ich trage diesen einfachen Pullover und … überhaupt, darauf bin ich nicht vorbereitet.« Gleich bekomme ich Schnappatmung.

»Auf meine Eltern kann man sich nicht vorbereiten.«

Okay. Ich versuche, seine Bemerkung zu meinem Vorteil zu interpretieren: Die Winters sind bodenständig, haben keine ungewöhnlichen Ansprüche an Normalsterbliche aus der Mittelschicht und freuen sich, mich kennenzulernen. Das tun sie doch, oder?

Wir sind seit zwei Monaten ein Paar. So richtig offiziell zumindest. Seit dem Tag, als wir auf der Kirmes waren und er mir den Teddy geschenkt hat.

Ich betrachte Ben von der Seite und spüre dieses aufgeregte Flattern in meiner Brust, das mich seit heute Morgen schon um den Verstand bringt.

»Teddy? Was ist, wenn deine Eltern mich nicht mögen?«, frage ich gedehnt.

»Mach dir keine Sorgen.« Er beugt sich vor, drückt mir einen Kuss auf die Lippen und grinst dann. »Meine Eltern mögen niemanden.«

29. Kapitel

Ben

Wir frühstücken am Montagmorgen gemeinsam. Mel hat Kuchen gebacken, und in der ganzen Wohnung riecht es dementsprechend lecker. Ich habe nicht mal viel Hunger, trotzdem stehe ich an der Küchentheke und bereite einen Smoothie vor. Für Mel, weil ich ihr eine Freude machen will, und für mich, weil ich gleich mit Leo zum Laufen verabredet bin.

»Bestell ihm liebe Grüße«, bittet mich Mel zur Verabschiedung und drückt mir einen Kuss auf den Mund. »Und sag ihm, er soll mir endlich die Liste schicken.«

»Welche Liste?«, frage ich beim Rausgehen.

»Er weiß Bescheid. Ich habe ihn jetzt schon mehrfach nach einer Gästeliste gefragt. Wenn ich nicht weiß, wie viele Leute zu Maggies Geburtstag kommen, kann ich die Essensmengen nicht kalkulieren«, erklärt sie.

»Ah. Richte ich aus. Bis später.«

»Bis später, Teddy.«

Die Tür fällt ins Schloss, ich kontrolliere mein Smartphone und schreibe Leo, dass ich unterwegs bin.

Mittlerweile wohnen wir ein ganzes Stück weiter auseinander. Seit Leo sein Studium abgebrochen hat, ist die finanzielle Unterstützung unserer Eltern weggebrochen, und er musste in eine kleinere Wohnung weiter außerhalb ziehen.

Ich wusste nicht, dass man ein schlechtes Gewissen und Neid gleichermaßen empfinden kann, bis ich das erste Mal seine neue Bude betrat und feststellte, dass mein Zwillingsbruder sich von den Quadratmetern zwar halbiert, sein Selbstbewusstsein sich die letzten Monate aber mindestens verdreifacht hat.

Ich bewundere Leo. Für seinen Mut, seine Kreativität und seinen Glauben an sich und die Welt. Während ich schon immer die vorgetretenen Wege meines Vaters passierte, erschuf Leo seine eigenen und ließ sich selbst dann nicht beirren, wenn ihn etwas kurz aus der Bahn brachte.

Wir treffen uns in einem kleinen Park, den wir super als Strecke einteilen können. Leos Kondition ist deutlich besser als meine, denn unter normalen Umständen treibe ich eher Kraftsport. Doch für heute scheint eine Runde Joggen tatsächlich genau richtig zu sein. Die Luft hat für einen Augustmorgen eine sehr angenehme Temperatur, und ich kann mir vorstellen, dass mir ein klarer Kopf gerade mehr als guttun wird.

»Was eine Ehre, dass ich schon zweimal diese Woche in den Genuss komme, meinen Lieblingsbruder zu sehen«, begrüßt Leo mich grinsend und klopft mir kumpelhaft auf die Schulter.

»Ich bin nur hier, um zu kontrollieren, dass du auch wirklich Sport machst«, entgegne ich mit einem schwachen Lächeln.

Wir laufen fast eine Stunde. Aber auch nur, weil Leo mich zwischendurch anheizt, nicht aufzuhören. Schnaufend erholen wir uns anschließend auf einer Parkbank.

Ich nehme einen großen Schluck aus meiner Wasserflasche und wische mir den Schweiß aus der Stirn.

»Gibt's irgendwas Neues?«, horcht Leo nach und wischt sich den Schweiß aus der Stirn.

»Alles in Ordnung«, antworte ich schnell.

»Also läuft alles? Die Klinik? Zu Hause? Oder stressig?«

Seine Fragerei kommt mir auf einmal wie ein Verhör vor. Ob Mel ihm irgendetwas erzählt hat? Beim besten Willen kann ich es mir nicht vorstellen. Und überhaupt? Was soll sie denn mit ihm besprochen haben? Ob Impotenz in der Familie liegt?

»Klar«, sage ich und lächele jetzt etwas breiter. »Und bei dir?«

Leo ignoriert meine Rückfrage. »Ich habe mir Sorgen gemacht. Um dich. In letzter Zeit. Wenn irgendwas ist, du weißt, dass wir ...« Er sucht nach den richtigen Worten. »Ich weiß, dass Reden nicht dein Ding ist. Aber wir sind nicht nur Brüder, sondern Zwillingsbrüder. Soll heißen ...«

Ich unterbreche ihn: »Es ist nur der Stress, verstehst du? Nur Stress. Eine schwierige Phase. Du kennst das doch.«

Leo zuckt mit den Schultern. »Hm. Das hält aber jetzt schon eine Weile an, oder? Vielleicht kannst du doch mal zu der Uniberatung gehen. Die haben sicher auch Psychologen oder Sozialarbeiter, mit denen man sprechen kann. Ich erkenne dich die letzten Wochen kaum noch wieder. Du bist viel gereizter.«

Jetzt werde ich wirklich sauer. »Das stimmt doch überhaupt gar ...« Mit einem Blick auf Leo gestehe ich ein: »Okay, das war jetzt wirklich lauter. Aber auch nur, weil mir alle etwas einreden wollen, was überhaupt nicht stimmt.«

Leo legt die Stirn in Falten. »Wer will dir irgendwas einreden?«

Ich überlege, mache vor Aufregung viel zu hektische Handbewegungen. »Na, du zum Beispiel. Und Mel macht auch oft Andeutungen. Dabei ist alles gerade einfach ein bisschen zu viel. Du weißt das doch. Das gehört irgendwie dazu.«

Jetzt schüttelt Leo den Kopf. »Ja, vielleicht ist es normal, dass man mal ein paar Tage hinterherhinkt, eine Nacht vor der Prüfung schlecht schläft oder sich zu Hause über die Arbeit ärgert. Aber bei dir sieht das anders aus. Nach mehr, Ben!«

Plötzlich wünsche ich mir nur, dass mein Bruder aufhört zu reden. »Ja, vielleicht habe ich mich ein bisschen gehen lassen. Es wird wieder besser. Die Monate auf der Chirurgie waren hart, und dann kam die Sache mit der Praxis.«

»Welche Praxis?«

Ich verschlucke mich beinah an meinem Wasser. Shit. Darüber habe ich mit Leo noch gar nicht gesprochen. »Oh man. Ich wollte es dir eigentlich anders sagen und nicht, dass du es jetzt hier erfährst.«

»Was erfährst?«, fragt Leo ungeduldig.

»Unser Vater möchte, dass ich nach dem PJ als Assistenzarzt bei ihm arbeite und danach die Praxis übernehme.« Ich schnaufe, wage gar nicht, meinem Bruder in die Augen zu sehen. Ich weiß, dass es Leo nicht ums Geld geht. Es ist ihm vollkommen egal, ob die Praxis auf meinen Namen übertragen wird oder unser Vater sie irgendwann an jemanden verkauft.

Trotzdem vermeide ich es, ihm vor Augen zu führen, wie Christian Winter seinen zweiten Sohn vollkommen übergeht.

»Und?« Leo sieht mich nachdenklich an.

»Und was?« Ist er sauer, dass ich es ihm nicht gesagt habe?

»Willst du es?«

Ich vergrabe das Gesicht in den Händen und seufze tief. »Es bietet mir eine gute Zukunft, fast mit Erfolgsgarantie, definitiv eine Absicherung.«

»Und?«

»Und was?«, frage ich noch einmal.

»Ob du es willst?« Leo hat sich zurückgelehnt, sein Getränk ebenfalls aufgedreht und blickt gelassen in den Park hinein. Von Verärgerung fehlt jede Spur.

Auf einmal taucht ein Hund vor der Bank auf und winselt leise, und für den Moment komme ich um die Antwort herum. Erst ein paar Sekunden später entdecken wir einen älteren Mann, der verzweifelt nach einem Tierarzt in der Nähe fragt. Der Hund sei wohl in die Scherbe einer Bierflasche getreten. Wir suchen zuerst eine Adresse in der Nähe raus, dann bieten wir an, den Herren zu begleiten.

Ich habe keine Ahnung, ob wir vergessen, unser Gespräch zu Ende zu führen, oder ob ich unbewusst vielleicht sogar gehofft habe, dass das Thema nicht mehr zur Sprache kommt.

Denn als ich auf dem Rückweg in der Bahn sitze, wird mir klar, dass ich auf Leos Frage keine Antwort habe.

30. Kapitel

Ben

Die meisten Studierenden machen keine Nachtdienste. Es ist im Praktischen Jahr weder verpflichtend, noch brechen viele bei dem Gedanken an Schlafentzug in Jubel aus.

Ich habe mich schon mehrfach freiwillig für Dienste eingetragen, denn ich genieße es, wenn Ruhe in die Klinik einkehrt, die Gänge weniger überrannt sind und ich den Bereitschaftsarzt zu Notfällen begleiten kann. Außerdem gibt es dafür einen Extratag frei, an dem ich mich stattdessen auf die Prüfung vorbereiten kann.

In dieser Nacht ist es ziemlich ruhig, da ausnahmsweise alle Patienten schlafen. Ich sitze im Bereitschaftszimmer, während der diensthabende Arzt im Pflegestützpunkt verschwunden ist. Das Klischee, dass in jedem Krankenhaus mindestens ein Arzt mit einer Schwester anbändelt, kommt nun einmal nicht von irgendwoher.

Auf der Arbeit entstehen die meisten Liebschaften oder Beziehungen. Natürlich muss ich ausgerechnet jetzt wieder an Mel denken. Mel, die sich morgen mit dem wahnsinnig erfolgreichen Basti trifft. Zweimal habe ich seinen Namen schon in die Suchmaschine eingeben wollen, mich aber im letzten Augenblick davon abgehalten. Mel ist ein freier Mensch, und ich werde ihre Freunde selbstverständlich nicht ausspionieren.

Schließlich sind wir seit fast zwei Jahren zusammen. Ich vertraue Mel. Weil ich sie liebe. Wozu sollte ich also wissen, wie der Typ aussieht, mit dem sie sich einfach aus beruflichen Gründen trifft?

Ich höre Maggies Stimme. *Basti ist ein echt cooler Typ.*

Er scheint die beiden Mädels ja schnell um den Finger gewickelt zu haben.

Es ist kein Date. Du kennst Mel. Du vertraust Mel.

Ich höre die Uhr an der Wand leise ticken. So mucksmäuschenstill ist es hier im Zimmer.

Aber was ist, schießt es mir durch den Kopf … *was ist, wenn ich nicht Mel misstraue, sondern mir?*

Wenn ich überhaupt nicht mehr weiß, ob diese ständige Leere andere mittlerweile mindestens so sehr erdrückt wie mich selbst?

Wie von selbst habe ich Bastis Kanalnamen auf YouTube eingegeben. Als ich das neuste Video anklicke und von einem dunkelblonden Kerl begrüßt werde, ist längst die Übelkeit in mir aufgestiegen.

Eisblaue Augen, hellerer Hauttyp, glatt rasiert. Er ist ein ganz anderer Typ als ich.

Mit einem dicken Kloß im Hals scrolle ich durch seine Startseite, öffne immer wieder ein Video und sehe zu, wie er ordentlich mit seiner Wohnung, seinen Klamotten oder seiner wahnsinnigen Beliebtheit prahlt. Wozu sonst lädt man auch eine Zweihundert-Quadratmeter-Roomtour der eigenen Wohnung hoch, wenn man nicht angeben will? Zweihundert Quadratmeter?

Mittlerweile habe ich das Polohemd unter meinem Kittel vollkommen durchgeschwitzt. Reflexartig lasse ich das Telefon auf den Tisch fallen und schiebe es von meinem Körper weg. Ich will damit nichts mehr zu tun haben. Mit nichts von alledem.

Ich starre auf das Etikett meines ausgetrunkenen Energydrinks und verteufle die Entscheidung, davon überhaupt einen Schluck genommen zu haben. Jetzt fühle ich mich zu wach zum Schlafen und zu kaputt, um mich meinem Lernstoff zu widmen. Optimale Voraussetzung für eine gute Nacht, in der sich jeder kleine Fehler in meinem Leben zu einer Katastrophe zerdenken lässt.

Ich taste auf dem Tisch wieder nach meinem Telefon, entriegele den Bildschirm und schließe die YouTube-App. Vorsichtshalber lösche ich sogar den Verlauf. Dann schreibe ich Mel. Vermutlich schläft sie schon tief und fest. Zumindest hoffe ich das, denn mittlerweile ist es fast drei Uhr. Doch wenn ich morgen Mittag aufwache, ist sie schon in der Bibliothek, sodass wir uns verpassen.

Bevor sie diesen Basti trifft.

Ich habe unseren Chat angeklickt und möchte gerade lostippen, da werde ich stutzig.

»Zuletzt online um 2:45 Uhr«. Ist alles in Ordnung? Ich bin kurz davor, Mel anzurufen, doch gleichzeitig komme ich mir ziemlich schräg vor, ihr so nachzustellen.

Vielleicht hat sie einfach schlecht geschlafen, ist zwischendurch wach geworden oder hat noch spät einen Film gesehen. Vielleicht ist das auch ein Fehler. So was passiert. Auch bei Technik, oder? Ich ertappe mich bei dem Wunsch, Bastis Onlinezeiten sehen zu können, und verfluche mich im selben Moment für mein Misstrauen. Was zur Hölle ist los mit mir?

Ich bin nie so ein Freund gewesen. Ein Freund, der seiner Freundin den Besuch im Club ausreden wollte, aus Angst, sie könnte betrunken leichtsinnig werden. Ein Freund, der Sorge hatte, jemand anderes könnte der Freundin unter den kurzen Rock starren. Und jetzt? Was ist in mich gefahren? Ich werde zu dem Partner meiner eigenen Horrorvorstellung, und nur ich kann daran etwas ändern.

Also reiße ich mich zusammen und schreibe:

Wir sehen uns vermutlich erst morgen Abend. Ich hoffe, du hast einen schönen Tag. Fühl dich geliebt. Ben.

Ich lösche meinen Namen wieder. Schließlich sollte sie wissen, dass die Nachricht von mir ist. Immerhin kommt sie in unserem Chat an. Und überhaupt ... wer außer mir sollte ihr so eine Nachricht schreiben?

An Verehrern wird's ihr sicher demnächst nicht mehr fehlen.

Am liebsten würde ich gegen diese Stimme in meinem Kopf anbrüllen. Ist es Daniel gewesen, der das gesagt hat? Oder Aaron? Das Gesicht pulsiert nur verschwommen in meiner Erinnerung. Doch spielt es eine Rolle? Es ist die Wahrheit.

Mein Herz klopft schnell, in meinem Bauch hat sich ein Druck gebildet.

Plötzlich schrecke ich hoch. Die Notfallklingel ist angesprungen. Das bedeutet noch lange keine Lebensbedrohung, heißt aber, dass ich mich schnellstmöglich auf der Station blicken lassen sollte.

Ich springe also auf, werfe vor Aufregung beinah den Stuhl um und reiße die Tür auf. Unser Bereitschaftsarzt Thomas steht schon im Flur. »Benedikt.« Er hebt winkend die Hand, als könnte ich ihn auf dem leeren Gang verfehlen. »Es ist eine absolute Notsituation. Ein Blinddarmdurchbruch. Der Patient muss notoperiert werden, und auf der Chirurgie fehlt eine Assistenz.«

»Bitte was?«

»Es ist, wie es ist. Scheint wohl ein Fehler unterlaufen zu sein, jedenfalls sind Hände gebraucht. Ich muss hier oben zur Bereitschaft bleiben, und es wäre uns sehr geholfen ...«

»Natürlich«, sage ich und straffe den Kittel. »Auf der Chirurgie? Bei den Kindern?«

Thomas schüttelt den Kopf. »Bei den Erwachsenen. Der Patient ist schon in Narkose. Ich hoffe, du bist fit.«

Schnell nicke ich. Natürlich bin ich das. Als Arzt muss man auf Notsituationen immer vorbereitet und vor allem hoch konzentriert sein. Ich mache auf dem Absatz kehrt und laufe über die Station zu den Fahrstühlen.

Eilig drücke ich auf den Knopf. Nicht nur einmal, sondern mehrfach. Das letzte Mal, als ich es so eilig hatte, in den Fahrstuhl zu steigen, bin ich im Gang der Bidermann begegnet. Bei der Rundführung mit Ludwig.

Die Bidermann, schießt es mir durch den Kopf. Was hat sie noch mal gesagt?

Ich hoffe, dass Sie irgendwann einmal mehr Sorgfalt an den Tag legen.

Mehr Sorgfalt. Als hätte ich all die Monate verantwortungslos gearbeitet und lauter Mist fabriziert. Hitze steigt wieder in mir auf. Momentan wird mir in jeder kleinsten Stresssituation furchtbar warm. Ich ziehe den Kittel aus und lege ihn mir über den Arm. Für die OP muss ich mich sowieso noch umziehen.

Der Aufzug ist immer noch nicht oben.

Angestrengt schließe ich die Augen, lehne mich gegen die Wand neben dem Drücker und zähle im Kopf die Sekunden, die der Fahrstuhl braucht, um endlich anzukommen. Hätte ich doch lieber die Treppe genommen ...

Andererseits ... mein Herz schlägt ohnehin so schnell, dass sich jede Bewegung wie eine immense Belastung anfühlt.

Ich spüre intensive Schmerzen und ein starkes Druckgefühl hinter dem Brustbein, es fällt mir schwer, Luft zu holen, und obwohl ich die Lider geschlossen habe, dreht sich in der Finsternis alles um mich herum.

Ich muss die Ruhe bewahren. Jetzt. Oder ich bekomme einen Herzinfarkt. Ich kenne die Vorboten: Brustschmerzen, Atemnot ... Die letzten Wochen bin ich erschöpft gewesen. Bei vielen jungen Menschen äußert sich eine Herzschwäche durch fehlenden Sauerstoff und Energie. Durchblutungsstörungen beziehungsweise koronale Herzkrankheiten sind die häufigste Todesursache in unserem Land.

Ich kneife die Augen noch fester zusammen, wische mir mit dem Kittel den Schweiß aus dem Gesicht und atme durch.

Mein Puls ist wahrscheinlich schon über die hundertfünfzig Schläge pro Minute hinaus. Irgendwas stimmt hier nicht. Wenn ich jetzt in diesen Aufzug steige ...

PLING. Genau in diesem Moment öffnet sich die Tür des Fahrstuhls, ich reiße die Augen auf und sehe mich leichenblass im Spiegel.

Ich hoffe, dass Sie irgendwann einmal mehr Sorgfalt an den Tag legen. Die Bidermann ist wie eine Bombe in meinem Kopf. Eine Bombe, die immer schneller tickt und jeden Augenblick explodiert.

Doch ich lasse das nicht zu. Ich lasse nicht zu, dass sie mich einen Versager nennen. Ich lasse nicht zu, dass Mel sich von mir trennt, weil ein anderer besser ist als ich. Ich lasse nicht zu, dass mein Vater den Glauben in mich verliert.

Ich stehe in der Rappelkiste und drücke den Knopf mit der Nummer eins. Erste Etage: Chirurgie.

Ob sie sehen können, wie sehr ich durch den Wind bin? Jedenfalls lässt es sich niemand anmerken.

Ausgerechnet heute ist auch die Bidermann da, sie würdigt mich allerdings keines Blickes. Ich habe keine Ahnung, was die Krankenschwester hier im OP-Saal macht.

Eine OP-Schwester hilft mir in den sterilen Kittel und in die Handschuhe. Dann erklärt sie mir einige Details zu unserem Patienten. Vierzig Jahre alt. Familienvater. Er ist nachts wegen der starken Schmerzen wach geworden.

Ich stehe dem Chirurgen gegenüber, sehe zu, wie er dem narkotisierten Mann entlang der Muskelfasern mit dem Skalpell den Unterbauch aufschneidet.

»Wir werden jetzt die Gefäße abklemmen und den Wurmfortsatz entfernen. Danach müssen wir nähen.« Der Chirurg dreht sich halbseitig zu einer Schwester um.

Nahezu regungslos sehe ich zu, wie zuerst der verbleibende Stumpf versenkt und anschließend mit einer weiteren Naht verschlossen wird.

Dann geht alles furchtbar schnell. Ich nehme ein vollkommenes Durcheinander wahr. Stimmen überall. Sie sehen mich an, als hätte ich auf eine Frage nicht reagiert.

Das Gesicht der Bidermann taucht vor mir auf. »Ich sagte doch, er ist nicht der Richtige.«

»Er ist ins Koma gefallen« ist der erste Satz, den ich wirklich verstehen kann.

Nein, nicht verstehen. Nur hören. Er dringt kaum durch meinen Hörkanal, kommt nicht im Verstand an.

»Wir brauchen das Beatmungsgerät.«

Ich stehe dort, unfähig, mich zu bewegen, und starre ins Leere.

»Das Beatmungsgerät!« Ich kann mich immer noch nicht regen, sehe wie durch einen Schleier die Bidermann vor mir.

»Wieso ist das Gerät nicht am Notfallgenerator angeschlossen?«, fragt die Stimme des Chirurgen. Nein, es IST der Chirurg.

»Das wollte doch Benedikt machen.«

»Benedikt vergisst aber andauernd seine Aufgaben. Benedikt arbeitet nicht sorgsam. Benedikt ist ein Versager.«

Was zur Hölle macht mein Vater hier? Hier im OP-Saal?

»Herzstillstand. Wir müssen ihn wiederbeleben.« Papa? Nein, ich nenne ihn Christian. Schon seit Jahren.

»Benedikt!« Es ist nicht Papa. Es ist die junge Krankenschwester von der Anästhesie. Was genau macht sie jetzt hier? Was wollen all diese Leute von mir?

»Benedikt, du brauchst dich jetzt nicht zu erschrecken.«

Etwas blendet direkt in mein Gesicht.

»Wir legen dir mal die Beine hoch, in Ordnung?«

Hier? In der Operation? Was ist mit dem Patienten? Er stirbt meinetwegen. Ich will die anderen anbrüllen, sie sollen sich lieber um den Mann kümmern, anstatt ihre Aufmerksamkeit mir zu widmen, doch da kehrt erst mein vollständiges Bewusstsein zurück.

»Du bist ohnmächtig geworden. Kannst du dich daran erinnern?«

Pia. Ich glaube, die Krankenschwester heißt Pia. Oder Mia?

»Ohnmächtig?«, frage ich und hebe leicht den Kopf.

Das Bett, auf dem ich liege, muss ein Krankenhausbett sein. Sie müssen sich irren. Ich hatte einen Herzinfarkt.

»Wir haben dich im Fahrstuhl gefunden. Du warst vermutlich nur ein paar Sekunden weg, aber für einen Schrecken hat es gereicht. Ging es dir nicht gut?« Der Bereitschaftsarzt Thomas beugt sich über mich. »Du machst vielleicht Sachen. Wolltest dich wohl vor der OP drücken.« Er lacht. »Ist dir gelungen. Sie haben einen Ersatz bekommen. Du kannst dich erst einmal ausruhen. Nach Hause gehst du uns so noch nicht.«

Ohnmächtig, sage ich mir im Kopf. Ich habe nur für wenige Sekunden das Bewusstsein verloren. Sonst nichts.

Ich bin noch nie ohnmächtig gewesen.

»Hat er überlebt?«, frage ich verwirrt.

»Er?«

»Der Patient mit dem Blinddarmdurchbruch.« Noch während ich die Worte ausspreche, wird mir klar, dass dieses Szenario meinem verkorksten Hirn entsprungen sein muss. Ich war nie im Operationssaal, habe es gar nicht erst aus dem Fahrstuhl geschafft.

»Du meinst die Patientin?«, fragt Thomas erstaunt. »Ich glaube, wir müssen dir mal ein Wasser bringen. Mia? Haben wir ein Glas für ihn?« An mich gewandt lächelt er: »Die Wahrscheinlichkeit, bei einer Blinddarm-Operation zu sterben, ist ziemlich gering.«

Ich versuche, mich aufzusetzen, nehme einen Schluck des angereichten Wassers und schüttele mich.

»Es tut mir so leid. Ich hoffe, es gab meinetwegen keine Schwierigkeiten in der Chirurgie.«

»Das kann jedem passieren«, mischt sich Mia ein. »Wir fahren dich jetzt zurück ins Bereitschaftszimmer, wo du dich vernünftig ausruhen kann. Was auch immer dich so umgehauen hat … Morgen wird die Welt schon ganz anders aussehen.«

Ich seufze, lasse mich zurück ins Kissen sinken und fasse mir an den Kopf. Aus irgendeinem Grund wage ich an dieser Aussage zu zweifeln.

31. Kapitel

Mel

Als ich aufwache, bin ich völlig zerschlagen. Bis tief in die Nacht habe ich an einem Essay für die Uni gesessen, von dem ich am Ende doch fast die Hälfte wieder gelöscht habe. Ich habe noch nicht einmal gemerkt, dass Ben nach Hause gekommen ist, doch als mein Wecker klingelt, liegt er neben mir.

Etliche Kaffees und eine Cola später und nach einem durchaus erfolgreichen Gespräch mit meiner Betreuerin über das Thema meiner Bachelorarbeit stehe ich leicht aufgekratzt vor Bastis Wohnung. Vielleicht hätte ich doch auf die letzte Dosis Koffein verzichten sollen, aber jetzt ist es zu spät.

Es kommt mir fast ein wenig seltsam vor, dass ich noch nie in seiner Wohnung gewesen bin, aber durch die lange Roomtour auf YouTube weiß ich, was mich erwartet. Mal ganz davon abgesehen kenne ich die Kranhäuser am Rhein genau: superteure Wohnungen, die sich über fast zwanzig Etagen erstrecken und die Normalsterbliche sich im Traum nicht leisten können.

Er wohnt in dem mittleren der drei Kranhäuser direkt am Rhein, und obwohl ich schon einige Male zum Spazieren hier vorbeigekommen bin, staune ich jedes Mal über diese gigantische Architektur. Wie ein Kran erheben sich die drei Gebäude über den

Boden und lassen dich aus der Entfernung glauben, die obersten Wohnungen würden gar über Wasser schweben.

»Okay. Dann mal los«, sage ich zu mir selbst und steure die Haustür an. Kurz kommt die Sorge auf, Basti könne unser Treffen vergessen haben und mir deshalb heute nicht mehr geschrieben haben. Auf der anderen Seite ... muss man es immer so kompliziert machen? Von Ben habe ich heute auch noch nichts gehört. Seit gestern Abend nicht, als er zum Nachtdienst losfuhr. Sicher ist er wieder in seinen Lernsachen versunken. Ich seufze, suche mit den Augen die vielen Klingeln ab und entdecke schließlich Bastis Nachnamen.

Ein Summen ertönt, und ich drücke die Tür auf.

Der Aufzug ist bereits unten, sodass ich nur einsteigen und auf den Knopf mit der Vier drücken muss.

Als die Türen sich schließen, ist es, als würde ich hinauf in eine andere Welt fahren, und das, obwohl ich nur mit einem Typen zum Arbeiten verabredet bin. Einem Typen, den ich erst zweimal in meinem Leben in echt gesehen habe.

Hoffentlich werden wir uns mit den Ideen einig, können in den nächsten Tagen vielleicht sogar schon mit dem Dreh beginnen. Ich habe keine Ahnung, wie aufwendig Basti seine Videos aufnimmt.

Bislang habe ich höchstens ein paar Stunden für den Dreh und die Nachbereitung von einem Video gebraucht. Doch YouTube ist Bastis Job. Kein Hobby, keine Spinnerei ... und vielleicht könnte es irgendwann auch meiner sein. *Natürlich erst nach dem Studium, nach der Absicherung*, ergänze ich im Kopf, als könnte Ben meine Gedanken mithören.

Wie es wohl sein wird, aus Köln wegzuziehen? Ich stelle es mir seltsam vor, all diese Menschen hier zurückzulassen: meine Familie, Lou, meine anderen Freunde, die ich in letzter Zeit leider viel zu wenig gesehen habe.

»Dafür bin ich bei Ben«, flüstere ich mir leise selbst zu und beiße mir auf die Lippe. Und natürlich bei seinen Eltern. Die habe ich ab sofort wahrscheinlich auch an der Backe.

Die Fahrstuhltür öffnet sich mit einem Pling, reißt mich aus meinen Gedanken, und ich zucke zusammen.

»Bin ich so Furcht einflößend?« Basti zieht eine Grimasse. »Dabei wollte ich dich nur am Aufzug abholen, damit du nicht versehentlich bei meinen schrecklichen Nachbarn landest.«

»So schlimm?«, frage ich lachend und sehe mich dann im Flur um. »Ich hoffe, uns hört niemand.«

»Keine Sorge. Die sind beschäftigt«, sagt er.

»Die meisten hier arbeiten sicher viel«, murmele ich aus Verlegenheit.

»Das meine ich nicht.« Jetzt muss er schmunzeln. »Wenn du gleich an ihrer Tür vorbeigehst, wirst du wissen, worauf ich hinauswollte.«

Verwundert folge ich ihm tiefer in den Flur hinein.

»Ich habe schon gedacht, du hast mich vergessen.« Basti dreht sich nicht zu mir um.

»Was? Ich?«, frage ich ungläubig. »Ich bin nur sieben Minuten zu spät.«

»Sieben Minuten weniger, die wir für unseren Abend haben.« Er grinst, deutet mir dann an, leise zu sein. »Hörst du das?«

Und tatsächlich … Wenn man ganz still ist, sind Rufe aus der Wohnung zu vernehmen. Eindeutige Rufe. »Ohhh … okay. Jetzt weiß ich, was du meinst«, flüstere ich.

Basti winkt mich an die nächste Tür und zieht einen Schlüssel heraus. Ziemlich wahrscheinlich ist das hier seine Wohnung.

»Das geht in letzter Zeit häufig so«, erklärt er, als er die Tür aufdrückt. »Der Typ ist schon über fünfzig und hat vor einem halben Jahr eine Mittzwanzigerin angeschleppt. Mich wundert es, dass er das noch schafft.«

Das Licht geht automatisch an, als wir den Flur der Wohnung betreten.

»Wow! Schön hast du es hier«, sage ich also lächelnd, obwohl ich damit gewaltig untertreibe. Der dunkle Parkettboden bildet einen guten Kontrast zu den weiß lackierten Möbeln. Über einen beigen Teppich folge ich Basti in das großzügige Wohnzimmer und fühle mich auf einmal so klein und eingeschüchtert, wie ich es das letzte Mal war, als Ben mich seinen Eltern vorgestellt hat.

»Wollen wir uns setzen? Oder willst du zuerst etwas trinken?«

Ich nicke nur, bin viel zu beschäftigt, die ganzen Eindrücke zu verarbeiten. Höflich lehne ich mich an eine halb hohe Wand und streife die Schuhe von meinen Füßen.

»Du kannst sie ruhig anlassen«, erklärt Basti schnell. »Hier wird eh morgen wieder geputzt.«

»Okay«, sage ich und mustere die Bilder der Sorte »erkenne keine Kunst, vermutlich aber teuer« an den Wänden.

»Wie lange wohnst du hier schon?«

Basti muss überlegen. »Zwei Jahre etwa. Ich habe lange nach etwas gesucht, was mir so gut gefällt.«

Das flackernde Licht im Wohnzimmer bescheint die cremefarbene Wand hinter dem weißen Sofa, die mit einer Art Ziegelsteinoptik ziemlich hochwertig aussieht.

Basti zieht mir einen Esszimmerstuhl vom Marmortisch und lächelt. »Magst du Wein?«

Verwirrt lächele ich. »Bei der Arbeit?«

»Ich wollte dir nicht anbieten, uns zu betrinken«, antwortet er amüsiert.

Schnell schüttele ich den Kopf. »Lieber nicht, danke.«

Er gießt sich selbst ein Glas Rotwein ein und nimmt den ersten Schluck. »Ich habe uns etwas gekocht. Natürlich vegetarisch.«

Mir fällt auf, dass ich auf seine Nachricht gar nicht mehr geantwortet habe. Hunger habe ich auch noch nicht wirklich, möchte aber nicht unhöflich sein. »Das klingt gut. Vielleicht können wir dabei ja dann die Pläne besprechen.«

»Die Pläne?«

»Für das Video.«

Er lacht auf. »Sorry. Ja, klar. Die Planungen. Ich war schon ganz durch den Wind.« Auf dem Herd beginnt etwas zu brutzeln. »Wir könnten natürlich den Klassiker starten. Food Diary für Männer und Food Diary für Frauen«, schlägt Basti vor.

Ich runzele die Stirn. »Wo soll denn da der Unterschied sein? Dürfen Männer nur grünes Gemüse essen und Frauen rotes?«

Jetzt grinst er. »Na ja. Ich denke mal, die meisten Männer essen mehr und brauchen mehr Proteine.«

Sofort schüttele ich den Kopf. »Hey, das sind total die Vorurteile. So was möchte ich auf keinen Fall machen. Wenn wir ein Food Diary machen, dann zeigen wir gesunde Rezepte, in die sich Produkte von der Firma integrieren lassen. Zum Beispiel morgens diese Müslimischung.«

»Ist das nicht ein bisschen wenig?«

»Und das mit den Portionen ist spannender?« Belustigt sehe ich ihn an und genieße unseren kurzen Schlagabtausch.

Auch wenn wir bisher unterschiedliche Meinungen hatten, tut es gut, sich mit jemandem über Ideen auszutauschen.

Es ist eben mehr als »nur ein Video drehen«, so wie Ben es genannt hat. Ein bisschen ärgert es mich, dass ich schon wieder daran denken muss. Dieser Satz hat sich einfach in mein Gedächtnis eingebrannt, und nun werde ich ihn nicht mehr los.

»Du hast recht. Blöde Idee«, stimmt mir Basti zu. »Was steht noch auf deiner Liste?«

»Das Essen in einen Vlog zu integrieren. Wir könnten etwas Cooles unternehmen und am Nachmittag den neuen Nachtisch im Video testen.«

»Den, den wir schon kennen?« Basti prustet los, öffnet seine Kühlschranktür und holt eine Schale heraus.

»Nicht in dem Sinne probieren«, rechtfertige ich mich mit einem Lachen. »Sondern einfach snacken.«

»Möglich.«

Ich scrolle noch einmal durch das Dokument auf meinem Laptop und lösche die Vorschläge, die mir im Nachhinein zu langweilig vorkommen.

Wenige Minuten später serviert Basti Spaghetti mit gegrilltem Gemüse, die so gut riechen, dass ich plötzlich doch Hunger habe.

Kurz bevor wir essen, zücke ich mein Handy und wundere mich, dass Ben sich immer noch nicht gemeldet hat. Mittlerweile müsste er doch mal Pause vom Lernen gemacht haben. Zumindest hoffe ich das.

Auf der anderen Seite bin ich nun sowieso erst einmal mit der Arbeit beschäftigt.

»Wir können auch Zuschauer einladen, die den Nachtisch live testen«, reißt mich Basti aus den Gedanken.

»Oder aber ...« Ich hebe die Hand, als müsse ich mich melden. »Wir machen etwas wirklich Spannendes.« Ich erzähle ihm von der Idee mit dem Perfekten Dinner.

»Das finde ich richtig nice.« Bastis Augen funkeln. Oder ist das nur das Licht über dem Herd? Ich weiß es nicht. Jedenfalls überkommt mich ein klitzekleines bisschen Stolz.

Nach dem Essen ziehen wir auf Bastis weißes Sofa um, woraufhin ich die Frage nicht loswerde, wie er den Stoff so sauber hält.

»Am besten wäre natürlich, wenn wir das zu viert machen oder mindestens zu dritt. Zu zweit ist das nicht so spannend. Allerdings bin ich da gleich überfragt. Ich kenne niemanden von anderen Kanälen, den wir ins Boot holen können.« Fragend zucke ich mit den Schultern.

»Das sollte kein Problem sein. Hier in Köln habe ich ein paar Bloggerfreunde. Ich höre mich mal um, und dann können wir die Tage vielleicht schon den ersten Abend drehen. Meine Kochkünste kennst du ja bereits.«

»Und sie sind nicht zu unterschätzen«, lobe ich. »Wie hast du das Gemüse eigentlich so knackig bekommen?«

»Ich habe vorher die Flüssigkeit etwas rausgedrückt und dann schonend gegart. Der leicht rauchige Geschmack kommt von einem Aroma.«

Das muss ich mir merken. »Du kochst also auch gerne?«

»Kann man so sagen, ja«, bestätigt er. »Ich habe es tatsächlich erst in den letzten Jahren gelernt. Tagsüber war ich oft so gestresst von den Trollen, dass für Entspannung kaum Zeit blieb. Kochen war also meine einzige Auszeit, sodass ich zwangsläufig versucht habe, eine Art Meditation darin zu finden.«

»Das kann ich verstehen.« Ich lache. »Ben sagt, ich spinne. Er findet Kochen superätzend und lässt jede Kleinigkeit anbrennen. Nichts davon ist genießbar.«

Mein Lächeln verblasst, und ich rutsche nervös auf dem Sofa herum. Habe ich zu schlecht über meinen Freund gesprochen?

Doch Basti sieht mich unverändert an: »Ach, dann ist er doch sicher dankbar für seine tolle Freundin.«

Unverbindlich nicke ich. »Ich hoffe.«

»Du hoffst? Melina, sieh dich an! Du machst deine Sachen

großartig. Jeder Mann, der das nicht erkennt, hat dich überhaupt nicht verdient.«

Jetzt schießt mir die Röte ins Gesicht.

»Ach, Quatsch!«, winke ich schnell ab. »Ben hat derzeit nur sehr viel zu tun, ist gestresst und …« Moment, was? Habe ich ihm gerade wirklich von meinen Beziehungsproblemen erzählt? Und habe ich den Kummer gedanklich genauso benannt? Beziehungsproblem? »Es ist nur eine Phase«, ergänze ich, obwohl ich damit sicher alles nur noch schlimmer mache. Ich kratze mich nervös am Hals.

»Verstehe.«

Himmel, ich bin mir sicher, Basti hat überhaupt nichts verstanden. Wie soll er auch?

Er steht mit einem Lächeln vom Sofa auf und geht in die Küche. »Vielleicht brauche ich doch noch ein Glas Wein«, höre ich ihn sagen. »Bist du sicher, dass du nichts willst?«

Nein, plötzlich bin ich das ganz und gar nicht mehr. Scheiß drauf! »Einen Schluck nehme ich.«

Als er zurückkommt und mir das Glas überreicht, fühlt sich mein Magen so schwer an, dass ich mir den Alkohol am liebsten auf ex runterkippen würde. Keine gute Idee, Mel!

»Weißt du, meine letzte Beziehung ist zwei Jahre her und ging wegen meiner Arbeit zu Bruch.« Er macht eine Pause, nimmt einen großen Schluck Wein und sieht mir dabei direkt in die Augen. »Sie kam nicht damit klar, dass alle in mir den YouTuber mit den vielen Followern gesehen haben. Vor allem mit meinen weiblichen Fans. Manchmal fühlte sie sich in meinem Schatten, vielleicht hat es sie aber auch geärgert, dass ich mein Geld mit etwas verdient habe, was mir wirklich Freude macht, während sie einem langweiligen Bürojob nachging, den sie jeden Tag hasste.« Jetzt hört er auf zu sprechen. »Was ich damit sagen will: Wir führen vielleicht ein zu alternatives Leben, als dass uns jeder verstehen kann.«

Ein dicker fetter Kloß hat sich in meinem Hals gebildet, und ich habe plötzlich das Gefühl, kaum noch Luft zu bekommen.

Vielleicht sollte ich Ben eine Nachricht schicken, mich melden, ihm sagen, dass ich gleich nach Hause komme.

Und was ist mit ihm? Die letzten Wochen hat er sich, bis auf wenige Ausnahmen, kaum um mich bemüht. Ist es da so verwerflich, dass mir auch diese Gedanken kommen?

Ich will mich vom Sofa abstoßen, mich von Basti verabschieden, doch auf einmal ist es, als würde ich die Kraft nicht finden, mich überhaupt zu bewegen.

»Das tut mir leid«, sage ich, als plötzlich Stille zwischen uns einkehrt. »Wirklich. Das tut mir wirklich leid.«

»Schon okay. Ich dachte nur, dass es dir hilft, zu sehen, dass du nicht allein damit bist.«

»Womit?«, frage ich ein wenig zu aufgebracht. »Dass ich nicht die Einzige bin, deren Freund sich seit Wochen oder Monaten zurückzieht? Der kaum mit mir spricht? Sag mir, Basti. Sag mir, dass ich nicht die Einzige bin.« Fuck. Fuck. Fuck. Was. Habe. Ich. Nur. Gesagt?

»Ich sollte gehen. Jetzt. Und vor allem sollte ich keinen Schluck von diesem Wein mehr trinken.« Viel zu unsanft knalle ich das Glas auf den Sofatisch und versuche aufzustehen. Doch mir ist so unglaublich schwindelig, dass ich mich an der Lehne der Couch festhalten muss. Dabei kann der Alkohol mir unmöglich so schnell in den Kopf gegangen sein.

»Melina. Warte!« Bastis Hand umfasst meinen Unterarm. »Es ist alles okay.«

Am liebsten würde ich rufen, dass überhaupt gar nichts in Ordnung ist. Dass Ben ein Idiot ist. Dass er mich hängen lässt.

Dass er überhaupt nicht weiß, wie ich unter dieser Situation leide. Dass ich die Vorstellung hasse, mit ihm nach Frankfurt zu gehen. Doch diesmal mache ich zum Glück nicht den Fehler, meinen Mund unüberlegt aufzureißen.

»Ich muss wirklich.« Vorsichtig löse ich mich aus seiner Berührung. »Ich muss einfach ...«

»Du musst überhaupt nichts. Abgesehen von Luft holen und dich beruhigen.« Er redet sanft auf mich ein, doch bei mir kommen seine Worte nicht mehr richtig an. Plötzlich quellen Tränen aus meinen Augen.

Ich lasse mich zurück auf das Sofa sinken, lege meinen Kopf seitlich an und betrachte Bastis Profil. »Du wirst das nicht wieder vergessen, oder?«

Er schnauft etwas unbeholfen. »Wenn ich ehrlich bin, dann ...«

Ich weiß natürlich, was er sagen möchte. Wie sollte er meinen peinlichen Gefühlsausbruch überhaupt jemals aus dem Kopf bekommen?

»Wenn ich ehrlich bin, dann möchte ich das gar nicht vergessen. Ich fand es nämlich heute sehr schön. Wenn ich mit dir spreche, fühle ich mich normaler.«

Am liebsten würde ich laut loslachen. »Soll das ein Diss sein?«, frage ich und wische mir die Tränen von der Wange. *Hey, Mel. Du bist so crazy, dass ich mich als stinkreicher YouTube-Star neben dir sogar normal fühle!*

Er grinst. »Das wollte ich so nicht sagen.« Und auf einmal liegen meine Hände in seinen. Mein Herz überspringt mehrere Takte. Er neigt seinen Kopf zu mir hinunter und küsst mich. Einfach so. Und ich bin überrascht, dass sich dieser verdammte Kuss so gut anfühlt.

32. Kapitel

Mel

– vor zwei Jahren –

Weihnachten ist längst vorbei, und ich bin erstaunt, wie gut ich das Treffen mit Bens Eltern überstanden habe. Auch wenn mir den ganzen Abend wirklich schlecht gewesen ist und ich ernsthaft den Gedanken hatte, zwischendurch auf der Toilette verschwinden zu müssen.

Nervosität schlägt mir wohl direkt auf den Magen. Um eine Erkenntnis reicher (beim nächsten Treffen am besten nüchtern sein!), habe ich mir für heute überlegt, Ben zu überraschen.

Wir sind jetzt drei Wochen offiziell zusammen, doch die Zeit kommt mir länger als drei Monate vor. Vor allem, weil wir uns fast jeden Tag gesehen oder zumindest telefoniert haben.

Nun stehe ich mit einer Packung Mehl und Zucker sowie einer Kiste mit Ausstechformen bewaffnet in Bens Flur und strahle ihn an.

»Ich hoffe, ich störe nicht.«

»Schöne Frauen sind hier immer willkommen.«

Schmunzelnd stelle ich die Zutaten auf dem Küchentresen ab. »Soso, gehen die hier denn regelmäßig ein und aus?«

»Von nun an nur noch eine einzige!«

»Glück gehabt, eine falsche Antwort hätte dich frische Plätzchen gekostet.« Munter erzähle ich ihm von meinen Backplänen.

»Ist das nicht ein bisschen spät?«, horcht Ben nach.

»Zu spät, um Weihnachtskekse zu essen?«

Ich sehe ihn mit einer Mischung aus Belustigung und Fassungslosigkeit an.

»Eher, um sie zu backen.«

»Du bist seltsam, Benedikt Winter. Wenn du Plätzchen essen möchtest, musst du sie doch auch vorher backen. Die trockenen Dinger aus dem Supermarkt kannst du nicht mit dem Rezept meiner Oma vergleichen.«

Jetzt kann er nicht mehr widersprechen. Wenig später duftet es in seiner Wohnung so herrlich nach Spritzgebäck, dass ich sicher bin, er würde alle Traditionen, die es jemals gab, an diesem Tag brechen.

Einen Vorteil hätte es mit Sicherheit: Ben würde überhaupt mal dazu kommen, seine Küche zu benutzen. Es ist unglaublich, dass der Kerl absolut keine Ahnung hat, was es zum Backen braucht.

»Du hast den Ofen nicht vorgeheizt.«

»Woher sollte ich denn auch wissen …?«

Ich mache einen Schritt auf ihn zu, schlinge meine Hände um seinen Hals und gehe auf die Zehenspitzen, um ihn zu küssen. »Weil.« Kuss. »Ich.« Kuss. »Es.« Kuss. »Dir.« Kuss. »Gesagt.« Kuss. »Habe.«

Ben funkelt mich mit seinen braunen Augen an. »Ich fürchte, ich konnte mich nicht ausreichend konzentrieren.« Forsch gleitet seine rechte Hand hinunter zu meinem Po.

»Du bist ein unverschämter Frechdachs.«

»Und du eine mehlbestäubte Prinzessin.«

Ich runzele die Stirn und wische mir mit dem Ärmel über die Wange.

»Jetzt erinnerst du mich an einen beleidigten Stinkstiefel.«

»Na klasse!«

»Ein heißer, beleidigter Stinkstiefel?« Langsam streckt er seine Hand – die, die nicht an meiner Pobacke klebt – nach dem Bereich mit dem ausgestochenen Teig aus, doch ich schlage ihm mahnend auf die Finger. »Nichts da! Wenn du sie gleich so isst, haben wir keine mehr fürs Backen.«

»Der Teig ist schon so köstlich, dass ich mir kaum vorstellen kann, wie eine gebackene Version ihn noch toppen kann.« Er löst sich von mir, dreht den Knopf des Ofens hoch und schiebt das Blech mit Plätzchen hinein. »Aus den Augen, aus dem Sinn!«

»Kann es sein, dass du keinerlei Selbstbeherrschung hast, Teddy?« Das Grinsen zwickt in meinen Wangen.

»Ich fürchte, sie setzt jedes Mal aus, wenn ich in Kontakt mit Frauen komme, die ihre Haare zu strubbeligen Dutts hochbinden, furchtbar unangenehme Spitznamen erfinden und zu der Musik im Radio schräg mitsingen.«

»Das war überhaupt nicht schräg.« Ich muss lachen. »Als Kind habe ich eine Weile im Kirchenchor gesungen.«

»Der liebe Gott muss sein Bestes gegeben haben.«

Gespielt beleidigt verschränke ich die Arme vor der Brust.

Er ist so verdammt süß, wenn er versucht, mich zu ärgern. So verdammt süß, dass mein Herz gar nicht mehr aufhört, sich in der Brust zu überschlagen. Das, was Ben in mir auslöst, ist so … groß. Es ist so viel, schnell und wild, dass ich mich manchmal frage, ob man auch süchtig nach einem Menschen sein kann. Geht das? Ist Verliebtheit so wie Schokolade? Und warum zur Hölle warnen einen die Menschen vor Zucker, Alkohol und

Glücksspielen, wenn das hier so viel stärker und überwältigender ist.

Während die Eieruhr tickt, räumen wir gemeinsam die Küchenablage auf.

»Ist das eine Parfümprobe von dir? Riecht … ungewöhnlich.«

Verwundert sehe ich mich zu Ben um und kann ein Lachen nicht mehr unterdrücken, als ich realisiere, dass er eine Ampulle Bittermandel in der Hand hält.

»Sag mal, hast du überhaupt schon mal gebacken?«

Ben zuckt mit den Achseln. »Ich habe andere Qualitäten.«

Ich muss grinsen, woraufhin Ben darauf besteht, es überhaupt nicht auf diese Art und Weise gemeint zu haben.

Trotzdem endet unsere gemeinsame Backstunde mit einer Knutscherei auf dem Sofa, die schon nach wenigen Minuten so sehr eskaliert, dass weder Ben noch ich an die Plätzchen im Ofen denken. Erst als der penetrante Geruch von Verbranntem zu uns rüberzieht, schrecken wir wieder hoch.

»Vielleicht kann man etwas abkratzen«, schlägt Ben vor, während ich nach meinem Shirt greife.

Nur halb angezogen stürze ich in die Küche, öffne die Tür des Backofens und kreische erschrocken auf. »Verdammt!«

Ben streift seine Boxershorts über und kommt mir nach. Ein paar Sekunden stehen wir schweigend nebeneinander und betrachten die schwarz verrußten Plätzchen, deren Form leicht verzogen ist.

»Hey«, sagt Ben. »Hätte ich den Teig mal so gegessen. Dann wäre nichts passiert.«

Der Blick, den ich ihm daraufhin zuwerfe, ähnelt einem Todesblick.

»Habe ich erwähnt, dass aufmunternde Worte ebenfalls nicht zu meinen Qualitäten gehören?«

Meine Stimmung sollte normalerweise dahin sein. Die Plätzchen sind ungenießbar, und den verbrannten Geruch werden wir auch nicht so schnell los. Doch in Bens Anwesenheit fällt es mir so verdammt schwer, nicht so »ich-will-alles-um-mich-vergessen-und-bin-froh-dass-es-dich-gibt«-glücklich zu sein.

»Zum Trost habe ich übrigens noch ein Geschenk für dich«, lässt Ben wie beiläufig als Bemerkung fallen und verschwindet im Wohnzimmer. Von der Küchentheke aus kann ich sehen, wie er das Fach über seinem Schreibtisch durchwühlt.

»Ich habe gedacht, wir schenken uns nichts«, rufe ich ihm nach. Okay, okay. So ganz habe ich mich auch nicht an die Vereinbarung gehalten ... Doch ehe ich das gestehen kann, ist Ben mit einem Briefumschlag zurück.

»Zwei Nächte in einem Wellnesshotel«, lese ich von der Karte ab.

»Du bist verrückt! Das ist viel zu viel.« Perplex starre ich Ben an. Dieser Gutschein muss ihn eine Stange Geld gekostet haben, und ich kann ihn unmöglich annehmen.

»Oh, sorry! Das muss ein Missverständnis sein. Das Geschenk ist nicht für dich!« Er macht eine kurze Pause, in der er betroffen zu Boden sieht. »Eigentlich ist der Gutschein für uns beide. Meinst du etwa, ich lasse dich allein fahren? Um ehrlich zu sein, kann ich es selbst kaum abwarten. Es ist also ein sehr egoistisches Geschenk.«

Das Grinsen flimmert zuerst in seinen Augen, dann erreicht es auch seinen Mund.

Vorwurfsvoll haue ich ihm den Umschlag gegen die Brust. »Das war gemein.«

»Wenn ich meine Stinkstiefel-Mehlprinzessin dafür ein wenig auf Händen tragen darf, gibt es nichts, was ich lieber bin als gemein.«

Er küsst mich, als wolle er meine Lippen zu einem Schweigen versiegeln.

»Nimm es einfach an, okay?«

Verlegen beiße ich mir auf die Unterlippe. Ich glaube, ich habe noch nie etwas bekommen, das auch nur annähernd so teuer war. Zu Hause beschenken wir uns seit Jahren nur noch mit Kleinigkeiten.

»Jetzt komme ich mir mit meinem Geschenk aber blöd vor.«

»Geschenk? Wie bitte? Und ich dachte, wir schenken uns nichts«, zitiert er mich.

»Es ist nur eine Kleinigkeit. Eigentlich war es eher eine Art Gag.« Zögernd hole ich einen roten Karton aus meiner Tasche. Gestern Abend habe ich noch eine rote Schleife drumgebunden und mit Edding Bens Namen darauf geschrieben. Die Sache erschien mir als eine witzige Idee, von der ich auf einmal ganz und gar nicht mehr so überzeugt bin.

Ben nimmt den Deckel des Kartons ab und beugt sich neugierig über den kleinen Teddy, der sich uns nun offenbart.

Kein echter natürlich, sondern einer aus Plüsch. Ein Stofftier mit dickem Bauch. Sein fragendes Gesicht entlockt mir auf einmal doch ein Lächeln.

»Ich dachte mir, sie könnten Freunde sein. Mein Teddybär und deiner.« Schmunzelnd beiße ich mir auf die Lippen und nehme das Stofftier aus dem Karton. »Ich dachte, das wäre lustig. Eben weil er mich an dich erinnert.«

Bens entsetzter Gesichtsausdruck bringt mich dazu, schnell weiterzusprechen.

»Den Bauch fand ich einfach niedlich. Wenn du ihn streichelst, ist er ganz weich. Da steckt ganz viel Gutes drin. Wie in dir.«

Ich gebe zu, es war mit Abstand das komischste Kompliment, das ich je gemacht habe. Und trotzdem meinte ich es genauso!

Ben nimmt mir den Teddy aus der Hand und betrachtet ihn aufmerksam. »Also nun muss ich sagen, dass ich eine gewisse Ähnlichkeit schon wahrnehmen kann.«

Er tritt einen Schritt näher an mich heran, den Teddy auf seinen Händen wie auf einem Präsentierteller. »Dieses Plüschtier ist mit Abstand das zweitbezauberndste Geschenk, das ich je bekommen habe, und das meine ich, so wahr ich hier stehe.«

Wir küssen uns wie in einem schlechten Liebesroman, während Ben mir felsenfest verspricht, dass sein schönstes Geschenk dieses Jahr sowieso ich gewesen sei.

33. Kapitel

Ben

Ich hatte meine Augen nur noch einen Spaltbreit geöffnet, als gestern Abend die WhatsApp kam, dass Mel spontan bei Louisa übernachtet.

Ihrer besten Freundin ging es wohl nicht gut, und sie wollte sich morgen früh melden. Unser erster Kontakt nach vierundzwanzig Stunden. Und vor allem auch unser letzter. Meine Nachricht vom Vorabend wurde endlich zugestellt. Zwei blaue Haken. Auf den Inhalt ging Mel nicht mehr ein, was vermutlich daran lag, dass es bereits spät gewesen ist. Es fiel mir schwer, überhaupt noch ein Auge zuzumachen.

Als ich heute Morgen aufgewacht bin, fühlte sich mein Herz wie ein dicker Stein an, der schwer und unbarmherzig in meiner Brust liegt und mich kaum atmen lässt. Ich bin sonst nicht so anhänglich, keine Klette als Freund, muss nicht den ganzen Tag kitschige Textnachrichten austauschen oder stundenlang telefonieren. Bei der Vorstellung wird mir sogar richtig schlecht. Und trotzdem scheint es, als würde etwas fehlen, wenn ich so gar nicht weiß, wie ihr Tag gelaufen ist.

Mel müsste gleich nach Hause kommen. Allerdings kann ich natürlich die Lage bei Louisa nicht einschätzen und weiß nicht, ob sie ihre Freundin jetzt im Stich lässt. Was genau passiert ist? Sie hat nicht mal erzählt, was jetzt aus dem Treffen mit diesem YouTube-Basti geworden ist. Dabei habe ich mir felsenfest vorgenommen, sie alles erzählen zu lassen und ihr aufmerksam zuzuhören.

Die Eifersucht ist nichts als eine Spinnerei in meinem Kopf, die nur von der steigenden Panik genährt wird, in meinem Chaos auch noch den letzten Halt zu verlieren, eine Art Sicherheitsnetz, auf das ich mich immer verlassen kann. Doch damit muss Schluss sein.

Ich sitze mit meinem belegten Brötchen am Küchentisch und trinke statt Kaffee einen Tee. Yoga-Tee. Irgendein Zeug, das Mel angeschleppt hat und wahrscheinlich selbst nie austrinken würde. Aber es tut gut, etwas Warmes im Bauch zu spüren. Auch bei Sommertemperaturen. Koffein habe ich seit dem Desaster im Krankenhaus nicht mehr zu mir genommen. Da ist dieses flaue Gefühl, wenn ich an mein wild rasendes Herz denke.

Noch nie in meinem Leben habe ich mich so ausgeliefert und hilflos gefühlt wie in der Situation vor dem Fahrstuhl. Und dann diese Horrorvorstellung in meinem Kopf, die sich so real angefühlt hat, als würde ich sie wirklich erleben. Schuld zu sein an dem Tod eines Menschen, weil ich ein einziger Versager geworden bin. Nein, weil meine größte Angst genau das ist. Einer zu sein. Der Bidermann recht geben zu müssen und – noch viel schlimmer – meinen Vater zu enttäuschen. Man darf nicht alles wegwerfen, wofür die Eltern so hart gekämpft haben. Mein Vater hätte alles für eine Chance auf die Praxis meines Stiefopas gegeben, hat sich für den Erfolg beinah kaputtgearbeitet, den Job immer an erste Stelle gesetzt. Und ich? Ich fürchte mich davor, zu leichtfertig damit umzugehen, als bedeute mir das alles überhaupt nichts.

Die vielen Abende, an denen mein Vater zu spät zum Abendessen kam, weil er noch Patienten behandeln musste, nachts zu Notfällen rausfuhr. Er war hart zu Leo und mir. Aber vor allem zu sich selbst. Und ich?

»Ich kann bei Ihnen körperlich nichts feststellen«, höre ich die Worte immer wieder durch meinen Kopf rasen. Ich bin am Morgen im Krankenhaus untersucht worden und habe mich widerwillig erst einmal krankschreiben lassen. Abgesehen von dem Weg zum Bäcker habe ich mich auch nicht mehr vor die Wohnungstür bewegt. Denn da ist dieses Flattern in meiner Brust. Längst nicht mehr so schlimm wie in der Nacht, doch immer noch ausreichend, um mich hilflos und schwach zu fühlen. Schwach. Schwach. Schwach. Ich bin nur schwach. Nicht mehr ich selbst.

»Das heißt aber nicht, dass ich Ihnen nicht glaube, Herr Winter«, hat der Arzt gesagt. »Ich bin gewiss kein Psychologe, doch es klingt für mich, als stünden Sie unter einer enormen Anspannung. Gibt es etwas, das Ihnen Kummer bereitet? Sie wissen, ich stehe unter ärztlicher Schweigepflicht.«

Ich stehe auf und gehe ins Badezimmer, lasse meinen Blick über meine Gesichtszüge im Spiegel gleiten, als betrachte ich mich zum ersten Mal selbst.

Ich sehe dünner aus. Das wird mir heute bewusst. Die letzten Wochen war ich seltener beim Sport als sonst, und vermutlich habe ich auch die ein oder andere Mahlzeit ausfallen lassen. Mein früher durchtrainierter Oberkörper wirkt schmaler und ausgelaugt. Oder bilde ich mir das einfach nur ein? Ich fühle mich, als hätte sich ein dunkler Schatten über mich gelegt und einen großen Teil des Ben ausgetauscht, der ich einmal war.

Hat Leo nicht genau so etwas auch gesagt? *Ich erkenne dich kaum noch wieder.*

»Ich weiß es nicht«, habe ich ehrlich auf die Nachfrage des Doktors geantwortet. »Die Arbeit, das Studium …« Ich war überrascht über meine eigene Ehrlichkeit. »Es fühlt sich etwas überladen an.«

Er hat genickt. »Wem sagen Sie das? Ich habe mir in Ihrem Alter auch sehr viele Gedanken gemacht. Über die Zukunft, die Verantwortung. Und dennoch würde ich Ihnen empfehlen, vielleicht mit einem Kollegen zu sprechen. Ich könnte Sie zu jemandem überweisen, der vom Fach ist.«

»Einen Psychiater?« Ich habe es kaum gewagt, die Worte auszusprechen.

»Alternativ kenne ich auch eine sehr kompetente Psychotherapeutin.«

Es ist, als würde seine Antwort in dem hintersten Stück meines Schädels nachhallen. Immer und immer wieder.

Schnell greife ich nach meinem Smartphone und verlasse das Bad. Ich atme einmal tief durch, lasse mich aufs Bett fallen und versinke erneut in der Erinnerung an die Untersuchung gestern Morgen.

»Es ist keine Schande, sich Hilfe zu suchen. Ihr Engagement und Ihr Ehrgeiz in allen Ehren, aber wenn Sie ein guter Arzt sein wollen, müssen Sie auch für sich selbst sorgen.«

»Sie könnten mir einfach etwas verschreiben, was gegen diesen Stress hilft? Etwas Beruhigendes«, habe ich es versucht, doch der Arzt hat nur den Kopf geschüttelt.

»So funktioniert das nicht. Sie wissen doch vermutlich selbst, dass die meisten Prozesse in der Medizin Zeit brauchen. Können Sie mit jemandem aus Ihrer Familie darüber sprechen? Oder mit Freunden? Reden wird Ihnen sicher guttun.«

Wie ein Seestern liege ich jetzt auf der Matratze und sehe an die Zimmerdecke, bis ich schließlich für einen Moment die Augen schließe. Ein vertrauter Duft dringt in meine Nase, und ich bilde mir ein, Mel direkt neben mir liegen zu haben.

Ich erinnere mich erst, dass ich allein in der Wohnung bin, als ich vorsichtig ein Stück zu ihrer Seite hinüberrutsche und mein Gesicht in ihr kaltes Kissen drücke.

Es gelingt mir gerade mal eine halbe Sekunde, mir vorzustellen, wie oft sie hier gelegen und sich gefragt haben muss, warum ihr Freund immer mehr verschwindet. Länger schaffe ich es nicht, den Gedanken auszuhalten, dann bekomme ich das Gefühl, als würde ich im Liegen ersticken.

Doch mit meiner Lunge ist alles in Ordnung.

Nachdem ich in der Nacht noch absolut sicher gewesen bin, dass irgendetwas körperlich nicht stimmt, gibt es jetzt nur noch eine einzige sinnvolle Erklärung für meine Ohnmacht: Ich hatte eine Panikattacke, das volle Programm, ein dämlicher Streich meiner Psyche, um mich verrückt zu machen. Dabei kenne ich die Symptome genau. Nicht nur von Patienten, die regelmäßig mit Herzrasen in die Notaufnahme kommen, bei denen jedoch nichts Organisches gefunden werden kann, sondern auch aus der Familie.

Meine Mutter litt jahrelang an einer Angststörung. Vor allem beim Autofahren wurden die Panikattacken irgendwann so schlimm, dass sie selbst die kürzesten Strecken im Auto mied. Ich erinnere mich an Leo, der versuchte, sie von der Rückbank zu beruhigen, und das sinnlose Dahergerede meines Vaters: »Stell dich nicht so an«, »wir sind doch gleich da« oder »wenn du so unruhig bist, baue ich gleich wirklich noch einen Unfall«. Einfühlsam wie eh und je.

Meine Mutter hingegen beschrieb es uns einmal als Gefühl, jeden Augenblick sterben zu müssen, allerdings nicht genau benennen zu können, warum.

Dieses Herzflattern, die Schweißausbrüche, gleichzeitig fast schon Gänsehaut vor Kälte, die feste Überzeugung, in der nächsten Sekunde zu verschwinden.

Und trotzdem fällt es mir verdammt schwer, das einfach so hinzunehmen. *Angst ist etwas für schwache Menschen. Angst ist etwas Surreales. Wir leben nicht im Krieg. Angst existiert nicht und ist eine faule Ausrede, sich den Dingen nicht stellen zu müssen.*

Ich höre diese Worte, die vermutlich aus meiner Kindheit stammen und eindeutig meinem Vater zuzuordnen sind.

Doch gleichzeitig ist da auch diese Stimme des Arztes, die mich mahnt, mir Hilfe zu suchen. Therapeutische Hilfe.

Bei dem Gedanken daran explodiert mein Schädel beinahe.

Wie soll mir ein anderer Mensch sagen, was in meinem Leben außer Kontrolle geraten ist, wenn ich selbst den Faden verloren habe?

34. Kapitel

Mel

Seit zwei Stunden liege ich bewegungslos auf Lous Bett und starre die Decke an.

»Du solltest wenigstens etwas trinken, Mel. Wenn du schon nicht frühstücken willst«, höre ich jetzt ihre Stimme von der Seite. Meine beste Freundin ist schon geduscht und angezogen, während ich noch immer die tränendurchtränkte Kleidung von gestern trage.

»Ich habe keinen Hunger«, sage ich noch einmal. »Und Durst auch nicht. Ich habe gar nichts mehr.«

Jetzt setzt sich meine Freundin wieder auf ihr Bett, streicht mit der Hand über die Bettdecke und sucht nach meiner Hand. Es fehlt mir die Kraft, um ihre zu greifen.

»Hey.« Ihr Tonfall ist so verständnisvoll und sanft, dass ich mich von ihr abwenden muss. Sie soll aufhören damit. Aufhören, mich zu trösten, aufhören, mich überhaupt noch anzusprechen. Ich habe diese liebevolle Art nicht verdient. Nicht heute. Nie mehr.

»Und du bist sicher, dass du nicht erzählen willst?«, fragt sie jetzt.

Ich drehe mich auf den Bauch und haue den Kopf in das Kissen, um im nächsten Moment wieder aufzutauchen. In meinem Bauch brodelt verdammt viel Wut.

»Was denn?«, sage ich aufgebracht. Die Wut richtet sich eigentlich an mich, deshalb tut es mir leid, dass ich Lou so ankeife. »Ich habe dir doch gesagt, was passiert ist. Wir haben uns geküsst.«

Meine Freundin atmet tief durch. »Ja, genau. Aber …« Sie scheint nach den richtigen Worten zu suchen. »Mehr ist nicht passiert, oder?«

Ich sehe sie entsetzt an. »Bist du verrückt? Ich habe den Kuss abgebrochen. Lou, ich …« Na super. Nun breche ich zum tausendsten Mal seit gestern in Tränen aus.

»Pssschttt.« Louisa nimmt mich fest in den Arm und drückt meinen Kopf an ihre Brust. »Natürlich ist das doof gelaufen, aber dann war es seine Schuld. Was für ein verdammter Idiot. Er wusste doch, dass du in einer Beziehung bist.«

Schlagartig tauchen die Bilder des gestrigen Abends in meinem Kopf auf, als gäbe es jeden verdammten Satz unseres Gespräches als Video.

»Das geht nicht«, habe ich gesagt, bin auf dem Sofa zurückgefahren und habe mir geschockt die Hand auf den Mund geschlagen.

Und er? Er hat sich immer und immer wieder entschuldigt, versucht mich zu beruhigen. »Es tut mir leid, Melina, so, so leid. Ich dachte nur …«

»Was dachtest du?« Ich höre mich selbst in meinen Gedanken aufschreien.

»Du sahst so traurig aus. So verzweifelt. Und so allein.«

»Und deshalb steckst du einem vergebenen Mädchen die Zunge in den Hals?«, habe ich erwidert, ehe die ersten Tränen aus meinen Augen quollen. Tränen der Verärgerung, der Verwirrung,

Verzweiflung, aber letztendlich auch die bitterbösen Tränen der Schuld.

Es hat sicher fünf Sekunden gedauert, bis ich mich von ihm losriss. Fünf Sekunden, in denen die Welt um mich verblasste und eine so vermisste Wärme meine Brust flutete, als sei es Ben gewesen. Fünf Sekunden zu viel.

»Ich war so überrascht«, sage ich zu Lou.

»Das wäre jede gewesen«, redet meine Freundin auf mich ein. »Du hättest ihm eine scheuern können. Das ist superübergriffig.«

Ich zucke mit den Schultern. »So war das nicht. Ich verstehe, was du denkst. Aber so war es wirklich nicht. Er hat mir nichts eingeredet, mir die Schuld gegeben oder Ähnliches. Ganz im Gegenteil, Lou.« Dieser dicke Kloß in meinem Hals macht es mir fast unmöglich, weiterzusprechen. »Es fühlte sich so an, als hätte ich es gewollt. Als hätte sich nur der restliche Teil meiner Vernunft losgerissen, aber ein anderer Anteil von mir hat sich nach diesem Kuss ...« Ich schlucke.

»Gesehnt?«, spricht Lou die Worte aus, die mir einfach nicht über die Lippen kommen wollen.

»Ich verstehe, dass du wütend bist, Melina. Lass es mich trotzdem zumindest erklären«, höre ich Basti in meiner Erinnerung sagen. »Du bist für mich kein spontaner Flirt. Ich mag dich wirklich. Wenn du mich ansiehst, habe ich zum ersten Mal seit langer Zeit das Gefühl, jemand könne *mich* sehen. Und vor allem diese ganze Leidenschaft hier verstehen.«

Ich möchte jeden Moment dieses Abends von mir abwischen. Auf der Stelle. Mich reinwaschen. Es ungeschehen machen. Und vor allem dieses unerträgliche Verlangen verdrängen, noch einmal so angesehen zu werden. So geküsst zu werden.

Ich ziehe Lous Bettdecke hoch an meine Brust. »Du solltest

nicht versuchen, mich aufzubauen. Ich bin ein schrecklicher Mensch, und das sage ich nicht nur so.«

»Das bist du nicht. Und das sage ich nicht nur so«, widerspricht Lou.

Mittlerweile habe ich mich mit einiger Mühe aufgesetzt und lehne jetzt an Lous grau gestrichener Wand.

»Aber was soll ich denn jetzt machen?«

»Mit ihm reden!«, sagt meine Freundin eindringlich.

»Wir haben ja miteinander gesprochen. Wie gesagt, er hat sich entschuldigt und ...«

»Mit Ben, nicht mit Basti, du Esel.«

Allein bei dem Gedanken an Ben wird mir ganz flau im Magen. Ich habe ihm gestern Abend nur eine Nachricht geschickt. Gleich nachdem seine endlich auf meinem Telefon zugestellt werden konnte. Vierundzwanzig Stunden später. »Er hat am Tag vorher noch aus seiner Nachtschicht geschrieben«, erzähle ich nun auch Lou und möchte am liebsten schon wieder das Gesicht in den Händen oder im Kissen vergraben. »Er hat mir einen schönen Abend gewünscht. Mit Basti. Verstehst du? Und ich Vollidiot habe die Nachricht erst am Abend bekommen. Nach dem Kuss, als ich gecheckt habe, dass mein Smartphone die ganze Zeit im Flugmodus war. Die ganze Zeit!«

»Wieso stellst du dein Telefon auf Flugmodus?«, fragt Lou irritiert.

»Na, für die Nacht. Damit ich keine Anrufe oder Nachrichten bekomme. Ich habe mich noch gewundert, warum sich niemand bei mir meldet, aber ich muss am Morgen vergessen haben, es zurückzustellen.«

»Wer ruft dich bitte in der Nacht an?«

Ich verdrehe die Augen. »Ist das jetzt nicht vollkommen egal?«

Lou nickt einwilligend. »Was ist, wenn du es ihm nicht sagst?«

Sofort schüttele ich den Kopf. »Das geht nicht. Das kann ich nicht machen.«

Doch meine beste Freundin sieht es anders. »Nehmen wir mal an, du hast wirklich einen Fehler gemacht. Willst du jetzt den zweiten machen, indem du Ben verletzt?«

Ben verletzt. Ben verletzen. Ich höre nur diese Worte, und mir steigt die Übelkeit auf. Nein. Natürlich nicht. Ben ist der wichtigste Mensch in meinem Leben.

»Aber ich kann ihn doch nicht belügen?«

»Streng genommen belügst du ihn nicht, sondern verschweigst ihm nur den Rest der Geschichte.«

»Was letztendlich das Gleiche ist, machen wir uns doch nichts vor. Unsere Beziehung endet so in einer Katastrophe.« Oder ist das die letzten Wochen sowieso schon geschehen?

»Willst du erst mal hierbleiben?«, fragt Lou und steht langsam vom Bett auf. Sie setzt sich an den Schreibtisch und dreht sich mit dem Stuhl in meine Richtung. »Wenn du die nächsten Tage vielleicht Abstand brauchst, um nachzudenken.«

»Und wie soll ich ihm das erklären?« Ich schnaufe. »Soll ich ihn wieder belügen? Scheint ja seit gestern gang und gäbe bei der neuen Mel zu sein.«

Lou schüttelt den Kopf. »Wir können lernen. Dann ist es keine Lüge, wenn du sagst, wir machen gemeinsam etwas für die Uni.«

Dafür weiß ich genau, dass ich jede freie Sekunde an Ben denken werde. Ben. Von dem genau in dem Moment eine Nachricht bei mir aufploppt.

Hoffe, es geht ihr besser. Kommst du gleich heim oder braucht ihr noch Zeit?

Auf der Stelle bildet sich wieder ein Druck auf meinen Augen, doch es ist, als sei ich fast zu erschöpft, um erneut zu weinen. Ich betrachte das Foto auf meinem Sperrbildschirm und spüre förmlich, wie der Schmerz mich von innen auffrisst.

Die Aufnahme ist letztes Jahr im Sommer entstanden, kurz nachdem ich bei ihm eingezogen bin. Wir waren mit den Fahrrädern zum Rhein gefahren und haben uns am Wasser mit Selbstauslöser fotografiert. Es hat mindestens fünf Anläufe gedauert, bis wir beide vollständig auf dem Foto zu sehen waren und kein Kopf oder Fuß abgeschnitten wurde.

Doch das ist nicht einmal der Grund, warum sich mein Herz beim Anblick dieses Fotos so verzieht.

Ich denke zurück an meinen letzten Geburtstag. Ben hat mir eine Auswahl besonderer Bilder geschenkt, die ihm von uns gefielen. Eingerahmt. »Wir können sie an die Wand hängen. Gleich neben denen …« Im Flur kam er dann zum Stocken. Ich konnte mir das Lachen nicht verkneifen, weil genau dieses Foto von uns am Rhein schon seit fünf Monaten sehr präsent an der Wand hing.

»Das hast du da neu aufgehängt«, versuchte Ben zu protestieren, doch ich habe ihn geküsst und ihm den Rahmen aus der Hand genommen. »Macht doch nichts. Dann können wir es beim Vorbeilaufen eben zweimal betrachten. Doppelt hält besser.«

Jetzt treten mir doch wieder Tränen in die Augen.

Ich wische sie fort. »Kann ich bei dir duschen?«, frage ich Lou.

Sie lächelt. »Oh, Mellibelli. Das solltest du sogar, wenn du Ben nicht verschrecken willst.«

Erst im Bad verstehe ich dann wirklich, was Lou meint: Die Wimperntusche klebt mir mittlerweile bis zu den Wangen, und meine Augen sehen aus, als habe ich eine hochallergische Reaktion durchlitten.

Doch selbst als ich mich nach der Dusche im Spiegel betrachte, ist mein Blick so leer, als wäre jedes Stück Leben aus mir ausgesaugt worden. Ich muss mich zusammenreißen, meine Gefühle zu kontrollieren, öffne fest entschlossen die Tür und verabschiede mich im Flur von Lou.

Auf der Straße antworte ich Ben auf seine Nachricht:

Gehe jetzt los. Bin gleich zu Hause.

Zu Hause, schießt es mir wie ein Echo durch den Kopf.

Die Wahrheit ist: Noch nie hat es sich weniger richtig angefühlt, zu glauben, ich hätte an diesem Ort jetzt wirklich etwas zu suchen.

35. Kapitel

Ben

Als Mel endlich die Haustür aufschließt und ich zum ersten Mal ihren Blick treffe, spüre ich gleich, dass etwas nicht in Ordnung ist. Da ist eine Schwere in der Luft, die ich so noch nie erlebt habe. Auch nicht in den letzten Wochen. Ihre Haare sind etwas zerzaust, und entweder sie trägt das Shirt, das ich nicht kenne, falsch herum, oder das ist jetzt eine sehr seltsame Frauenmode, die ich nicht kenne.

»Hallo.« Mel weicht meinem Blick aus, lächelt nur vorsichtig. Doch es ist kein echtes Lächeln, vielmehr eins, das aussieht, als habe es jemand mit billiger Farbe auf die Haut gezeichnet. Ich bleibe im Flur stehen, beobachte, wie sie ihre Schuhe auszieht und den Rucksack abstellt. Vielleicht ist es auch ihr suchender Ausdruck im Gesicht, der so fremd wirkt. Sie sieht sich im Flur um, als sei sie ein Gast in dieser Wohnung. Und ich bin möglicherweise ein alter Bekannter, den sie nach langer Zeit auf der Straße wiedersieht, aber von dem sie eigentlich nicht in ein Gespräch verwickelt werden möchte.

»Hey«, sage ich also vorsichtig, gehe zögerlich auf sie zu. »Ich bin froh, dass du wieder da bist. Wir haben uns in den letzten Tagen kaum gesehen.«

Keine Reaktion.

»Alles in Ordnung? Geht es Lou besser? Konntest du ihr helfen?«

Als Mel nicht antwortet, berühre ich sie am Arm und hauche ihr zur Begrüßung einen Kuss auf die Lippen. Immer noch nichts. »Was war denn los? Willst du darüber ... sprechen?«, frage ich nach.

Plötzlich reißt sie sich los, fährt zurück und bleibt mit mehr als einem Meter Abstand vor mir stehen. Ihre Augen funkeln aufgebracht, als habe ich etwas Falsches gesagt.

Huch. So abwehrend habe ich meine Freundin noch nie erlebt.

»Du musst es mir auch nicht erzählen«, weiche ich aus und setze ein versöhnliches Lächeln auf. Was ist denn nur los mit ihr? Mel ist überhaupt nicht der Typ, der aus dem Nichts Streit sucht. Ganz im Gegenteil, eigentlich ist sie der friedlichste Mensch, den ich kenne.

»Hör auf damit!«, sagt sie und schlägt die Hände über dem Kopf zusammen. »Hör einfach auf damit!«

Ich habe keine Ahnung, wovon sie spricht. »Womit soll ich aufhören?«, hake ich deshalb nach, bemühe mich, ruhig zu sprechen. Wieder suche ich ihre Nähe, streiche ihr möglichst behutsam über die Schulter, doch auf der Stelle tritt sie einen Schritt zurück.

»Ben!«

»Hey, ist dir etwas passiert? Muss ich mir Sorgen machen?«

Auf einmal ist mir heiß und kalt zugleich. Tausend Horrorszenarien schießen mir gleichzeitig durch den Kopf. Was, wenn Mel unterwegs etwas zugestoßen ist?

Die strubbeligen Haare, das verdrehte T-Shirt ...

»Du kannst es mir sagen!«, ermutige ich sie. »Hat dir jemand wehgetan?« Oje, ich klinge wie ein besorgter Vater, der seine Tochter nach der ersten Klubnacht ins Verhör nimmt. Aber das ist mir egal. Ich habe ein ernsthaft ungutes Gefühl im Bauch.

»Mel, sag mir sofort, ob dir jemand wehgetan hat!«, rufe ich jetzt etwas lauter. Mein Herz klopft schon wieder so schnell, dass mir für einen kurzen Moment der Gedanke kommt, ich könnte erneut umkippen. Meiner Freundin direkt vor die Füße. Obwohl sie jetzt meine Hilfe braucht. Reiß dich zusammen, Ben. Reiß dich verdammt noch mal zusammen und mach einmal im Leben etwas richtig!

»Nein«, sagt Mel und zieht die Schultern hoch. »Niemand.« Doch ich sehe, dass sie am ganzen Körper zittert. »Ich kann nicht …«

Was kann sie nicht? Ich bin drauf und dran, sie einfach so lange festzuhalten, bis sie mir sagt, was passiert ist.

»Sieh mich nicht an! Bitte«, flüstert sie, als könnte uns jemand hören, der das Gespräch auf keinen Fall mitbekommen darf. Dabei stehen nur sie und ich in diesem Flur.

»Komm erst mal rein!« Ich nehme sie an die Hand und führe sie ins Wohnzimmer.

»Ich kann das nicht«, murmelt sie immer wieder vor sich her. Ihre Augen stehen voller Tränen.

»Mel, sprich mit mir!«

»Ich kann nicht, Ben!«

Sie nennt mich Ben. Nicht Teddy.

»Du kannst immer mit mir reden, Süße. Immer.«

Wieder bekomme ich einen wütenden Seitenblick. »Sag das nicht!«

»Was?« Ich stehe absolut auf dem Schlauch. Ein dunkler Schatten zieht sich über ihr Gesicht.

»Du sollst nicht sagen, dass ich mit dir reden kann. Denn das konnte ich die letzten Monate nicht«, sagt sie, und ich weiß nicht, ob sie traurig oder wütend ist.

Ich will widersprechen, doch sie hebt abwehrend die Hände. »Und jetzt behaupte nicht, dass das nicht wahr ist.«

»Ich weiß nicht, worauf du hinauswillst, Mel.«

»Kein einziges Mal haben wir wirklich über alles gesprochen. Kein einziges Mal hast du mich gefragt, wie ich mich fühle, geschweige denn ernsthaft versucht, mit mir über deine Gefühle zu reden ...«

Mein Puls hat sich plötzlich fast verdoppelt, und es ist, als könne ich das Blut förmlich in meinen Adern rauschen hören. Kurz überschlägt sich ein Gefühl der Angst in mir, und ich bin mir nicht sicher, ob ich fähig bin, überhaupt den Mund zu öffnen.

Keine Panikattacke. Keine Panikattacke. Das geht jetzt nicht, Ben. Das geht nicht! Ich atme flach weiter, stelle mir vor, wie ich meine Freundin einfach in eine liebevolle Umarmung schließe, wir uns festhalten.

»Es tut mir leid. Alles. Es tut mir leid, dass ich so abwesend war. Es wird anders werden. Vertrau mir!«

Jetzt bricht meine Freundin vollkommen in Tränen aus, und ich fühle mich unfähig zu reagieren.

»Es ist zu spät.« Die Art, wie sie spricht, gleicht eher einem Wimmern. »Es ist zu spät, Ben.«

Ich weiß nicht, ob ich meine Freundin jemals so bitterlich habe weinen sehen, und es bricht mir das Herz, es nicht einmal verstehen zu können.

»Nichts ist zu spät«, sage ich und lege ihr einen Finger auf den Mund. »Es ist niemals zu spät.« So tränenerstickt wie sie ist, kann sie nicht einmal etwas erwidern. Nur ein schweres Atmen dringt aus ihrem Mund, als ich ihren Kopf auf die Rücklehne des Sofas schiebe. »Sag so was nicht! Bitte!«

Ihre Tränen sind wie eine Flut an Traurigkeit, die ich einfach nicht stoppen kann. Auch hinter meinen Augen hat sich ein immenser Druck gebildet, und obwohl ich immer noch nicht weiß, was Mel in diesen Zustand gebracht hat, fürchte ich, jeden Moment selbst heulen zu müssen.

Fuck. Ich kann mit so was nicht umgehen. »Du warst bei Lou. Habt ihr euch gestritten?«, setze ich noch einmal an, während ich mit den Fingern über ihre kalte Haut fahre. Um Himmels willen, wie kann man bei diesen Temperaturen so ein Eisklotz sein? »Ist irgendetwas passiert?« Ich kann nicht anders, als erneut diese Frage zu stellen.

Schon wieder weicht sie meinem Blick aus, bevor sie dann sogar die Augen schließt und ich nur noch sehe, wie ihre Brust sich viel zu schnell hebt und senkt.

Da fällt es mir wieder ein. Wie konnte ich so blöd sein, es zu vergessen? Sie ist nicht nur bei Lou gewesen. Ganz im Gegenteil ... Zu ihrer besten Freundin ist sie erst später gefahren.

»Gib mir seine Nummer!«, fordere ich Mel auf. Sie antwortet nicht, drückt die Augen nur noch weiter zusammen. »Gib mir auf der Stelle seine Nummer!« Ich beuge mich über sie und umfasse unnachgiebig ihre Schulter. »Ich will seine Nummer haben. Ich will dieses Arschloch zur Rede stellen. Sag mir, was er mit dir gemacht hat.«

Mel hat die Augen aufgerissen. »Nein. Du darfst ihn nicht anrufen. Bitte.«

Ihre Reaktion zeigt mir, dass ich mit meinem Verdacht genau richtigliege. Dieser Mistkerl, was hat er mit meiner Freundin gemacht?

»Du gibst mir jetzt sofort seine Nummer!«, sage ich ein letztes Mal, bevor ich aufspringe und aufgeregt durch die Wohnung laufe. Basti. Bastian. Ich brauche seinen Nachnamen. Mein Herz schlägt immer schneller, und dieses Mal frage ich mich, ob es besser wäre, wenn ich auf der Stelle zusammenbrechen könnte und diese Situation niemals erleben müsste.

Andererseits will ich nicht zulassen ... Nein, andererseits lasse ich nicht zu, dass dieser Mann ... Ich kann den Gedanken nicht zu Ende führen. Ihr Rucksack liegt im Flur. Dort, wo sie ihn eben noch abgestellt hat.

Ich reiße den Reißverschluss auf und taste nach dem verdammten Telefon.

»Ben.« Mel steht hinter mir. Noch immer sind ihre Beine so zittrig, als stünde sie unter Drogen. Doch ihre Stimme klingt jetzt fester.

»Schatz.« Ich richte mich auf, nehme ihr Gesicht in beide Hände und presse ihr einen Kuss so fest auf die Lippen, als wolle ich sie wiederbeleben.

Und vielleicht ist es auch genau das, was sie jetzt braucht.

»Mel«, sage ich noch einmal. »Egal, was er mit dir gemacht hat. Es ist alles gut. Ich liebe dich. Ich ...« Ich lasse sie los, bücke mich erneut nach dem Smartphone und entsperre den Bildschirm.

»Ben, du verstehst das falsch.« Ihre Hand legt sich auf meine. Sie zieht das Telefon aus meinem Griff und schüttelt den Kopf. »Du verstehst das alles vollkommen falsch«, wiederholt sie noch einmal. »Er hat nichts getan.«

Stille.

Während sich meine Lungen gerade wieder mit Sauerstoff füllen wollen, kommt der nächste Schlag noch unvorhersehbarer mit einer Wucht, die mich fast zum Taumeln bringt.

»Er hat nichts getan, was ich nicht wollte.«

Ich lese in ihren Augen Angst, Schrecken, Traurigkeit. Und Schuldgefühle?

»Was ist passiert?«, knurre ich, kneife die Augen zusammen und balle die Hände zu Fäusten, um mich auf den Schmerz vorzubereiten, der jeden Moment mein Herz zerspringen lässt.

»Er hat mich geküsst«, sagt Mel, und ich ... ich spüre keinen Schmerz. Keine Wut. Keine Traurigkeit. Keine Angst.

Ich spüre nichts. Absolut nichts.

Nichts. Nichts. Nichts.

Vielleicht fühlt es sich so an zu sterben. Vielleicht ist der Tod wirklich nur ein ganz langes Nichts, und ich bin längst auf dem Weg. Vielleicht hatte ich diesmal tatsächlich einen Herzinfarkt. Vielleicht ist es jetzt endgültig vorbei.

Wie sehr ich es mir in diesem Moment wünsche.

»Er hat mich geküsst, und ich war so überrascht und ...«

Sie soll nicht mehr weitersprechen.

Ich schlage die Augen auf und sehe nur die Decke über mir. Anscheinend muss ich so tief die Wand heruntergerutscht sein, dass ich fast auf dem Boden liege.

»Ich war verwirrt und ...«

Sie. Soll. Nicht. Mehr. Weitersprechen.

»Du warst verwirrt«, wiederhole ich ihre Worte. »Er hat es gegen deinen Willen getan.«

Sie schüttelt immer wieder den Kopf. »Nein, Ben. Ich wünschte, es wäre so ... Ich würde dir gerne sagen, dass es so gewesen ist, aber das wäre nicht ehrlich.«

Erst jetzt kocht der Zorn in mir hoch. »Nicht ehrlich? Du machst hinter meinem Rücken mit einem anderen rum. Was hat er gemacht, damit du ihn rangelassen hast? Musste er dich nur in seine Wahnsinnshütte einladen?«

Wie naiv ich doch gewesen bin ... Wie sehr ich gehofft habe, dass meine schlechten Gefühle diesem Kerl gegenüber unbegründet, gar bescheuert sind. Aber nein, ich hatte die ganze Zeit recht. Er hat sich an meine Freundin rangemacht. Ich kämpfe so sehr gegen die Angst und den Moment, in dem ich endgültig die Fassung verliere. Und trotzdem dringen die ersten Tränen aus meinen Augen, sickern die Wange hinunter.

»Ich hab's gewusst«, sage ich und springe auf. »Ich hab's gewusst. Ich hab's gewusst.« Immer wieder sage ich diesen Satz. »Geh!« Es ist, als wäre in der Luft kein Sauerstoff mehr. Ich gerate in eine panische Schnappatmung, kann trotzdem nicht aufhören, diese Worte auszuspucken. »Ich habe es gewusst. Ich habe es gewusst.«

»Ben«, sagt sie und hält mich am Hemd fest. Ich schüttele mich von ihr los. »Ben, beruhig dich, bitte!«

Ihre Worte bringen mich nur noch mehr zum Kochen, und ich sehe all die Situationen der letzten Wochen vor mir. Wie ich mich immer wieder in meinen Lernsachen vergrabe, beim Filmabend einschlafe, ihr nicht zuhöre, wie ich nicht mit ihr gemeinsam lachen kann, weil mir nicht nach Lachen ist, und wie ich versage. Wie das, was einmal zwischen uns war, sich langsam aufgelöst hat. Und ich sehe, dass sie nicht bereit ist, für uns zu kämpfen. Sie hat aufgegeben, sie hat mich verraten. »Ich soll mich beruhigen? Beruhigen? Meine Freundin steckt einem Aufreißer die Zunge in den Hals, aber kein Problem, wenn's der eigene Freund nicht mehr bringt, holt man sich halt Befriedigung woanders.«

Ihr Kopf färbt sich hochrot. »Du bist so gemein. So, so, so gemein.«

Ich fange an zu lachen. »Na klar, ich bin so gemein. Das denkst du doch die ganze Zeit schon. Ben, der böse Freund, der sich nicht um mich kümmert, der mich vergisst, der nicht mal mehr beim Sex einen hochkriegt. Denk das alles ruhig! Denk es!« Ich bin so laut geworden, dass ich mich über mich selbst erschrecke.

»Warum sagst du das? Warum tust du das jetzt?« Ihre Stimme bebt.

»Warum ICH das tue? Werd wach, Melina. Oder lass es dir von deinem neuen Freund erklären. Ist er das jetzt? Dein Freund?« Ich mache nur eine Pause, um nach Luft zu schnappen.

»Hör auf damit! Hör auf damit«, ruft sie immer wieder unter Tränen.

»Warum? Du wolltest, dass ich am Ende bin. Herzlichen Glückwunsch, du hast es geschafft.« Mir ist so schwindelig, dass ich mich selbst beim Schreien wie ohnmächtig fühle. »Ich bin am Ende, hörst du? Und ich will jetzt allein sein. Das kann ich nämlich am besten.«

»Ben, bitte. Lass uns reden. Ich ... ich will es dir erklären. Es gibt so vieles, über das wir sprechen müssen«, versucht Melina es, doch ich schüttele entschieden den Kopf.

»Reden ist jetzt das Letzte, was ich will. Ich hau ab. Ich halte es hier nicht mehr aus.«

»Wo willst du denn hin?« Mel stellt sich mir in den Weg.

»Das werde ich dann sehen. Auf jeden Fall will ich heute nicht mehr hier sein.« Ich verschwinde im Schlafzimmer, räume ein paar Shirts zusammen und stopfe sie in meinen Rucksack.

Kalter Schweiß rinnt über meinen Rücken, und ich bete, jetzt bloß keine Panikattacke zu bekommen. Dieses Herzrasen, das Gefühl, jeden Moment umzukippen oder mich übergeben zu müssen ... Ich muss hier raus.

»Ben, bitte. Bitte geh nicht! Was machen wir denn jetzt?« Mel steht im Türrahmen, klammert sich ängstlich an die Klinke und sieht mich mit flehendem Blick an. »Was willst du jetzt tun? Machst du nun Schluss?«

Ich habe keine Ahnung, was ich mache. Ich weiß nicht einmal, wie ich jemals wieder normal atmen soll.

Wie benebelt schiebe ich mich an Mel vorbei aus dem Schlafzimmer, bekomme von dem, was sie sagt, überhaupt nichts mehr mit. Immer wieder sehe ich diese Bilder. Meine Mel. Wie sie mit diesem widerlichen Kerl rummacht, während ich zu Hause sitze und auf sie warte.

Ich öffne die Wohnungstür und weiß auf einmal nicht, warum sich das alles hier wie ein großer Fehler anfühlt.

Mel. Meine Mel.

Sie haben sich geküsst. Geküsst. Geküsst.

Sie ist zu einem anderen gegangen.

Und jetzt gehe ich.

36. Kapitel

Mel

– vor einem Jahr –

Ben hat die halbe Nacht nicht geschlafen. Zuerst lag er auf dem Rücken, hat mehrfach mit einem Blick zur Seite die Uhrzeit auf dem Wecker geprüft. Da war es fast schon zwei. Erst gegen halb drei hat er sich zur Seite gerollt. Das weiß ich alles so genau, weil ich selbst kein Auge zugemacht habe. Die ganze Nacht nicht. Selbst dann nicht, als Bens Atmung gleichmäßiger wurde und ich endlich sicher war, dass er eingeschlafen ist.

Heute Morgen habe ich mich früh aus dem Schlafzimmer geschlichen, ihm Frühstück gemacht und versucht, mir nichts von meiner Aufregung anmerken zu lassen.

Ich habe keine Ahnung, wie Ben es überhaupt aushält, wenn ich schon vollkommen durch den Wind bin. Denn im Gegensatz zu ihm muss ich die Prüfungen nicht einmal schreiben, sondern nur zu Hause sitzen und warten, warten und nochmals warten, bis ich hoffentlich Rückmeldung bekomme.

Heute ist der Tag, auf den Ben sich fünf Jahre vorbereitet hat. Heute ist der Prüfungsbeginn für das Zweite Staatsexamen.

Wenn Ben das Examen besteht, woran ich nie und nimmer

Zweifel habe, dann steht ihm das Praktische Jahr in einer Klinik hier in Köln bevor.

Es gibt nichts, wovon Ben mehr spricht, als davon, endlich seinen großen Traum zu verwirklichen und Arzt zu sein.

Und ich habe mir geschworen, ihn immer dabei zu unterstützen.

»Na? Fühlst du dich fit?«, frage ich, als er in ein Handtuch gewickelt aus dem Badezimmer kommt.

Er riecht nach frischem Aftershave, und seine Haut ist ganz nass und warm vom Duschwasser.

Hätten wir an diesem Morgen etwas mehr Zeit ... ich könnte für nichts garantieren.

Ben lächelt munter. »Mögen die Spiele beginnen. Ich bin bereit.«

»Super.« Ich klatsche ihn ab. »Dann musst du dich erst mal angemessen stärken.«

Die Prüfungen werden pro Tag etwa fünf Stunden dauern. Das heißt, dass Ben am besten ausgiebig frühstücken sollte.

Ich habe eine Art Rührei aus Tofu gemacht. Mit den richtigen Gewürzen schmeckt das einfach köstlich. Ich habe die Kreation vor einigen Tagen im Internet entdeckt und etwas abgewandelt. Sogar Ben konnte ich davon überzeugen, obwohl er anfangs doch etwas skeptisch war.

»Obstsalat, Waffeln und Granola von gestern. Ich habe mich etwas ausprobiert, ich hoffe, das schmeckt.«

»Mel, du bist eine Königin.« Ben zieht mich an sich, drückt seinen Mund auf meine Lippen und küsst mich so heftig, dass mich ein heißes Glücksgefühl flutet. »Im Ernst, du hast Talent fürs Kochen. Sieh dir dieses Frühstück an! Das ist der Wahnsinn. Daraus könntest du sicher was machen!«

»Danke.« Ich kichere, greife nach der Hand meines Freundes

und führe ihn an den Tisch. »Jetzt schauen wir erst mal, wie du dein Ding rockst. Ich gehe solange nach Hause. Meine Familie fragt sich sicher, ob sie mich mal wieder zu Gesicht bekommt.« Immerhin wohne ich offiziell noch bei meinen Eltern.

»Ich melde mich sofort bei dir, versprochen«, erwidert Ben und macht es sich am Frühstückstisch bequem. Um ehrlich zu sein, weiß ich gar nicht, ob ich überhaupt einen Bissen herunterbekomme, denn Aufregung schlägt mir immer etwas auf den Magen.

»Was von den Jungs gehört?«, frage ich und denke dabei an Bens beste Freunde. Die vier haben sich im Studium kennengelernt, und streng genommen habe ich es nur ihnen zu verdanken, dass ich heute mit Ben zusammen bin. Denn ohne Aaron wäre Ben niemals in den Klub von Louisas Onkel gegangen, und hätte Max sich an dem Abend nicht dermaßen zulaufen lassen, wären Lou und ich nicht in die Situation gekommen, den Jungs zu helfen.

»Noch nicht. Hoffentlich verpennt niemand.« Ben grinst, während er sich eine halbe Waffel auf einmal in den Mund steckt. Ich weiß, dass er längst nicht so gelassen ist, wie er tut, beschließe allerdings, nicht weiter nachzuhaken, weil ich weiß, wie schwer er sich damit tut, Schwäche zu zeigen.

»Ihr werdet das alle schaffen, und danach feiern wir groß! Wir gehen essen, oder ich koche etwas, das du aussuchst«, schlage ich voller Eifer vor.

Ben nickt. »Du gehst zu deinen Eltern, während ich kurz verschwinde. Und ehe du dichs versiehst, habe ich nicht nur diese Prüfungen, sondern mein PJ und das Dritte Staatsexamen hinter mir.« Sein Grinsen ist so verdammt niedlich und voll echter Begeisterung, dass ich mir kaum vorstellen kann, die nächsten Stunden ohne ihn zu verbringen.

»Und dann?«, frage ich weiter. »Was machen wir dann?«

»Feiern?«, überlegt Ben und putzt sich die Krümel vom Hemd.

»Oder wir nehmen uns eine kurze Auszeit, fliegen in ein fremdes Land und erlauben uns, ein paar Wochen einfach mal nichts zu tun.« Ich muss über meinen Vorschlag kichern. »Das klingt doch fein.«

Ben strubbelt mir durchs Haar. »Du Spinnerin, erst mal musst du dein Studium beenden. Faulenzen können wir, wenn wir Rentner sind.«

Obwohl ich selbst die meiste Zeit gute Noten schreibe, bewundere ich Ben manchmal für seine Disziplin und die Art, wie er sein Studium meistert. So, als gäbe es nichts, worin er jemals besser sein könnte. Aber vielleicht ist das so mit den Dingen, bei denen man sein Ziel so klar vor Augen hat.

»Och menno«, seufze ich schmunzelnd. »Dann sind wir aber nicht mehr jung und sexy genug, um den Strand aufzuwirbeln.« Ich strecke ihm die Zunge raus und spüre, wie mich bei der Vorstellung eine warme Trägheit überfällt.

»Jung nicht, aber sexy wirst du immer bleiben.« Ben steht auf, zieht mich vom Stuhl hoch und legt seine Hände um meine Hüfte.

Das Prickeln auf meiner Haut wird stärker, der süße Schwindel lässt meinen Kopf gegen seine Schulter sinken, und für einen Moment ist es, als könnte die Zeit stillstehen. Bens Gesicht ist so nah an meinem, dass sich ein sehnsüchtiger Schmerz in meinem Körper ausbreitet. Sehnsucht, die selbst dann niemals ganz verschwindet, wenn er direkt vor mir steht.

»Du bist ganz schön gemein, weißt du das«, flüstere ich und fahre mit den Lippen sanft über seine Wange.

»Gemein?« Ein Lächeln zeichnet sich in seinen Mundwinkeln ab. Sein Kopf neigt sich noch näher an meinen, bis sich unsere

Nasenspitzen sanft berühren. »Kommst du heute Abend wieder hierher?«

»Wenn du willst«, antworte ich im Flüsterton.

Bens Zeigefinger angeln sich die Schlaufen meiner Jeans, während er mit der restlichen Hand meinen Unterbauch massiert. Er weiß genau, dass mich das um den Verstand bringt.

»Ich kann's kaum erwarten.«

»Da weißt du, wie es mir geht.« Voller Vorfreude grinse ich. »Ich bin stolz auf dich, weißt du das?«, sage ich, bevor wir uns voneinander lösen. »So, so stolz auf dich. Du wirst das heute schaffen. Und morgen. Und übermorgen. Immer. Und jetzt schmeiß mich raus! Du musst dich fertig machen«, sage ich mit einem Blick auf die Uhr.

»Ich könnte dich niemals rausschmeißen«, erwidert er kopfschüttelnd.

»Ich würde aber niemals von selbst gehen«, erkläre ich. »Und ich denke, du hast heute etwas Wichtiges zu erledigen.«

»Das stimmt.« Er küsst mich. Schon wieder. Leidenschaftlicher und länger als zuvor. Bis ich ihn von mir schieben muss und lachend nach Luft ringe. Doch anstatt sich zu beeilen, grinst er nur amüsiert. »Fertig. Und jetzt, wo alles erledigt ist, muss ich leider so eine klitzekleine Prüfung hinter mich bringen.«

»Mikroskopisch klein«, witzele ich ironisch.

»Eigentlich kaum relevant.« Er zieht eine Grimasse. »Aber ich denke, ich schaue sie mir zumindest mal an.«

»Kann nicht schaden.« Ich stelle mich auf Zehenspitzen vor ihn. »Du musst mir alles berichten.«

»Oh, wir werden nicht viel zum Reden kommen.« Seine Augen funkeln. »Wünsch mir Glück!«, sagt er, doch ich bin mir absolut sicher, dass er das nicht brauchen wird.

»Wir müssen nicht wünschen. Ich weiß, dass das gut wird.

Weil du gut bist. Heute kommt der nächste Schritt auf deinen großen Traum zu, und ich habe es im Gefühl, dass das großartig wird.«

37. Kapitel

Ben

Es dauert sicher zwanzig Minuten, bis ich im Auto sitze und mich dazu aufraffen kann, den Motor zu starten. Meine Beine fühlen sich noch immer so weich an, dass ich fürchte, sie könnten jeden Moment versagen.

Ich lasse den Kopf gegen die Stütze sinken und kneife die Augen zu, als lasse sich die Realität auf diesem Wege einfach aussperren. Doch so funktioniert das leider nicht. Höchstens bei Kindern, die sich beim Versteckspiel nur die Hände vors Gesicht halten, weil sie glauben, auf diese Art und Weise unsichtbar zu sein.

Je mehr Zeit vergeht, desto verzweifelter und einsamer fühle ich mich. Mit einem Herz so schwer wie ein Stein in der Brust schalte ich den Motor ein und lenke den Wagen vom Parkplatz.

Mit jedem Meter, den ich mich auf der Straße fortbewege, entferne ich mich ein bisschen mehr von der Frau, die ich liebe. Und die mir vor nicht einmal einer Stunde das Herz gebrochen hat. Schon wieder sind da diese beschissenen Tränen, die ich am liebsten sofort von der Wange wischen würde.

Doch ich halte beide Hände am Steuer, bin auf dem Weg zu meinem Bruder, um ihm zu sagen, dass er mit allem recht hatte.

Dass ich ein Loser bin, der die Kontrolle über sein Leben verloren hat und nun auf der Straße steht. Nun ja … streng genommen habe ich immerhin eine Wohnung. Doch allein bei der Vorstellung, heute Abend in dem Bett zu liegen, in dem ich seit über eineinhalb Jahren mit Mel … Stopp! Auch das hier, der Schmerz, wurde nur ausgelöst durch ein biochemisches Signal. Dieses Gefühl, von innen heraus zu verbluten, ist nichts weiter als eine Interpretation meines Gehirns.

Eigentlich sitze ich gerade einfach nur in diesem Auto und atme. Atme. Atme. Ich brauche nicht mehr lange. Gleich bin ich da. Doch selbst der Gedanke an meinen eigenen Körper, mein Herz, meine lebenswichtigen Organe, mein Hirn, all die Funktionen … selbst die Tatsache, dass ich gerade in diesem geschlossenen Wagen sitze, lässt die bloße Panik weiter aufsteigen.

Ist hier in dieser engen Kiste genug Sauerstoff? Kann ich in meinem Auto ersticken? Hastig schnappe ich nach Luft, doch schon wieder ist es, als käme einfach kaum etwas davon in meiner Lunge an. Was ist, wenn ich erneut ohnmächtig werde? Wenn in diesem Moment mein Herz aufhört zu schlagen?

»Das ist nicht wahr. Das ist nicht da. Das existiert nicht. Ich habe keine Angst«, flüstere ich leise vor mich hin, während meine Finger am Lenkrad immer schwitziger werden. Es sind nur noch zwei Straßen, eine Kreuzung. Das ist alles nur in meinem Kopf. Nur in meinem Kopf. Plötzlich höre ich die Melodie des passenden Songs von *Andreas Bourani* in meiner Erinnerung. Normalerweise höre ich keinen Deutschpop, aber diese paar Zeilen kenne ich aus dem Radio. Alles nur in meinem Kopf. Ich versuche, zumindest einige Fetzen des restlichen Textes in meinem Gedächtnis abzurufen, komme aber nicht über die zwei Sätze hinaus. Das ist alles nur in meinem Kopf. In meinem Kopf. Immerhin kann ich wieder atmen. Oder?

Die letzte Ampel ist überquert. Ich erreiche die Straße, in der Leo wohnt, und parke kurz hinter dem Halteverbot. Bevor ich aussteige, werfe ich einen letzten Blick in den Rückspiegel, um mich zu vergewissern, dass man mir zumindest die Heulerei nicht mehr ansieht.

Es dauert nach dem Klingeln keine fünf Sekunden, und ein lautes Summen lässt mich zusammenschrecken.

»Wo brennt es?«, begrüßt mich Leo.

»Du bist hier«, sage ich gedehnt.

»Das ist ja auch meine Wohnung«, sagt mein Bruder und hebt eine Augenbraue. »Aber schön, dass *du* hier bist.«

»Ich dachte, du wärst vielleicht noch arbeiten«, erkläre ich und wische mir gestresst die Hände an meiner kurzen Stoffhose ab.

»Hab heute frei. Hab die letzten Samst…« Leo bricht ab. »Aber was machst du hier?« Seine Stirn ist in Falten gelegt. »Versteh mich nicht falsch, du bist jederzeit willkommen, aber ich kann mich nicht erinnern, wann du nach meinem Umzug das letzte Mal freiwillig hierhergekommen bist.«

»Kann ich erst einmal reinkommen?«, frage ich und versuche, meinen Rucksack unauffällig ins Innere zu schieben.

»Willst du bei mir einziehen?« Mein Bruder erkennt die Ernsthaftigkeit erst, als er seine Frage scherzhaft ausgesprochen hat. Er hält nur kurz in seiner Bewegung inne und winkt mich dann hinein.

Ich steige kommentarlos über Leos Chaos hinweg zu seinem Bett und lasse mich auf die Matratze sinken.

»Durst?« Ehe ich antworten kann, hat mein Bruder mir bereits ein Glas Wasser in die Hand gedrückt. Ich nehme einen Schluck und wische mir die verschwitzten Haarsträhnen aus dem Gesicht.

»Warum habt ihr euch gestritten?«, fragt Leo dann und lässt

sich auf den Schreibtischstuhl fallen. »Willst du drüber sprechen oder lieber nicht?«,

»Ganz ehrlich, ich weiß es nicht.« Ich zucke mit den Schultern und seufze. »Kann ich erst mal hierbleiben?«

Leo lächelt. »Meinst du das ernst? Ich habe drei Monate bei dir gewohnt.«

Ich sehe mich in der Wohnung um und beiße mir dann auf die Lippe. »Aber hier ist deutlich weniger Platz.«

»Hey, wir haben uns mal einen Uterus geteilt. Da werden wir das auch überleben, bis ihr euch vertragen habt.« Mein Bruder wirft mir ein aufmunterndes Lächeln zu.

Bis ihr euch vertragen habt.

Vielleicht sollte ich ihm sagen, dass die Sache komplizierter ist.

»Ich weiß nicht, wie es weitergehen soll«, murmele ich und kratze mich am Bart. »Es ist absurd, aber mein Leben zerfällt in immer kleinere Einzelteile, und ich sehe dabei zu und kann es nicht aufhalten.« Was Mel getan hat, hat mich zerrissen, trotzdem weiß ich, dass meine Reaktion unfair war und sie recht hatte. Es ist meine Schuld, nicht ihre, aber ich kann nicht zurück.

Für einen Augenblick sagt niemand was. Dann senke ich den Blick. »Mel hat einen anderen Typen geküsst.«

Auf der Stelle ist mein Bruder in seiner Bewegung festgefroren. »Sag das noch mal!« Er schüttelt sich. »Nein, schon gut. Sag es nicht noch mal. Wir reden von Mel? Unserer Mel?«

Ich brauche nicht zu nicken, bin mir ziemlich sicher, dass Leo die Situation auch so verstanden hat. »Diesen YouTuber, den Maggie auch kennt.«

»Okay. Wow. Und woher weißt du das?«

»Weil sie es mir gesagt hat«, erkläre ich und versenke das Gesicht in den Händen. Während ich die Worte ausspreche, fühle ich mich so gedemütigt und klein, dass ich meine Beine automatisch an den Körper ziehe.

»Und jetzt seid ihr getrennt? Ist sie jetzt mit …«

»Nein, ist sie nicht«, sage ich. »Zumindest gehe ich mal schwer davon aus, denn eben war sie ziemlich mitgenommen. Außerdem hat er sie geküsst. Nicht andersrum. Sie war überrascht und …« Als ich merke, wie ich Mel verteidige, beiße ich mir auf die Zunge. »Verdammt, Leo. Was soll ich nur machen? Ich bin so dermaßen ausgerastet, dass ich mich selbst nicht mehr wiedererkannt habe.«

Ich brauche meinen Bruder nicht einmal anzusehen, um zu erkennen, dass er mit der Situation genauso überfordert ist wie ich.

»Du kannst jedenfalls so lange hierbleiben, wie du willst. Auch wenn ich übermorgen nach Frankfurt muss. Wegen der Ausbildung. Unsere lieben Eltern haben mir freundlicherweise angeboten, für die Zeit zu Hause einzuziehen. Kannst du dir das vorstellen?«

Ich ziehe die Brauen zusammen. »Das machst du nicht ernsthaft, oder?«

Leo lacht. »Bist du verrückt? Ich wohne auf dem Mediacampus. Genauso wie alle anderen. Und du bleibst hier, hast du gehört? Du bist mein Bruder, mi casa es tu casa.«

»Fuck, Alter. Womit habe ich dich verdient?«

Achselzuckend steht Leo auf. »Vermutlich gar nicht. Aber immerhin können wir uns den Abwasch teilen. Ich habe nämlich nicht so eine luxuriöse Spülmaschine wie du.«

Noch nie habe ich mich über schmutziges Geschirr so sehr gefreut wie in diesem Moment. Es war die richtige Entscheidung, zu meinem Bruder zu fahren.

Denn wie immer ist er der Einzige, der genau weiß, was ich

in Augenblicken wie diesen brauche: Normalität, Ablenkung und bloß kein Mitleidsgetue.

Es reicht schon, wenn ich mich hundsmiserabel fühle.

»Willst du heute Abend was bestellen? Eigentlich hatte ich das nämlich vor.«

Eine Gemeinsamkeit, die uns Brüder verbindet, ist unser fehlendes Geschick fürs Kochen. Ein Grund mehr, warum wir beide damals mehr als dankbar für Mels Affinität zur Küche waren. Fast jeden Tag hat sie irgendetwas Neues getestet und uns probieren lassen. Stopp! Nicht schon wieder ...

»Ja, gerne. Ich ... ich lade dich ein«, sage ich und sehe mich nach meinem Rucksack um.

»Ben.«

In diesem Chaos sind meine Sachen anscheinend so schnell ertrunken, dass ich sie nicht mal mehr aufs Bett retten kann.

»Hast du meine Tasche gesehen? Den Rucksack, meine ich.«

»Ben.«

Leo sitzt plötzlich neben mir und legt eine Hand auf meine Schulter. »Du machst jetzt gar nichts mehr, in Ordnung? Ich bestelle Nudeln, du lehnst dich mal gegen diese Wand und wartest, bis das Essen hier ist.«

Ich will gerade protestieren, da wird Leos Griff bestimmter. »Und ich weiß, dass das nicht dein Ding ist und du die Große-Bruder-Nummer am liebsten auf ewig durchziehen willst. Hör zu, ich kenne dich. Aber du kannst die Kontrolle für die nächsten Stunden an mich abgeben, und es wird alles gut.«

Es wird alles gut. *Das ist nur eine Phase. Das geht vorbei.* Mit dem Glauben daran habe ich mich die letzten Monate über Wasser gehalten. Und nun sehe ich, was passiert ist. Ich habe alles verloren, was mir etwas bedeutet hat. Ich habe Mel verloren. Vielleicht sollte ich endlich aufhören, mir etwas vorzumachen.

38. Kapitel

Mel

In der ersten Nacht schlafe ich gar nicht. Dafür bin ich am Tag darauf so erschöpft, dass ich die Uni sausen lasse und auf dem Bett liegen bleibe. Ich wage es kaum, mich auch nur einen Zentimeter über meine Seite der Matratze hinauszubewegen, aus Angst vor dem Moment, in dem auch im letzten Teil meines Verstandes ankommt, dass er nicht da ist. Dass ich auch die nächste Nacht allein in unserem Bett liegen werde. Und vermutlich auch die darauf.

Die Tage vergehen, als habe jemand sie wie ein Kaugummi lang gezogen und am Ende mit einem widerlichen Geschmack in einen x-beliebigen Mülleimer geschmissen.

So fühle ich mich jeden Abend, wenn ich mich unter meiner Decke vergrabe und mein Herz so kräftig schlägt, als wolle es durch meine Brust hindurchfliehen. Mir ist bitterkalt, obwohl ich bereits die Sofadecke über meine Beine gelegt habe. Bens Bettzeug bleibt unberührt.

Ich muss eingedöst sein, denn das Summen meines Handys reißt mich aus dem Schlaf. Ich taste mit einer Hand danach und entsperre den Bildschirm, nur um erneut eine Nachricht von Basti zu lesen. Seit dem Abend unseres Treffens ist bei mir jeden einzelnen Tag mindestens eine WhatsApp eingegangen, in der er sich entschuldigt und versprochen hat, alles wiedergutzumachen.

Es gibt nichts, was er für mich tun kann.

Ich rufe unseren Chat auf und lese die letzte Nachricht.

Es ist okay, dass du auf die letzten Messages nicht eingehst, aber ich muss mich bei dir noch mal wegen der Kooperation melden. Ich habe Kathi angeschrieben. Sie und ihre Schwester wären bei deiner Idee mit dem Dinner dabei. Wir würden recht kurzfristig mit dem Dreh beginnen, weil der Kunde sich das Video vorab noch ansehen möchte. Bist du noch dabei?
Ich hoffe, du bist okay.
Basti

Ich lasse das Handy kraftlos auf das Bett sinken und schaffe es zum ersten Mal, Bens Onlinezeiten nicht zu prüfen. Es bringt sowieso nichts.

Auf meine letzte Nachricht hat er nicht reagiert.

Aber was hätte er auch schreiben sollen?

Die Situation ist immer noch genau die gleiche wie vor mittlerweile einer Woche. Einer ganzen Woche, in der ich tagsüber schlafe und an den Abenden so ins Grübeln komme, dass an Schlaf nicht mehr zu denken ist.

Ich frage mich, ob er mal darüber nachgedacht hat, mir zu schreiben. Vielleicht auch nur für einen kurzen Moment. Ob er sich genauso vorstellt, was ich tue, wie ich nicht aufhören kann, an ihn zu denken. Immer wieder sehe ich die Bilder unseres Streits in meinem Kopf. Ich kann mich nicht erinnern, ihn jemals so außer sich erlebt zu haben. So wütend, als habe er die Kontrolle über seine Gefühle verloren. Über Grenzen. Meine. Seine. Unsere.

Seit unserem Streit habe ich mich nicht mehr aufraffen können, neue Videos zu drehen, sodass schon einige Nachfragen in den Kommentaren eintrudeln. Es könnte mir egaler nicht sein.

»Du siehst ihn einfach nie wieder«, sagt Lou, als ich sie abends anrufe. Im Hintergrund klimpert das Geschirr. Ich nehme an, sie ist gerade dabei, für ihre Familie den Tisch zu decken.

»Du würdest also nicht hingehen?«, frage ich mit einem dicken Kloß im Hals.

»Nun ja«, sagt Lou vorsichtig. »Es ist halt ungünstig, dass ihr dieses Video in seiner Story angekündigt habt. Haben da eigentlich Leute reagiert?«

Shit. Wie um alles in dieser Welt konnte ich das wirklich vergessen haben? Wir haben auf diesem teuren Luxussofa gesessen und auf Instagram ein gemeinsames Video angekündigt.

Ich muss mir das noch mal ansehen.

Als ich mein Profil öffne, werde ich von Kommentaren, Likes und neuen Abonnenten förmlich erschlagen.

Normalerweise bekomme ich auf meine Fotos maximal achthundert Likes, doch der letzte Beitrag hat schon fast viertausend *Gefällt mir*-Angaben erreicht.

»Lou«, presse ich hervor. »Lou. Ich glaube, das ist ein Notfall.« Ich erinnere mich an meinen Gefühlsausbruch, als Jonte auf mein Video reagiert hat: die riesige Freude über die Flut an neuen Followern.

Nichts davon empfinde ich in diesem Moment. Ganz im Gegenteil, für einen Augenblick bin ich felsenfest davon überzeugt, mich auf den Schlafzimmerboden übergeben zu müssen.

»Oh, mein Gott.« Vermutlich hat meine Freundin gerade mein Profil geöffnet. »Und genau das meine ich. Einige Fangirls kriegen schon Sorge, du könntest dich an ihren Basti ranmachen.« Ich lese die Kommentare mit, während Lou vereinzelte Sätze vorliest.

@marie9 999_r : Sind die zusammen?

@ronja.e: Keine Ahnung. Hab sie nur in der Story gesehen.

@marie9 999_r : Ich auch. Hoffe mal nicht.

@sonnenblume123: Nein. Melina hat einen Freund. Er ist auch in manchen Videos von ihr zu sehen.

@till_the_end: Dachte, die wären getrennt. Hab das mal irgendwo gelesen. Er war in letzter Zeit kaum in den Vlogs zu sehen.

@sonnenblume123: Keine Ahnung. Geht uns ja auch nichts an.

@marie9 999_r: Wow. Wenn sie jetzt schon einen Neuen hat. Was ein Flittchen :D :D

@ronja.e: Wer würde zu Basti auch NEIN sagen? Ihr armer Freund xD lol

Ich höre Lous Stimme am anderen Ende der Leitung nicht mehr. Da ist nur noch dieses Rauschen in meinem Ohr, kurz bevor mir so schwindelig ist, dass ich meinen Kopf an die Wand drücke und die Augen schließe.

Was. Ein. Flittchen.

Ihr. Armer. Freund.

Wer hätte gedacht, dass die anonymen Stimmen im Internet so verdammt wehtun können?

»Mel? Bist du noch da? Melli, alles ist gut. Das sind nur irgendwelche armseligen Kinder, die ... Mel?«

Ich möchte Lou antworten, doch aus meinem Mund dringt kein einziger Ton mehr.

»Mel. Hör mir jetzt genau zu. Das sind nur ein paar Idioten, Fangirls, die das Ganze bald wieder vergessen haben. Du darfst denen bloß nicht zuhören. Das ist ganz wichtig.«

Und schon wieder ist es so weit, oder haben die Tränen erst gar nicht aufgehört? Das Shirt, das ich schon seit gestern Morgen trage, ist innerhalb von Sekunden erneut mit Traurigkeit getränkt. »Lou, es ist im Internet. Vielleicht hat Ben die Kommentare gesehen. Was soll ich nur tun?«

»In einigen Tagen ist das vergessen. Nichts ist so uninteressant wie ein Gerücht von gestern. Du darfst ihnen nur keinen neuen Tratsch bieten.«

Und genau das ist mein Problem. »Aber was meinst du, wie sie reagieren, wenn das Video nicht kommt?«

Ich kann nicht aufhören, durch die Kommentare zu scrollen.

@leeeeeena66: Kann man auch ihren Ex irgendwo sehen?

@luzi0209: Also sind die beiden jetzt getrennt?

Wann haben die Menschen im Internet aufgehört, mich direkt anzusprechen? Sie reden über mich, als könnte ich ihre Kommentare überhaupt nicht lesen, als ... als gäbe es mich nicht. Nicht Melina, sondern nur diese brünette Puppe, die auf dem Foto im

Unipark frontal in die Kamera strahlt. Lou hat das Bild aufgenommen. Im Frühjahr schon, aber ich habe es erst vor drei Wochen gepostet.

»Mel? Bist du noch dran?«, reißt mich Lou aus den Gedanken. »Hast du gehört, was ich gesagt habe? Was hast du jetzt vor?« Sie klingt ziemlich besorgt. »Soll ich vorbeikommen?« Ich höre im Hintergrund ein Poltern. »Warte mal kurz. Bin sofort wieder da.«

»Schon okay«, sage ich, doch meine Antwort geht in einem Rufen unter. Ich höre, wie meine Freundin das Telefon ablegt und irgendetwas in den Flur brüllt. Wahrscheinlich ist sie mit ihrer Schwester allein, oder es gibt Ärger mit ihrem Vater.

Ich beende das Gespräch, schreibe Lou eine Nachricht, dass sie sich keine Sorgen machen soll.

> *Lege mich gleich schon hin. Hab Kopfweh. Melde mich morgen. Hab dich lieb <3*

Doch anstatt mein Smartphone auszuschalten und tatsächlich schlafen zu gehen, öffne ich den Chat mit Basti und beginne zu tippen.

39. Kapitel

Ben

Leo ist seit zwei Tagen weg, und ich hänge immer noch in seiner Wohnung rum. Vor allem abends, wenn ich vom Krankenhaus nach Hause komme, ist es, als könne ich selbst in diesem Einzimmerapartment verloren gehen.

Normalerweise mag ich die Stille. Sie hilft mir, meine Gedanken zu sortieren und meine Akkus wieder aufzuladen. Doch jetzt ist es, als käme verdammt noch mal kein Strom durch die Leitung. Ich liege abends im Bett und ertappe mich in der Angst, den morgigen Tag wieder aufstehen zu müssen.

Es kommt mir vor, als sei da diese Welle. Diese Welle, die sich langsam aufbaut und bald mit einer Wucht über mir bricht. Sie schafft es, mich viel zu lange unter Wasser zu ziehen. Mich atemlos fühlen zu lassen. Nahe dem Ertrinken.

Pizzakartons, leere Salatverpackungen und Pastateller stapeln sich neben dem Müll und machen mir deutlich, wie wenig ich mein Leben gerade im Griff habe.

Immerhin habe ich es jeden Tag zur Arbeit geschafft und zuverlässig meine Aufgaben erledigt. Können Menschen, die wirklich Depressionen haben, sich jeden Morgen um sechs aus dem Bett pellen und den ganzen Tag das Gesicht wahren?

»Du wirkst unausgeschlafen«, hat Max heute Morgen zu mir gesagt. »Oder wieder schlechte Laune?«

»Beides«, habe ich knapp geantwortet, ohne weiter darauf einzugehen. Ich möchte nicht über Mel reden, nicht erzählen, dass ich bei meinem Bruder eingezogen und vermutlich reif für einen Psychodoc bin.

Ich weiß, dass Max meine Situation nachvollziehen könnte. Immerhin zieht er die Kinder groß, die seine Freundin von einem anderen bekommen hat. Aber was erwarte ich mir für eine Reaktion? Sollen meine Kumpels sagen, dass das schon wieder wird? Dass das Studium hart und Liebeskummer beschissen ist? Dass ich meine verfluchten Privilegien nicht zu schätzen weiß, keine Ahnung habe, wie gut es mir eigentlich gehen sollte?

Ich muss an das Gespräch mit dem Schülerpraktikanten denken.

Wie viel er darum geben würde, meine Chancen zu haben. Die Praxis meines Vaters übernehmen zu dürfen.

Mir wird klar, wie wenig ich in den letzten Tagen daran gedacht habe. Seit dem Streit mit Mel fühlt sich die Welt so schwer an, dass einzelne Probleme um mich herum nicht einmal mehr ins Gewicht fallen.

Ich liege auf Leos Bett und starre an die Decke. An einem Freitag um zehn Uhr abends bin ich so geschafft, als hätte ich ganze sieben Wochen nicht geschlafen, meine Augen sind rot, ich wünschte, Mel wäre da.

Ich vermisse sie. Ja, verdammt, egal wie sehr ich versuche, es zu verleugnen, allein bei dem Gedanken an Mels zarten Geruch wird mir vor Sehnsucht schwindelig. Wie konnte das zwischen uns so eskalieren? Ich hätte sie nicht so angehen, ihr das Handy nicht aus der Hand reißen dürfen. Ich hätte mich zumindest für ein paar Sekunden zusammenreißen müssen. Auch wenn ihr Geständnis mir den Boden unter den Füßen weggezogen hat.

Ich will mir sagen, dass unser Zusammenprall aus dem Nichts kam, urplötzlich und überraschend, schaffe es aber heute nicht, mich zu belügen.

Gerade kämpfe ich mich aus meinen Klamotten, da höre ich einen Donnerschlag direkt über dem Dach. Es hat schon seit bestimmt einer Stunde geregnet, aber ich habe nicht mitbekommen, dass ein Unwetter angesagt wurde. Ob die alten heruntergekommenen Häuser hier einen vernünftigen Blitzableiter haben? Wohl kaum. Ich muss an Mel denken. Schon wieder. Wir haben uns mal gemeinsam eine Doku über Unwetter angesehen. Eine Frau berichtete in dem Video über ihre Verbrennungen durch einen Blitzeinschlag. Sie hatte gerade eben noch überlebt und sei mit der Schwere der Verletzungen ein medizinisches Wunder.

Seitdem hat Mel sich bei jedem Unwetter an mich gekuschelt und meine Hand gesucht.

Plötzlich läuft mir ein leichter Schauer über den Rücken. Gerade als ich ins Bad stolpere, sehe ich einen Blitz am Himmel aufleuchten. Ob Mel schon schläft und vielleicht gar nichts mehr mitbekommt?

Mein Herz ist so schwer vor Traurigkeit, dass ich mir wünsche, es aus der Brust reißen zu können. Vielleicht wäre es dann einfacher, wieder frei zu atmen.

Innerhalb des letzten halben Jahres hat sich mein Leben dermaßen auf den Kopf gestellt, dass sich die Zeit davor wie die eines anderen Menschen anfühlt.

Die ersten Semester, die Kennenlernzeit mit Mel, unser Kurzurlaub in Paris.

Das alles erscheint jetzt hinter einem Nebel verschwunden.

Es hat eine Zeit ohne diese Last gegeben, sage ich mir immer wieder.

Die Momente, in denen sich meine Existenz nicht wie ein absoluter Unsinn anfühlte, die gab es. Sie sind keine Projektion in meinem Hirn, sie sind real. Nur zu lange her, als dass sie greifbar wären. Lange her. Doch es ist nicht die Zeit, die mich das Leben davor hat vergessen lassen, sondern vielmehr das Gefühl.

Die Finsternis, die sich wie ein Gift in meinem Körper ausgebreitet hat, macht es unmöglich, daran zu glauben, dass es die Helligkeit jemals gegeben hat. Geschweige denn noch einmal geben wird.

40. Kapitel

Mel

Bei manchen Fehlern weiß man schon vorher, dass es keine gute Idee ist. Und ich bin felsenfest davon überzeugt, dass dies hier so einer werden wird. Aber was habe ich für eine Wahl? Wir werden dieses Video drehen. Dieses eine verdammte Video. Ich werde entspannt sein, mich wie eine ganz normale nette Bekanntschaft verhalten und danach wieder heimfahren. Es sind nur einige Clips. Der Einfachheit halber mussten wir die Spielregeln etwas verändern. Ich bin nicht sicher, was Basti den anderen Bloggerinnen gesagt hat, hoffe aber, dass es nicht die ungeschönte Wahrheit war. Jedenfalls findet unser Perfektes Dinner nur an einem einzigen Abend statt. Während Basti die Vorspeise zubereitet, kümmern sich die Zwillinge um das Hauptgericht, und ich bringe den Nachtisch mit.

Wir treffen uns heute Abend bei Kathi und Helen. Wir kennen uns flüchtig vom Bloggerevent. Doch das wird sowieso keine Rolle mehr spielen. Dieser Abend ist nur ein Kompromiss. Ein Kompromiss, der zwischen Angst und Verstand irgendwo in meinem Kopf vereinbart wurde und nun schwarz auf grün in meinem WhatsApp-Verlauf aufleuchtet.

Ich habe die Kommentare auf Instagram gesehen. Wenn ich dabei bin, drehen wir das Ganze um. Wir sind Kollegen, nicht mehr und nicht weniger. Das muss genauso klar werden!
Okay?

Bastis Antwort folgte keine zwei Minuten später:

Alles, was du willst. Ich kann dir nicht sagen, wie leid es mir tut.

Die Nachspeise habe ich schon am Vorabend zubereitet. In unserem Briefing fand ich einige Rezeptvorschläge zu den *OatsAfter*-Tütchen. Entschieden habe ich mich letztlich für die unkomplizierteste Form: die einfache Dessertcreme mit ein paar frischen Toppings. Eine Wahl, welche die leidenschaftliche Köchin in mir unter anderen Umständen wohl eher nicht getroffen hätte.

Und nun stehe ich mit einer Schüssel voller Nachtisch auf einer Straße in der Kölner Innenstadt und warte auf den Moment, in dem sich das Klingeln an Hausnummer 120 einigermaßen richtig anfühlt. Doch dieser Augenblick kommt nicht. So verharre ich einige Minuten vor der Haustür, bis Kathi mir die Tür öffnet. »Basti hat dich durchs Fenster gesehen. Funktioniert die Klingel nicht?«

Ich murmele etwas Unverständliches und bin froh, dass Kathi nicht nachfragt.

Denn was soll ich ihr schon als Antwort geben? Dass ich gehofft habe, Außerirdische würden vorm Haus landen und mich mit auf den Mars nehmen, damit ich nicht in die Wohnung kommen muss?

»Sorry. Ich bin vermutlich zu spät«, sage ich stattdessen und folge ihr in die Wohnung. Sie ist deutlich kleiner als Bastis, doch ähnlich schick eingerichtet. Über hellgraues Parkett laufe ich durch einen breiten Flur. Während auf der linken Seite der weißen Wand lauter Fotos hängen, welche die Zwillinge in verschiedenen Urlauben zeigen, ziert die rechte ein Play Button. Das silberne YouTube-Logo ist von einem schwarzen Rahmen umgeben – die Auszeichnung, wenn ein Kanal einhunderttausend Abonnenten erreicht hat.

Vor einigen Monaten wäre ich allein bei dem Gedanken daran, mit einer kleinen Gruppe erfolgreicher Blogger ein Video zu drehen, vor Stolz geplatzt. Doch heute fühle ich mich so verloren, als sei ich nichts weiter als eine leere Hülle. Erschreckend, wie wenig aufregende Erlebnisse einem bedeuten, wenn niemand da ist, dem man davon erzählen kann.

Ben hätte es sowieso nicht interessiert, sage ich mir stumm und wende mich Kathi wieder zu. »Entschuldige. Habe den nur noch nie in echt gesehen.«

Kathi grinst. »Kein Ding. Wir hätten ihn die ersten Abende am liebsten mit ins Bett genommen, und jetzt läuft man dran vorbei, ohne ihn zu bemerken. Schon verrückt. Helena und Basti sitzen im Wohnzimmer. Sie haben schon angefangen zu decken und die ersten Clips gedreht. Wir haben uns überlegt, dass jeder seine Eindrücke auf einer eigenen Kamera festhält, sodass wir am Ende drei Videos haben, die wir gegenseitig verlinken. Geht das klar?«

Ich nicke schnell. Mein Smartphone habe ich zum Filmen sowieso dabei. Mit den Videos der anderen wird meins kaum mithalten können. Aber was soll's? Das hier ist nur ein Abend, der mir mal viel bedeutet hätte, und eine verdammte Kooperation, über die ich mich einst so gefreut habe.

Als wir plötzlich im Wohnzimmer stehen, habe ich gar keine

Zeit, mich richtig umzusehen. Einzig und allein die große Fensterwand fällt mir auf, bevor mein Blick an Basti hängen bleibt.

»Hi«, sagt er höflich und geht einen Schritt auf mich zu. Ich spüre die Frage in seinem Gesicht, bevor ich mich vorbeuge und ihn sehr kurz umarme. »Hallo. Dann sind wir ja jetzt vollzählig. Tut mir leid für die Verspätung. Ich war mir nicht mehr sicher mit der Nummer.« Wie einfach mir die kleine Notlüge plötzlich über die Lippen rutscht.

Ich schlucke, stelle die Schale mit meinem Dessert auf den Tisch und lasse meinen leeren Blick über die Tafel streifen.

»Gefällt es dir?«, fragt Kathi und deutet auf meinen Platz.

Mir wird klar, dass ich vor Aufregung überhaupt nichts registriert habe und in Gedanken schon wieder ganz woanders war.

»Klar«, antworte ich knapp und ziehe mein Smartphone hervor. Ich habe keine Ahnung, wie ich an diesem Abend die lustige Unterhalterin für meine Zuschauer sein soll, während mein Herz so laut um einen Ausweg bittet. Immer wieder muss ich mich daran erinnern, dass dieses Video nur einen einzigen Zweck erfüllt: klarzustellen, dass zwischen mir und Basti nichts läuft. Und nichts laufen wird.

Und so gelingt es mir, auf eine ziemlich heuchlerische Art und Weise in die Kamera meines Telefons zu strahlen und meine Abonnenten zu einem ganz besonderen Video zu begrüßen.

Nacheinander stellen sich die anderen in der Kamera vor. Wir spielen sogar eine zweite Begrüßung nach, in der ich Basti ein weiteres Mal umarme. Während mein Puls rast und die Gänsehaut über meinem Rücken fährt, zieht mich Basti sanft an sich heran und sagt etwas wie »Schön, dass wir uns wiedersehen«. Er klingt förmlich genug, um sich an die Regeln zu halten, und doch ist es beim Hinsetzen, als hätten meine Beine es auch keine Sekunde länger ausgehalten.

»Hmmm. Das sieht alles schon so gut aus«, sagt Helena und nimmt sich dabei mit einer Vlog-Kamera auf. »Wenn ihr das riechen könntet.« Sie hat sich die rotblonden Haare zu einem Dutt hochgebunden, und erst jetzt wird mir klar, dass sie ein deutlich schmaleres Gesicht hat als ihre extrovertierte Schwester. Insgesamt sind sie viel unterschiedlicher, als man es bei Zwillingen erwartet. Unterschiedlich, und doch stehen sie sich so nah, als könnte sie nichts und niemand auf der Welt trennen.

Wieder muss ich an Ben denken. Ben, der einmal von der besonderen Verbindung zwischen Zwillingen sprach. »Er ist der wichtigste Mensch in meinem Leben«, meinte er damals, als er mir das erste Mal von Leo erzählt hat. »Zusammen mit dir.« Wir haben uns geküsst. Immer und immer wieder. Und wir sind glücklich gewesen.

Auf einmal beginnt das Brennen in meinen Augen wieder, und ich ziehe die Nase hoch. Für die nächsten Stunden muss ich mich zusammenreißen. Das hier über die Bühne bringen. Die Erinnerung an gestern Abend schießt wie ein Blitz durch meinen Kopf. Es ist nicht einmal vierundzwanzig Stunden her, dass ich all diese gemeinen Kommentare über mich gelesen habe, und nun sitze ich trotzdem hier und lächle, während Kathi die Linse auf mich richtet. »Probier mal und sag uns, ob Basti bestanden hat.«

Ich kann auch seinen Blick förmlich auf mir spüren. Also nehme ich hastig eine Gabel von dem Salat, den ich erst einige Sekunden zuvor wahrgenommen habe. Auf den ersten Blick erkenne ich neben Friséesalat auch Chicorée, auf dem halbierte Datteln und Granatapfelkerne drapiert sind. Vereinzelte Pinienkerne sowie eine Scheibe Sternfrucht lassen die Vorspeise zugegebenermaßen sehr vornehm aussehen.

Mein Mund wird von einem fruchtigen Aroma erfüllt, das am

Gaumen ziemlich süß schmeckt. Ich kann nicht leugnen, dass dies einer der besten Salate ist, den ich je probiert habe.

Langsam hebe ich den Kopf und nicke. »Wirklich nicht schlecht.«

Die Zwillinge nehmen ebenfalls den ersten Happen und klatschen etwas albern los.

»Das Dressing ist aus Agavendicksaft, Olivenöl, frischen Gewürzen und Kräutern. Natürlich den Limettensaft nicht vergessen«, erklärt Basti. Er sitzt auf dem Platz direkt mir gegenüber, und auch ihm fällt es anscheinend ziemlich schwer, mich anzusehen. »Ich kann euch das Rezept schreiben. Und dir natürlich auch.« Jetzt haben wir für einen kurzen Moment Augenkontakt. Hastig sehe ich wieder weg. Nur der kurze Blickaustausch hat bewirkt, dass mir ganz heiß geworden ist. Vermutlich liegt das an der Anspannung, dem Blut, das so schnell durch meine Adern fließt und mich ganz hibbelig macht.

»Danke«, sage ich vorsichtig und fülle meine Gabel mit einem weiteren Bissen. Danach serviert Kathi die Hauptspeise: Spaghetti mit einer Kokos-Limettensoße und grünem Spargel. Zum Schluss folgt mein Nachtisch. Für mich war es mit der *OatsAfter*-Mischung natürlich ziemlich einfach. Zumindest habe ich die Schokocreme mit Früchten verziert, die leider beim Transport ein wenig verrutscht sind.

»Halb so wild«, sagt Basti. »Das wird sicher trotzdem super schmecken.« Sein Lächeln macht, dass ich den Kiefer anspanne, um meine Gesichtszüge unter Kontrolle zu bekommen. Ich möchte nicht lächeln. Wirklich nicht. Ich möchte stumm an ihm vorbeisehen, diesen Abend bestmöglich überstehen und die Gerüchteküche ein für alle Mal besänftigen.

Von meinem eigenen Nachtisch bekomme ich kaum etwas mit. Mir ist so flau im Magen, dass ich die Bissen mehr oder weniger hinunterwürge und es danach trotzdem irgendwie schaffe, ein paar Sätze zu *LoveOats* in die Kamera zu sagen.

Es ist faszinierend, den anderen beim Filmen zuzuschauen. Während vor allem Helena am Tisch ziemlich ruhig und schüchtern wirkt, zeigt sie sich im Video von einer ganz anderen Seite. Sie wirkt quirliger, selbstbewusster und vor allem, als hätte sie das Schauspiel sehr gut im Griff, nein, in den letzten Jahren vermutlich sogar ziemlich perfektioniert.

Auch Basti ist vor der Kamera kaum wiederzukennen. Während er sich in einen lässigen Sunnyboy verwandelt, frage ich mich, wie schnell auch seine Maske heute Abend wieder fallen wird.

Ob er weiß, was dieser Kuss in meinem Leben für ein Chaos angerichtet hat?

Wir verlassen den Tisch gleichzeitig, ziehen uns einzeln für eine Bewertung der heutigen Gerichte zurück.

Anders als in der TV-Show beziehen sich unsere Punkte heute nur auf die Mahlzeiten.

Ich hocke im Arbeitszimmer der Zwillinge, habe meine Takes längst aufgenommen und kann mich dennoch nicht überwinden, wieder hinauszugehen. Stattdessen starre ich auf mein Telefon und stelle fest, dass wir schon fast halb elf haben. Durch das gekippte Fenster dringt das Geräusch von prasselndem Regen. Die letzten Tage ist es draußen ausschließlich trocken gewesen. Warum muss sich ausgerechnet heute das Wetter meiner Stimmung fügen? Ich schließe das Fenster und stecke das Telefon zurück in die Jeanstasche. Dann trete ich durch die Tür in den Flur, der abgesehen von einer schwachen Lichterkette unbeleuchtet ist, und stoße mit den Armen gegen jemanden.

»Oh, sorry«, presse ich hervor und realisiere nach einem kurzen Moment des Schreckens, dass es Basti ist.

»Nichts passiert«, sagt er freundlich und bleibt direkt vor mir stehen, als wolle er noch etwas sagen. »Seid ihr fertig?« Unschlüssig verknote ich die Hände vor dem Bauch und beiße mir auf die Lippe.

Basti nickt. »Es hat wohl ziemlich heftig zu regnen begonnen. Ich habe dich gesucht und wollte hören, ob ich dich nach Hause bringen soll.«

Mein Herz macht bei seiner Frage einen erschrockenen Sprung. »Mich?«

»Keine Sorge …« Er lacht verlegen auf. »Ich habe nicht vor, dich noch einmal zu küssen.«

Warum kann er nicht einfach unhöflich und arrogant sein? Dann würde es mir deutlich leichter fallen, entschieden den Kopf zu schütteln. Stattdessen zucke ich mit den Achseln und trete einen vorsichtigen Schritt zurück. »Ich denke nicht, dass das eine gute Idee ist.«

Plötzlich greift er nach meinem Arm, zuckt im selben Augenblick selbst zusammen und zieht die Hand zurück, als habe er sich an der Berührung verbrannt. »Entschuldige! Ich wollte dich nicht bedrängen oder so.«

Ehe ich etwas sagen kann, steht Kathi grinsend hinter Basti. »I am so sorry, ihr Süßen, ich wollte euch nicht stören.«

Wow. Das mit der Richtigstellung hat ja diesen Abend hervorragend geklappt.

»Du störst nicht«, sagt Basti. »Ich habe Melina nur angeboten, sie nach Hause zu bringen. Es regnet ziemlich stark.«

Kathi nickt. »Nicht nur das. Es soll gleich auch gewittern.« Sie geht an uns vorbei ins Badezimmer. »Ach, noch eine Sache. Ich erstelle eine Dropbox, in der ihr euch das Videomaterial runterladen könnt. Ich schlage vor, jeder löscht die Dateien, damit wir nichts mehrfach verwenden. Das kommt nämlich echt mies an.«

Basti und ich nicken synchron.

»Noch mal überlegt? Gewitter oder in das Auto des Teufels?«

Falls es so was wie Karma gibt, muss ich in meinem vorherigen Leben ein echt schlechter Mensch gewesen sein.

Ich klammere mich an diesen beigen Ledersitz, als säße ich in einer Achterbahn ohne Sicherung anstelle eines schicken Sportwagens. Ich kann nur hoffen, dass uns niemand sieht. Ich habe doch keine Ahnung, ob man mit Bastis Followeranzahl schon von irgendwelchen Medienfuzzis beobachtet wird. Vermutlich nicht. Andererseits wären neugierige Fans schon schlimm genug.

Am besten werde ich meinen Instagram-Account deaktivieren, solange diese feurigen Kommentare nicht nachlassen.

Basti hat nichts zu verlieren. Er ist die ganze Aufmerksamkeit gewöhnt. Er ist eine Art Star, führt ein ganz anderes Leben als ich. Wie konnte er überhaupt glauben, dass wir irgendwas gemeinsam haben?

»Wie schon gesagt, ich beiße dich nicht«, sagt Basti und hält die Hand sicher am Steuer. Die Luft fühlt sich in diesem Wagen so knapp an, dass ich am liebsten das Fenster runtergekurbelt hätte.

Doch genau in diesem Moment zeichnet sich ein Blitz am Himmel ab. Ich zucke instinktiv zusammen und schließe für ein paar Sekunden die Augen.

»Um ehrlich zu sein, habe ich gehofft, dass wir kurz noch einmal reden können. An einem ruhigen Ort.« Wie zur Bestätigung dreht Basti die Musik im Radio leiser.

»An dem ich nicht weglaufen kann?«, frage ich und spiele damit auf den Abend des Kusses an.

»Nun ja. Zumindest nicht so einfach. Ich hatte nicht vor, die Türen des Autos zu verriegeln.« Ich sehe das Lächeln in seinem Profil.

»Auch wenn ich ganz gewiss so aussehe, ich bin keine Stuntfrau, die einfach aus einem fahrenden Wagen springt.« Ich bin überrascht, dass mir bei dieser Anspannung ein selbstironischer Kommentar entfährt.

»Hey, du kannst in meiner Anwesenheit wieder scherzen.« Basti sieht mich erleichtert an. Er soll bloß nicht zu viel hineininterpretieren.

»Guck nach vorne!«, schimpfe ich, weil wir vor allem bei diesem Mistwetter ganz gut damit bedient wären, keinen Unfall zu bauen. Ich hasse Gewitter. »Weißt du, es ist gerade alles andere als einfach, und ich will nur, dass diese Kommentare aufhören.« Ich schlucke, merke, dass sich in meinem Hals ein dicker Kloß gebildet hat.

»Das will ich auch«, sagt er so schnell und abrupt, dass ich ihn verwundert ansehe.

»Nicht wegen mir, sondern weil es mir wirklich leidtut. Ich wollte nicht, dass das so kommt.«

Ich verstehe nicht ... »Woher weißt du?«

Jetzt fährt er sich mit der linken Hand über das Gesicht. »Glaubst du nicht, ich habe die Kommentare auch gelesen? Ich gehe einfach mal davon aus, dass dein Freund sie auch gesehen hat und ...«

»Er weiß von dem Kuss«, sage ich mit zittriger Stimme.

»Okay.« Jetzt fährt er sich nervös durch das blonde Haar. »Hör zu, ich ... ach, was soll ich dir schon sagen. Du weißt genau, was du tust. Vermutlich hast du die Sache deutlich besser im Griff als ich. Zumindest, wie ich deine Nachricht interpretiert habe.«

»Wie meinst du das?«, frage ich verwirrt.

Wir halten an einer Kreuzung. Es ist stockdunkel draußen, doch durch die blinkenden Autos und Ampeln ist es, als würden die Regentropfen wie kleine Glühwürmchen auf der Frontscheibe tanzen.

»Na, du hast doch eine genaue Vorstellung davon, was du willst.«

»Ja?«, sage ich deutlich und ärgere mich, dass es eher nach einer Frage klingt.

Auf eine ziemliche seltsame Art und Weise habe ich auf einmal das Gefühl, dass sich das Gespräch in eine falsche Richtung entwickelt.

»Weißt du, ich sollte es dir vermutlich nicht einmal sagen, aber du hast so etwas an dir, was es kaum möglich macht, etwas zurückzuhalten. Ich habe an dem Abend einen Fehler gemacht. Nicht, weil ich dich geküsst habe, sondern weil ich dich vorher nicht gefragt habe.«

Seine Worte irritieren mich. »Was willst du damit sagen?« Ich bin kurz davor, trotz Gewitter die Fensterscheibe herunterzufahren, um zumindest etwas freier atmen zu können. Mittlerweile hat die Ampel wieder auf Grün geschaltet.

»Dass ich dich hätte fragen sollen«, wiederholt er, ohne mir meine wirkliche Frage zu beantworten.

»Moment mal. Du denkst also wirklich, das hätte irgendetwas verändert? Basti, wir kennen uns kaum. Wir haben uns erst dreimal gesehen.«

»Viermal«, korrigiert er. »Heute war das vierte Mal.«

Ich ziehe tief Luft ein. »Das letzte Mal waren es noch drei Treffen, und überhaupt, das spielt keine Rolle. Ich habe einen Freund!« Es dürfte mich nicht wundern, warum vor allem der letzte Teil meines Satzes wenig überzeugend in meinen Ohren klingt. »Zumindest hatte ich einen.« Eigentlich habe ich nicht vorgehabt, das zu sagen.

»Ihr habt also … Schluss gemacht?«

Ich zucke mit den Schultern. »Keine Ahnung. Wir haben gerade eine Art Pause.«

Basti runzelt die Stirn. »Eigentlich war es doch nicht dein Fehler. Schließlich habe ich dich geküsst.«

Sofort sehe ich den Abend wie einen Film vor meinem geistigen Auge ablaufen. Es ist, als passiere alles in diesem Moment. Ich sitze auf dem Sofa, ziemlich aufgebracht und verwirrt, weil ich einem Fast-Fremden gerade zu viele persönliche Dinge anvertraut habe. Und dann passiert alles auf einmal. Basti küsst mich. Er drückt seine Lippen auf meine, und für einen Moment fühlt sich alles so verdammt gut an. So verdammt leicht. Bis mein Verstand wieder übernimmt und ich mich losreiße.

»Es war auch mein Fehler, okay?«, sage ich und klinge vermutlich etwas hart. Aber ob es eine gute Idee ist, vor Basti zuzugeben, dass der Kuss zwar ohne meine Erlaubnis, aber dennoch nicht gegen meinen Willen passiert ist?

Und dass genau dieses Wissen mich vor Schuldgefühlen fast zerreißt. Ben. Ben. Ben. Ich weiß einfach nicht, wie das passieren konnte. Wie meine Gefühle passieren konnten. Dieses ganze Durcheinander.

»Hör zu, ich mag dich wirklich, Basti«, sage ich und hoffe, dass dieses Geständnis jetzt keine falsche Botschaft sendet. »Du verstehst etwas von den Dingen, die du machst. Ich mag es, dass wir uns für die gleichen Themen interessieren. Selbst dieses verdammte Lied, das du eben weggedrückt hast, kann ich nicht leiden.«

»Hast du mal auf den Text gehört? Der ist in so vielerlei Hinsicht problematisch!«

»Genau das!«, sage ich zu ihm. »Du denkst manchmal die gleichen Dinge wie ich. Aber gerade passiert in meinem Leben etwas, womit ich absolut nicht umgehen kann. Ich lebe seit einer

Woche allein in der Wohnung, die theoretisch den Eltern meines Freundes gehört. Und das, weil ich meine Beziehung zerstört habe. Meine Beziehung mit dem Mann, den ich liebe, und für die ich alles tun würde, wenn ich könnte. Das ist einfach zu viel, verstehst du das?«

Wir sind fast vor unserem Haus. *Unserem*. Ich habe nur ein Jahr mit Ben hier gemeinsam gewohnt, und trotzdem gehörte dieses Heimatgefühl immer zu ihm.

»Ja, das verstehe ich. Weißt du, Melina. Ich hoffe nur, dass er es wert ist. Du bist eine tolle Frau, und nein, dafür muss ich dich nicht monatelang kennenlernen und warten. Bei manchen Menschen merkt man so was sofort, und für mich bist du so ein Mensch.«

Darauf weiß ich nicht, was ich erwidern soll. Also räuspere ich mich nur und sage etwas wie »Danke«.

Basti hält an der Bordsteinkante vor dem Mehrfamilienhaus und schaltet den Motor aus. Wir sitzen schweigend nebeneinander auf den Sitzen und scheinen unschlüssig, wie wir uns voneinander verabschieden sollen.

»Wir sind jetzt da«, presst er hervor.

»Danke«, sage ich erneut. »Fürs Bringen, meine ich.« Ich drücke die Autotür auf und stelle fest, dass es mittlerweile fast aufgehört hat zu regnen.

»Dann gute Nacht?« In seiner Stimme klingt eine Frage mit.

»Gute Nacht, Basti.« Als ich meinen Po vom Sitz schiebe, fühle ich mich noch schwerer als zuvor. Anscheinend habe ich es geschafft, gleich zwei Männern das Herz zu brechen.

»Mel?«

Ich drehe mich noch einmal um.

»Mach dir keine Sorgen wegen der Kommentare, okay? Wir laden das Video hoch, und sollten sie dann immer noch keine

Ruhe geben, kläre ich das. Allein. Äußere dich dazu einfach nicht und …« Er scheint zu überlegen, ob er noch etwas sagen möchte. »Sie war nicht ansatzweise so hübsch wie du.«

Der Motor springt wieder an, ich habe keine Gelegenheit mehr, etwas zu sagen, zu fragen, zu verstehen. Was meint er damit? Hübscher als wer? Mit wackeligen Beinen und einem Herz aus Matsch schleppe ich mich zu der Haustür, schließe auf und schaffe es irgendwie, die Wohnung zu erreichen. Bens Wohnung. Unsere. Er fehlt. Heute. Jetzt. Hier.

Ich kann es nicht verhindern. Es passiert ganz automatisch. Meine Finger ziehen das Smartphone aus der Hosentasche und entriegeln den Sperrbildschirm.

Keine neue Nachricht.

Vier Tage ohne ihn. Noch nicht einmal eine Woche, doch es fühlt sich an wie ein ganzes Leben. Ich weiß nicht, ob wir jemals so lange voneinander getrennt waren, aber fest steht: Noch nie herrschte eine solche Funkstille zwischen uns.

Es zerreißt mir vor Schmerz beinah das Herz, daran zu denken, wie ich Ben verletzt habe. Und doch liegt zwischen Ben und mir eine weitaus größere Entfernung, als dass eine einfache Entschuldigung sie aufheben könnte.

Ich wollte es nicht. Was wollte ich nicht? Ben wehtun? Ihn betrügen? Unsere Beziehung zerstören? Oder von Basti so geküsst werden, als liege ihm wirklich etwas an mir?

Anstatt mein Telefon zur Seite zu legen, scrolle ich eine Weile durch die Apps, bis ich schließlich sogar Instagram öffne. Einhundert neue Abonnenten, siebenhundert neue Likes und dreiundvierzig neue Kommentare. Ich sollte sie nicht lesen. Ich weiß genau, dass es mir nicht guttun wird.

Und trotzdem klicke ich wieder auf mein aktuelles Foto, wische zu der Kommentarspalte und überfliege die Zeilen.

@leeeeeena66: Sie ist voll schön, oder? @luzi0209

@luzi0209: Ja, aber seine Freundin davor war hübscher.

Ohne nachzudenken, lösche ich die Instagram-App von meinem Handy und schreibe meiner Mutter eine Nachricht.

Kann ich für eine Weile zu euch kommen? Sag Papa, ich bringe den Kater mit. Hab dich lieb.

41. Kapitel

Ben

12:37 Uhr. Ich bin seit einer Stunde wach, vor drei Minuten aufgestanden und nippe an meiner kalten Tasse Kaffee von gestern. Zum Glück habe ich den beim Bäcker bekommen. Noch immer kann ich kaum glauben, dass Leo keine Kaffeemaschine mehr besitzt. Sein Argument »Zu wenig Platz!« ist auch Tage später in meinem erschöpften Gehirn nicht angekommen. Aber wie sagt man? In der Not trinkt der Koffeinjunkie auch kalten Kaffee? Oder so ähnlich.

Draußen hat es aufgehört zu regnen, doch ich konnte mich trotzdem nicht überwinden, vor die Tür zu gehen. Die Sonne, die scheinheilig am Himmel lacht, die Menschen, die einen auf dem Bürgersteig gestresst über den Haufen rennen, das alles scheint zu viel und eine Art Reizüberflutung zu sein.

Ausschließlich in Boxershorts gekleidet, durchsuche ich die Vorräte meines Bruders. Ich bin seit Tagen nicht einmal einkaufen gewesen. Doch zumindest finde ich eine Packung Toast in Leos Schrank. Ich packe zwei Scheiben in den Toaster und lasse mich auf einen Küchenstuhl sinken.

Mehr bekomme ich gerade sowieso nicht runter. Appetit habe ich seit Tagen kaum. Wenn der Hunger nicht manchmal wie eine stechende Erinnerung vorbeischauen würde, hätte ich das Essen während der letzten Tage sicher vollends vergessen.

Ich lasse den Blick einen Moment aus dem Fenster schweifen und beobachte, wie die Wolken am Himmel immer weiter verblassen.

Als etwas auf der Ablage vibriert, zucke ich zusammen und bin für einen kurzen Augenblick so verträumt, dass ich das Geräusch für die fertigen Toasts halte.

Doch stattdessen blinkt mein Handy auf. Der Vorteil an Leos überschaubarem Apartment: Man muss nicht einmal vom Tisch aufstehen, um mit den Fingern die Küchentheke zu erreichen. Also taste ich nach meinem Smartphone, auf dem just in dieser Sekunde eine nächste Benachrichtigung aufblinkt.

Beim ersten Blick auf den Bildschirm stolpert mein Herz. Ich muss das Telefon nicht entsperren, um bereits die Vorschau der Nachricht lesen zu können.

> *Ben? Ich weiß, du willst gerade nichts von mir hören. Das akzeptiere ich auch, okay? Ich wollte dir nur sagen, dass ich erst mal bei meinen Eltern bin und die Wohnung frei ist. Du kannst also ohne Probleme zurück.*

Ich kann ohne Probleme zurück in die Wohnung, wiederhole ich den letzten Satz im Kopf. Ohne Probleme soll heißen: ohne Mel.

Ich kann zurück in die Wohnung, weil sie fort ist. Fort aus unserer Wohnung.

Bevor ich die Nachricht öffnen kann, erscheint eine weitere auf dem Display.

Kannst du dich melden, wenn du doch reden willst?
Ich glaube, das wäre wichtig für uns.
Es tut mir so leid.

Klack.

Genau in diesem Moment ist mein Frühstück fertig, und ich habe bei der Vorstellung von zwei Toasts noch nie so dermaßen kotzen wollen.

13:30 Uhr. Ich habe zumindest eine Scheibe gegessen. Pur mit Margarine. Und ein paar dieser schrumpeligen Weintrauben, die schon seit Tagen im Kühlschrank niemand angeguckt hat – wer auch, es bin ja nur ich da.

Angezogen bin ich immer noch nicht, geschweige denn habe ich eine Entscheidung getroffen, ob ich vorhabe, heute Nachmittag tatsächlich zurück in die Wohnung zu fahren. Allein bei dem Gedanken daran, die Tür aufzuschließen, in eine allzu vertraute Umgebung zu kommen, die sich auf einmal so falsch und fremd anfühlt, zieht sich alles in mir zusammen.

Doch so kann es nicht ewig bleiben. Ich brauche meine Sachen, meine restliche Kleidung und ... Mel. Ich möchte aufhören, an sie zu denken, doch Mel ist überall präsent. Selbst das letzte ungetragene Shirt, das ich noch von zu Hause mitgebracht habe, riecht nach unserem Waschmittel, nach ihr.

Kann ein Mensch vor Kummer wahnsinnig werden? Ich knabbere lustlos an einem Toast, spüle den Bissen mit einem halben Glas Wasser hinunter, da höre ich einen Schlüssel im Schloss.

Irritiert drehe ich mich um in der Erwartung, Leo zu sehen, der aus irgendeinem Grund schon nach einer Woche wieder in Köln auftaucht.

Doch als Maggie ihren Kopf in die Wohnung steckt, zucke ich

erschrocken zusammen und vergieße dabei einen großen Schluck meines Wassers.

»Oh.« Maggie reißt die Augen auf und dreht sich verlegen um. »Sorry, Ben. Ich habe dich total vergessen.«

Bevor ich die Pfütze vom Boden wische, greife ich nach meinen Shorts und streife sie über die Unterhose.

»Nichts, was ich nicht schon gesehen hätte. Ich meine, streng genommen seid ihr euch ja ziemlich ähnlich, oder?« Im nächsten Moment wird sie knallrot. »Oh Gott, das wollte ich nicht sagen.«

»Hast du aber«, sage ich und schlüpfe auch schnell in das letzte frische Shirt. *Denk nicht an Mel. Denk nicht an Mel. Hunderttausende Menschen benutzen dieses Waschmittel.*

»Gut. Dann vergessen wir das am besten«, schlägt Maggie vor. Mittlerweile hat sie sich mir wieder zugewandt.

»Genauso wie du vergessen hast, dass ich aus meiner Wohnung geflogen bin und bei deinem Freund wohne?«

Maggie zieht die Augenbrauen zusammen. »Erstens bist du, soweit ich weiß, nicht rausgeflogen, und zweitens wusste ich gar nicht, dass du schwarzen Humor hast, Ben.« Sie lächelt. »Um ehrlich zu sein …« Jetzt sieht sie aber doch verlegen aus. »Ich habe gehofft, du seist wieder zu Hause. Ich hab mit Leo heute noch nicht gesprochen, und gestern war er viel beschäftigt.«

Maggie ist letzte Woche nur einmal kurz hier gewesen. Normalerweise treffen die beiden sich häufiger bei ihr, weil die Buchhandlung – Leos Arbeit – näher an Maggies WG liegt.

»Nein«, sage ich knapp, verschränke die Arme vor der Brust und ziehe die Schultern hoch. »Bin ich nicht.«

»Hm«, macht sie und zieht die Nase hoch. »Oh man. Es tut mir leid, Ben. Ich wünschte, ich könnte dir irgendwie helfen. Wenn du weißt, wie …«

Ich unterbreche sie mit einer einfachen Handbewegung. »Schon okay. Ich komme klar.«

Sie sieht nicht überzeugt aus. Entweder bin ich ein miserabler Schauspieler, oder der Zustand dieser Wohnung und mein unterirdisches Aussehen – wann habe ich das letzte Mal geduscht? – verraten mich.

»Hm«, macht sie also wieder und wirft jetzt einen skeptischen Blick auf die Stapel Pizzakartons. »Wenn du magst, können wir zusammen etwas zu Mittag essen.«

Unschlüssig beiße ich mir auf die Lippe. Ich möchte wirklich nicht unhöflich sein. Trotzdem kann ich mir gerade kaum etwas Schrecklicheres vorstellen, als mich aufzuraffen und für mindestens eineinhalb Stunden so zu tun, als sei die Welt einigermaßen in ihren Angeln.

»Du, ich wollte mich gerade fertig machen und vielleicht doch in der Wohnung nach dem Rechten sehen. Aber lieb von dir. Wirklich. Gerne die Tage mal, okay?«

Maggie nickt vage, doch ich sehe in ihren Augen, dass sie mir nicht glaubt.

»Was machst du eigentlich hier?«, frage ich, um das Thema zu wechseln. »Du weißt doch, dass Leo nicht da ist.« Mir fällt plötzlich die Party wieder ein, die Überraschung, die mein Bruder mit Mel geplant hat. Ob die beiden sich etwas überlegt haben?

»Natürlich weiß ich das.« Sie lacht auf. »Ich habe aber gleich eine Therapiestunde und komme häufiger vorher her. Meine Therapeutin ist nicht weit von hier zu Fuß, und meistens bin ich etwas zu früh.«

Tatsächlich bin ich überrascht, wie offen mir Maggie von ihrer psychologischen Behandlung erzählt. Ich kann mich daran erinnern, dass sie vor einigen Monaten noch sehr verschlossen, fast schambehaftet gewesen ist.

»Ah, okay«, sage ich und halte einen Moment inne. »Und wie oft bist du da so?«

»Einmal die Woche«, erklärt sie. »Normalerweise freitags, aber weil meine Therapeutin gestern keine Zeit hatte, hat sie mir ausnahmsweise einen Samstagtermin angeboten. Das ist aber nicht die Regel.«

Stimmt. Samstag. Mein Zeitgefühl habe ich auch ein wenig verloren.

»Cool«, murmele ich und fahre mir nervös durch die Haare. Cool? Was zur Hölle ist daran cool? »Also, dass du Hilfe kriegst, meine ich.«

Maggie lächelt. »Bin auch ziemlich froh. Meine Therapeutin ist sehr nett. Ganz ehrlich, ich war anfangs skeptisch.« Jetzt lacht sie sogar richtig. »Du kannst dich sicher so ein bisschen erinnern.«

Nicht nur ein bisschen. Einmal hat Leo mich mitten in der Nacht aus dem Bett geworfen, weil Maggie im Streit von ihm weggelaufen ist. Als wir sie um zwei Uhr fanden, war sie vollkommen aufgelöst, fast wie ein anderer Mensch. Ich schüttele mir die Bilder aus dem Kopf, weil die Erinnerungen fast surreal wirken. Jetzt, wo Maggie so quicklebendig vor mir steht.

»Es sind ja erst einige Monate, aber wir machen gute Fortschritte.«

»Und deine Psychotherapeutin, behandelt sie nur Menschen mit deinen ... Problemen?«, versuche ich die Frage etwas beiläufiger zu stellen. Dabei merke ich selbst, wie unbeholfen ich klinge.

Maggie grinst. »Menschen mit Borderline? Nein. Auch Patienten mit Depressionen, Ängsten, Traumafolgestörungen, Essstörungen ... Die ganze Palette also. Ben?«

Jetzt antworte ich mit diesem dämlichen »Hm?«.

»Ich weiß, wir haben über so etwas noch nicht viel gesprochen, und du machst vieles lieber mit dir aus. Aber falls es dir noch niemand gesagt hat: Es ist okay, sich Hilfe zu suchen. Und nicht nur das, es kann richtig guttun.«

Ihre Worte sollten mich treffen oder zumindest irritieren. Als fünfundzwanzigjähriger kerngesunder Mann sollte ich sagen: »Ich? Hilfe? Spinnst du?« Doch ich sage stattdessen nur: »Klar« und spanne die Kiefermuskulatur fest an.

Das scheint Maggie kurz zu überraschen, doch sie fängt sich schnell wieder und lächelt aufmunternd. »Ich war an dem gleichen Punkt. Na gut, ich habe dir nicht in Unterwäsche die Tür geöffnet.«

»Geöffnet? Du bist hineingestürmt«, sage ich dankbar für die Auflockerung. Sie geht schmunzelnd darüber hinweg.

»Aber ich weiß, man denkt, niemand könne einen verstehen. Niemand könne die Welt so düster und trist wahrnehmen wie man selbst. Ich würde fast so weit gehen und behaupten, man fühlt sich manchmal wie in einem Paralleluniversum gefangen. Doch dann kommt so eine Art Licht. Klingt kitschig, aber ist wahr. Es gibt keinen Knopf, über den man das anschalten kann, sondern es beginnt eher als kleines Funkeln, das von Zeit zu Zeit aufblitzt und immer heller wird. Wie die ersten Sonnenstrahlen am Morgen.«

Ich brauche einen Moment, um diese ungewöhnliche Metapher auf mich wirken zu lassen. »Also ist die Therapie deine Rettung gewesen?«

»So lässt sich das nicht formulieren.« Sie überlegt. »Du stellst dir das Ganze zu sehr wie einen Spaziergang im Kinderwagen vor. Du wirst weder getragen noch geschoben, Ben.«

»Du willst mir gerade sagen, dass jeder seines Glückes Schmied ist, oder?« Ich hebe eine Augenbraue.

Sie lacht. »So ungefähr. Wenn du gewinnen willst, musst den

ganzen scheiß Weg halt selbst gehen. Die Frage ist nur, ob du das allein machst oder ob jemand bei dir ist, der die Gegend vielleicht etwas besser kennt als du.«

»Und einen Plan hat?« Ich lache trocken auf, lasse mich aber auf ihre Bildsprache ein. Wer weiß, vielleicht ist das auch so ein Therapieding.

Maggie legt den Kopf schräg. »Ich glaube, Plan ist nicht das richtige Wort. Es gibt kein Navigationsgerät, keine Route, von der man weiß, dass sie die richtige ist. Es ist vielmehr dieses ›Verflixt. Jetzt haben wir uns verlaufen, aber lass uns nicht aufgeben, sondern es mit der anderen Richtung versuchen.‹«

Ich schnaufe. »Das klingt wenig mutmachend.«

»Siehst du«, sagt Maggie. »Schon wieder mit einem Gedanken falsch abgebogen. Eine Therapeutin oder ein Therapeut würde dir jetzt sagen: ›Verdammt! Guck nicht die ganze Zeit, wie du die Brücke erreichst. Schwimm einfach durch diesen scheiß Fluss.‹«

Wow. Leo scheint sich eine Freundin mit ähnlich ausgeprägter Fantasie gesucht zu haben.

»Sieh mich nicht so an!« Maggie grinst breit. »Genauso ist es. Ob du es glaubst oder nicht. Mach es dir nicht so schwer, indem du die ganze Zeit von rechts nach links läufst und die doofe Brücke suchst. Du weißt doch, wie man schwimmt, oder? Spring einfach!«

Das ist die Frage, die ich mir auch stelle.

Zumindest mehr oder weniger. Natürlich nicht das mit dem Schwimmen, sondern ob ich überhaupt in der Lage bin, über mich und meine Probleme zu sprechen.

Die ganze Zeit habe ich mir eingeredet, dass meine Erschöpfung eine Phase ist. Ein paar schlechte Monate, die viel Kraft kosten. Ich habe gehofft, dass es irgendwann von selbst wieder vergeht, dass es ganz normal ist. So wie es Max gesagt hat. *Uns geht es allen so. Das ist eine sehr harte Zeit.*

Doch langsam kommt auch bei mir dieses klammheimliche Gefühl der Sorge an, dass ich mich geirrt habe. Dass es nicht von allein wieder weggeht, sondern dass ich ins kalte Wasser springen und losschwimmen muss.

»Lass es dir durch den Kopf gehen.« Maggie zieht ihr Telefon aus der Tasche ihres Rockes und sieht dann erschrocken auf. »Oh, schon fast Viertel nach. Ich muss um halb in der Praxis sein. Meld dich, wenn ich dir helfen kann. Auch wegen Mel. Ich will mich bei euch natürlich nicht einmischen.«

Ich nicke zögerlich. »Danke. Dann viel Erfolg bei ...« Mit den Händen gestikulierend, suche ich nach den richtigen Worten. »Beim Schwimmen.«

42. Kapitel

Mel

Es fühlt sich wie eine schmerzhafte Niederlage an. An genau diesem Punkt stand ich bereits vor vier Jahren, als mein erster Freund mich verlassen hat und ich erneut bei meinen Eltern einziehen musste.

Okay, damals habe ich keinen berühmten YouTuber geküsst. Ich habe überhaupt niemanden geküsst. Und obwohl ich damals schon geglaubt habe, den Liebeskummer nicht aushalten zu können, weiß ich jetzt: Schlimmer geht immer.

Christopher hat mir wehgetan, doch der Streit mit Ben zerreißt mein Herz in Einzelteile. Einzelteile, bei denen es sich für mich unmöglich anfühlt, sie auf irgendeinem Weg wieder zusammenzusetzen.

»Es ist okay, Süße«, redet meine Mutter auf mich ein, während sie meinen Koffer aus dem Auto hievt. »Es muss dir auch überhaupt nicht unangenehm sein.«

Danke für die Erinnerung. Jetzt fühle ich mich garantiert besser. Ich atme tief durch und sage mir stumm, dass meine Mutter keine Schuld an dieser Situation trägt. Sie hat nicht diesen einen großen Fehler gemacht, der ihre Beziehung vermutlich für immer zerstört hat.

Sie hat meinen Vater nicht betrogen.

»Danke, Mama«, sage ich leise und nehme Viktors Transportbox entgegen. Der Kater sieht mich durch die Stäbe vorwurfsvoll an.

»Papa freut sich auf dich. Und wenn du die Tage etwas Ablenkung brauchst, kannst du noch mal mit ins Tierheim kommen. Scott und Hoover sind nur noch einige Tage da. So wie es aussieht, haben wir endlich ein Zuhause für die beiden gefunden.«

Ich zwinge mich zu einem Lächeln. »Ja, das klingt gut.«

Meine Mutter schließt die Haustür auf und schiebt mich hindurch. »So, da wären wir. Du weißt ja, wo alles ist. Für dich hat sich nichts verändert. Das ist dein Zuhause, und du sollst dich wohlfühlen, okay, Große?«

»Danke, Mama.« Ich stelle Viktors Box kurz auf den Boden und nehme meine Mutter in den Arm. Auf einmal schießen mir Tränen in die Augen. Ich möchte sie nicht spüren lassen, wie schlecht es mir geht. Doch natürlich gelingt es mir keine Sekunde, die Traurigkeit vor ihr zu verstecken.

»Süße? Hör zu, das fühlt sich an wie das Ende der Welt. Doch das ist es nicht. Es wird alles wieder gut. Das weiß ich.«

Ich will ihr sagen, dass sie es nicht wissen kann, dass sie sich womöglich irrt, dass nie mehr alles gut sein wird, weil mein Herz sich so zersplittert und schwer zugleich anfühlt. Doch stattdessen schniefe ich in ihr T-Shirt und lasse mich an ihre Brust drücken.

Mein Bruder kommt die Treppe herunter. Er wirft mir nur einen kurzen Blick zu, hebt lässig die Hand und verschwindet in der Küche. Normalerweise ist das der Zeitpunkt, an dem meine Mutter ihm nachgeht und irgendwelche Diskussionen rund um das Thema Ernährung stattfinden.

Doch heute hält sie mich einfach fest.

»Ich hab dich vermisst, Linchen.«

Linchen. So hat sie mich früher genannt.

Mein Vater kommt aus seinem Büro. »Welch seltener Anblick in letzter Zeit. Hallo, Schatz!«

»Hey, Papa«, sage ich und nehme auch ihn in den Arm. »Tja, so schnell kann es gehen.« Ich klatsche in die Hände und mache ein verlegenes Gesicht. »Da bin ich wieder.«

Mein Vater nickt. »Weißt du, Schatz, das ist überhaupt kein Problem. Wir haben dich gerne hier.«

Bitte sag mir jetzt nicht auch noch, dass es keinen Grund zum Schämen gibt, flehe ich innerlich und würde am liebsten abwinken. Doch mein Vater lässt sich nicht beirren. »Als ich in deinem Alter war, ist mir auch mal so was passiert. Ich war erst zwei Monate mit meiner Freundin zusammen, da hat mich auf einer Feier eine fremde Frau angebaggert. Sie war hübsch, wirklich.« Mama will ihn mit Blicken zum Schweigen bringen, doch Papa versteht die Situation leider falsch. »Nicht so hübsch wie deine Mutter natürlich. Aber sie hat mich an diesem Abend geküsst.«

»Andreas!«, unterbricht meine Mutter ihn schnaubend.

»Was ist? Du hast doch gesagt, sie wurde von diesem Jungen aus dem Internet geküsst.«

»Oh, mein Gott«, entfährt es mir, während ich knallrot anlaufe.

»Manchmal sind sie noch deutlich schlimmer.« Mein Bruder, der das Szenario nur am Rande mitbekommen hat, geht schlurfend an uns vorbei und verdreht die Augen. Vielleicht sollte ich mich über den Hauch von Mitgefühl in seinem Blick sogar freuen. Immerhin sind unsere Rollen ansonsten sehr vertauscht.

»Ich konnte wirklich nichts dafür«, erklärt mein Vater, der gedanklich wohl noch immer in seiner Geschichte von damals versunken ist.

»Schluss jetzt«, ruft meine Mama schnaubend. »Mein Mitgefühl hält sich in Grenzen. Lass Melina doch erst mal ankommen.«

Sie schiebt mich flüsternd an meinem Vater vorbei zur Treppe: »Wahrscheinlich war sie doppelt so groß und schwer wie dein Vater, hatte dicke Pranken und war so Furcht einflößend, dass er sich praktisch gar nicht wehren konnte.«

»Genauso muss es gewesen sein.«

Wir bringen gemeinsam meine Sachen hoch, bevor meine Mutter mich für die nächsten Stunden in meinem alten Kinderzimmer allein lässt. »Wenn du was brauchst, du weißt ja, wo du mich findest.« Ein warmherziges Lächeln zeichnet sich auf ihren Lippen ab.

»Weiß ich«, bestätige ich. »Immer da, wo es gut riecht und schmeckt.« Es gibt noch etwas, das ich ganz gewiss von meiner Mutter geerbt habe. Und das ist die Leidenschaft fürs Kochen und Backen. Schon als Kind habe ich häufig in der Küche gestanden und zugesehen, wie auf dem Herd und im Ofen echte Köstlichkeiten entstanden.

In der Zeit vor Davids Geburt hat Mama mit mir sogar mal über die verrückte Idee fantasiert, ein eigenes kleines Restaurant zu eröffnen. Oder ein Café.

Aber wie das immer so ist mit den großen Plänen und Träumen. Die meisten von ihnen ersticken irgendwann an dem Gedanken, dass es sowieso nichts wird.

Als ich mich an meinen alten Schreibtisch setze und mich erschöpft in die Lehne des Stuhls fallen lasse, kommen erneut Erinnerungen hoch. Ich erinnere mich, wie ich hier die ersten Nachrichten an Ben geschrieben und versucht habe, mich nicht Hals über Kopf in einen Macho zu verlieben, der ein unverschämtes Grinsen, aber im Kern ein weiches Herz besaß.

Ein Herz, das ausgerechnet ich ihm gebrochen habe.

Ich versuche, mit meinen Fingern die Kopfschmerzen aus meinen Schläfen zu massieren, doch wahrscheinlich ist das genauso zwecklos wie mir einzureden, dass Ben vergessen hat, auf meine Nachricht zu reagieren.

Ich war mir selbst nicht sicher, ob ich ihm schreiben soll, wollte ihn aber nicht im Unwissen lassen und wenigstens mitteilen, dass ich unsere, korrigiere, *seine* Wohnung erst einmal verlassen habe.

Den Nachmittag über verkrieche ich mich in meinem Bett und verbringe die Zeit damit, alte Folgen *Anna und die Liebe* zu sehen, die mich fast wieder zum Heulen bringen.

»Guckst du schon wieder diesen alten Mist?«

Meine Mutter schüttelt den Kopf, lässt sich auf der Bettkante nieder und seufzt. »Gott, die sind ja alle noch so jung. Oder bin ich so alt geworden?«

»Damals konnte ich mir unter diesem ganzen Erwachsenenzeugs nicht einmal etwas vorstellen«, schnaufe ich und ziehe die Nase hoch. »Und jetzt stecke ich mittendrin und wünsche mir den Glauben an die unkomplizierte Liebe zurück. Und meine Schneekugelsammlung.« Zwar war meine längst nicht so schön wie die von Anna, aber in diesem Moment kommt mir meine Kindheit einfacher und weniger schmerzhaft vor.

»Ach, Maus«, seufzt Mama. »Glaub mir, man denkt immer, dass früher alles leichter gewesen ist. Aber eigentlich bleibt alles wie immer. Die Probleme verändern sich, aber im Kern sind sie doch gleich. Ergibt das Sinn?«

Ich nicke schwach. »Vielleicht.«

Meine Mutter steht wieder auf, wirft mir einen mitfühlenden Blick zu und macht sich auf den Weg zur Tür.

»Mama?«, frage ich, kurz bevor sie mein Zimmer verlässt.

»Ja, Süße?«

»Wie mache ich, dass es aufhört?« Mehr brauche ich nicht zu sagen. Meine Mutter versteht mich auch so.

»Wenn ich dir das so einfach sagen könnte, würde ich es tun.« Mama bleibt etwas unschlüssig vor dem Bett stehen. »Willst du mit runterkommen, und wir kochen etwas gemeinsam?«

Ich zucke mit den Schultern. »Gerade will ich am liebsten gar nichts.«

Meine Mutter nickt. »Das kann ich sehr gut verstehen. Und vielleicht ist das auch genau das Richtige: Gar nichts tun. Den Kummer eine Weile rauslassen, das hilft, um mit der Sache fertigzuwerden.«

Ihre Worte stechen so spitz in meine Brust, dass ich das Gesicht schmerzerfüllt verziehe. »Ich will aber gar nicht fertig werden. Ich will nicht über ihn hinwegkommen, Mama. Ich will nicht ...« Verzweifelt vergrabe ich den Kopf in meinen Händen und fahre mir mit den Fingern durch das zerstreute Haar.

»Das habe ich so nicht gemeint, Süße. Es ist noch nicht zu spät. Es ist nie zu spät, ihm genau das zu sagen.«

»Doch, das ist es. Du glaubst nicht, wie sehr er mich hasst«, presse ich hervor. »Ich habe sein Vertrauen gebrochen und weiß nicht, wie ich das wieder geradebiegen kann. Wie *wir* das geradebiegen können.«

»Er ist verletzt«, sagt Mama. »Darf ich?« Sie deutet auf meinen Schreibtischstuhl. Ich nicke. Nachdenklich setzt sie sich und zieht die Beine eng an den Körper. Ihr warmer und fürsorglicher Blick, die jugendliche Haltung ... wenn ich es nicht besser wüsste, würde ich uns für zwei Freundinnen halten, die sich das Herz ausschütten.

»Ich verstehe auch, dass es ihm wehtut. Das, was ich gemacht habe, ist nicht richtig gewesen«, erkläre ich. *Aber es hat sich richtig angefühlt.*

Die Berührung. Diese Zärtlichkeit. Ich muss nur die Augen schließen, und mein Herz flattert gleichermaßen vor Sehnsucht und Scham bei dem Gedanken an Bastis Kuss.

»Was ist, wenn ich Basti wirklich mag?«, rutscht es mir aus dem Mund. Meine eigenen Worte treffen mich wie ein Schlag mitten ins Gesicht. Panik. Ich verspüre nichts anderes als Panik bei der Vorstellung, dass ich Gefühle für Basti entwickelt haben könnte.

»Wie kommst du auf den Gedanken?«, fragt meine Mutter stirnrunzelnd und legt den Kopf auf den aufgestützten Arm.

Ich setze mich aufrecht ins Bett, beginne leicht zu zittern, während ich Mama noch einmal von dem Kuss erzähle. Doch diesmal lasse ich nichts weg. Nicht meine Verwirrung, den Zwiespalt zwischen *verboten* und *verboten gut*.

Ich erzähle ihr alles so, wie ich es erlebt habe. Und als ich den Redefluss beendet habe, bin ich mir sicher, vor Schuldgefühlen nie wieder aus diesem Bett aufstehen zu können.

»Moment, Moment. Lass mich das alles erst einmal verstehen. Er hat dich geküsst, du hast dich plötzlich gesehen gefühlt und wertgeschätzt?«

»Das ist verrückt, ich weiß. Aber er hat mir Komplimente gemacht, mir zugehört. Nach außen hin ist er sehr selbstbewusst, aber er kann auch einfühlsam sein. Es ist so naiv, wir kennen uns kaum, aber als er mich geküsst hat, fühlte es sich ... seltsam an.« Ich finde kein anderes Wort.

Als sich auf dem Gesicht meiner Mutter ein vages Lächeln abzeichnet, glaube ich kurz, sie hätte mich nicht richtig verstanden. Doch im nächsten Moment schüttelt sie den Kopf. »Weißt du, was ich denke?« Sie lehnt sich zu mir vor. »Er erinnert dich an jemanden, kann das sein? Nicht im Ganzen, natürlich ist er ein anderer Mann. Aber er gibt dir etwas, was du sehr vermisst.«

Auf einmal beginnt mein Herz so schnell zu schlagen, dass mir heiß wird.

»Ich habe mal eine sehr interessante Theorie über Liebe und das Fremdgehen gelesen. Und das ergibt in Bezug auf dich erstaunlich viel Sinn. Es ist ganz offensichtlich, dass kein Partner dieser Welt alle Eigenschaften erfüllt, die man sich wünscht. Dein Vater zum Beispiel ist manchmal ziemlich unsensibel, wie du weißt.« Sie lächelt. »Er ist chaotisch und lässt seine Zeitungen überall rumliegen. Das sind vielleicht zehn Prozent von ihm, die mich manchmal so nerven, dass ich ihn am liebsten zum Mond schicken würde. Und in solchen Momenten sehe ich die neunzig Prozent nicht, die ihn zu einem großartigen Vater sowie liebevollen und treuen Ehemann machen. Die sind dann plötzlich so selbstverständlich, dass sie untergehen. Und dann treffe ich jemanden, der genau diese zehn Prozent Lücke deines Vaters füllt. Er ist ordentlich, sensibel, sagt immer das Richtige. Es fühlt sich an wie die Liebe. Doch ich vergesse in diesem Augenblick, dass es nur diese zehn Prozent sind, von denen ich das abhängig mache. Vielleicht sind die anderen neunzig ziemlich Murks.«

Während Mama spricht, löst sich der Knoten in meinem Bauch, als könne jedes ihrer Worte mich freier atmen lassen. Ich setze mich auf und wische mir das Haar aus dem Gesicht.

»Du glaubst also nicht, dass ich …?« Glücklicherweise muss ich den Satz nicht zu Ende sprechen, denn meine Mutter schüttelt bereits den Kopf.

»Natürlich kann ich nicht in dein Herz hineinsehen. Letztendlich kannst nur du selbst wissen, was du fühlst. Aber alles, was du mir beschrieben hast, klingt für mich so, als würdest du etwas an Ben vermissen. Etwas, das er nie gewesen ist und vielleicht auch nicht werden kann, aber vielleicht auch etwas, das er möglicherweise nur verloren hat.«

43. Kapitel

Ben

Ich bin seit gestern Abend zurück in meiner Wohnung, die unsere Wohnung sein sollte. Eine ganze Nacht, die sich ewig angefühlt hat und von der ich doch nichts mehr weiß. Ich scheine sie wie im Fieber verbracht zu haben.

Es war noch schlimmer, ohne sie hier zu sein, als ich es mir vorgestellt hatte. Jedes Mal, wenn ich aus meinem unruhigen Schlaf hochgeschreckt bin und mich reflexartig zu Mels Bettseite umgedreht habe, um sie beim Schlafen zu sehen, war es wie ein erneuter Schlag in die Magengrube.

Heute Morgen musste ich mich zusammenreißen, um nicht »Bis später« zu rufen, bevor ich die Wohnung zur Arbeit verließ.

Doch es zu schaffen fühlt sich nicht wie ein Fortschritt an, sondern eher wie ein widerlicher Albtraum, in dessen Zeitschleife ich gefangen bin.

Mels Sachen sind immer noch hier. Abgesehen von den Dingen, die sie mit zu ihren Eltern genommen hat. Ich weiß nicht, warum mein Herz den Moment so gierig in sich aufgesaugt hat, in dem ich gemerkt habe, dass sie den Plüschbären eingepackt hat. Den Teddy, den ich ihr vorletztes Jahr auf dem Weihnachtsmarkt geschenkt habe.

Ich habe von Leo gehört, dass Mel immer noch bereit ist, Maggies Überraschungsparty vorzubereiten. Er hat mich vorab gefragt, ob das in Ordnung ist, immerhin würde es bedeuten, dass wir uns sehen.

Aber was hätte ich erwidern sollen? Dass die Vorstellung mein dämliches Herz in viel zu schnelles Stolpern versetzt und er den Geburtstag seiner Freundin einfach ignorieren soll?

Wir haben gelernt: Ich bin ein Arschloch. Ich habe meine Freundin über Monate hinweg vernachlässigt und nicht gesehen, wie sehr sie mein seelischer Ballast mit runterreißt.

Aber ich liebe meinen Bruder und werde verdammt noch mal für diesen einen Abend den Kopf über Wasser halten.

Und jetzt habe ich noch gut zwei Tage, um mich genau darauf vorzubereiten.

Heute bin ich mit Max auf der Station unterwegs.

Wir haben eine neue Patientin zur Aufnahme, die morgen operiert werden soll. Bevor der Chefarzt das Narkosevorgespräch führen kann, sollen wir noch eine Anamnese machen und uns dabei nach ihrem aktuellen Zustand erkundigen.

Die alte Dame wird von ihrem nicht minder gebrechlich wirkenden Gatten begleitet. Geduldig erklären wir den beiden den Ablauf der OP, wobei ich mir nicht ganz sicher bin, ob sie alles verstehen. Während sie recht gelassen wirkt, spüre ich seine Aufregung. Er hakt nach, stellt Fragen, die wir so gut es geht versuchen zu beantworten.

»Sie werden uns aber auch über Risiken unterrichten?«, erkundigt der Mann sich und macht ein besorgtes Gesicht.

»Das mache nicht ich persönlich, aber dafür sprechen Sie gleich noch mit dem Anästhesisten.« Ich stoße die Tür zu dem Zimmer auf, in dem Max bereits auf uns wartet.

Ich stelle ihn kurz vor und bitte die Herrschaften, Platz zu nehmen, während Max die ersten Fragen durchgeht.

Als sie fertig sind, wirft der Herr seiner Frau seufzend einen Blick von der Seite zu. »Aber diese Operation ist bei Ihnen Standard?«

Max nickt. »Vor allem bei älteren Patienten sind Hämorrhoiden ein häufiger Grund zur Behandlung. Da brauchen Sie sich keine Sorgen machen.«

»Gut, gut«, sagt er und lächelt sichtlich nervös.

Im nächsten Moment öffnet sich die Tür, und der Facharzt betritt den Raum. Er ist noch ziemlich neu, wurde uns gesagt, selbst erst Anfang dreißig, doch fachlich sehr kompetent.

Ich muss zugeben, dass ich das weitere Gespräch nur oberflächlich verfolge, als mein Blick an einem der Formulare hängen bleibt, die auf dem Tisch liegen. Wieder verliere ich mich in Gedanken.

Seit gestern Abend liegt dieser verflixte Zettel zu Hause auf meinem Schreibtisch. Den Mut, den Maggie mir gemacht hat, habe ich direkt genutzt und mich informiert. Auf dem Zettel stehen Telefonnummern und E-Mail-Adressen von Therapeuten in meiner Umgebung. Ich habe sie aus dem Internet ausgedruckt, mich auf der Seite meiner privaten Krankenversicherung nach einer Kostenübernahme umgeschaut und sogar bereits den Entwurf einer E-Mail in meinem Postfach abgespeichert. Nur der letzte Schritt fühlt sich bislang ziemlich herausfordernd an – sie auch abzuschicken.

»Dann verbleiben wir so, und jemand bringt Sie auf die Station. Dort können Sie sich dann noch etwas ausruhen. Morgen früh bitte nichts mehr essen und trinken – die Schwestern wissen darüber aber Bescheid, Sie bekommen also kein Frühstück«, erklärt der Anästhesist, bevor er sich von uns verabschiedet.

»Wir bringen Sie gerne in Ihr Zimmer«, schlage ich vor und biete der alten Dame meinen Arm zur Stütze. Jetzt wirkt ihr Mann ein wenig erschlagen und deutlich weniger redewillig als vor dem Gespräch.

Erst als die Patientin bequem auf ihrem Bett liegt, verabschiedet sie sich von ihrem Mann.

Wir halten ein wenig Abstand, doch als ich mitbekomme, wie liebevoll die beiden miteinander umgehen, bekomme ich tatsächlich Gänsehaut. Wir haben häufiger ältere Patienten. Doch der Anblick dieses Paares ist auf eine gewisse Art und Weise schön und schmerzhaft zugleich.

»Ich bin morgen wieder da. Versprochen. Ich gebe den Kindern die Nummer weiter«, verspricht er, bevor er sich ächzend über sie beugt und ihr einen zarten Kuss auf die Stirn drückt. Seine Frau nickt nur. Sie ist kurz davor einzuschlafen. Als er sich schon abwendet, schnappe ich ein zartes »Ich liebe dich« auf, das ihr etwas schwerfällig über die Lippen kommt. Es versetzt mir einen schmerzhaften Stich in die Brust.

Wie es sich wohl anfühlt, miteinander alt zu werden?

Erinnerungen von Mel und mir an die Zeit, in der wir erstmalig über Gefühle gesprochen haben, schießen durch meinen Kopf und bringen mein Herz zum Rasen.

Damals habe ich gedacht, dass es jeder Frau darum geht, die drei Worte zu sagen. Die drei Worte, über die es unendlich viele Lieder, Filme und Bücher gibt.

Ich war verwirrt, als Mel mir auf dem Weihnachtsmarkt »Ich hab dich lieb« gesagt hat, weil mein rationales Ich mit diesem plötzlichen Geständnis in dieser Form nicht gerechnet hatte.

Bis ich durch sie kapierte, dass es nicht darum geht, wie schnell man es zueinander sagt, sondern dass man es von Herzen so meint.

Erst nach vier Monaten hat Mel »Ich liebe dich« gesagt. Nie hätte ich geglaubt, dass mir diese drei Worte so viel bedeuten würden. Weil ich wusste, sie hat sie sorgsam gewählt, bis sie sich ganz sicher gewesen ist, dass sie sie auch meint.

»Weißt du was?«, fragt Max, als wir wieder im Flur stehen, und holt mich zurück in die Gegenwart. »Manchmal habe ich Angst, dass ich nie diese Art von Beziehung haben werde.« Ich sehe ihn verblüfft an.

»Was für eine Beziehung?«, frage ich verwirrt.

»Na, genauso eine.« Er deutet auf das Patientenzimmer, das wir gerade verlassen haben. »Eine, in der du deine Frau mit fünfundachtzig ins Krankenhaus zur Hämorrhoidenbehandlung bringst und sie noch genauso verschossen ansiehst wie er. Was will man mehr?« Max zuckt mit den Schultern, geht an mir vorbei und lässt mich irritiert zurück.

Ich würde Mel überallhin bringen. Ob mit dreiundzwanzig oder mit fünfundachtzig. Ob in den Kreißsaal oder zur Operation einer Analfissur. Doch vielleicht habe ich ihr genau das zu selten gesagt.

44. Kapitel

Mel

Fünf Tage sind vergangen, seit ich zu meinen Eltern gezogen bin, und mit jeder Nachricht, die ich von der Außenwelt erhalte, rutscht mein Chatverlauf mit Ben eine Reihe nach unten.

Er hat mir nicht geantwortet. Bis heute nicht, und wer wäre ich, als dass ich es ihm krummnehmen könnte?

Die ersten zwei Tage bei meinen Eltern habe ich hauptsächlich im Bett verbracht, weil es schien, als könne mein Innerstes bei jeder Bewegung weiter zerbrechen, und, um ganz ehrlich zu sein, war ich mir nicht sicher, wie viele Wunden eine Seele aushalten kann.

Heute ist Maggies Geburtstag, und laut Leo verbringt sie den Tag mit ihrer Mutter und kommt erst am Abend zurück in die WG, die sie mit ihrer Freundin Alicia bewohnt.

Alicia und ich haben vor ein paar Tagen kurz telefoniert, um die Überraschungsparty zu planen. Wir kannten uns bislang nur flüchtig, doch sie scheint wirklich herzensgut zu sein. Ich frage mich, wie viel Leo ihr über mich erzählt hat und wer von dem Streit mit Ben weiß.

Doch am allermeisten möchte ich wissen, was ich mir dabei gedacht habe, die Party trotzdem zu organisieren.

Schuldgefühle? Pflichtbewusstsein?

Ich fürchte mich vor meiner eigenen Antwort, denn im Kern glaube ich, dass mich die Vorstellung verleitet hat, Ben zumindest diesen einen Abend in meiner Nähe zu haben. Auch wenn ich mir keine hohen Chancen ausrechne, mit ihm wirklich vernünftig reden zu können. Ich will noch nicht wahrhaben, dass es vorbei ist.

Meine Mutter hat mir gestern angeboten, meine Sachen aus der Wohnung zu holen, doch ich habe auch das dankend abgelehnt. Obwohl ich tatsächlich den ein oder anderen Kram vermisst habe. Allerdings quält mich die Sorge zu sehr, danach nie mehr einen Grund zu haben, dorthin zurückzugehen. Zu Ben. In unsere Wohnung. Unser Zuhause.

Die halbe Nacht konnte ich nicht schlafen, weil ich weiß, dass ich Ben wiedersehen werde. Heute Abend. In weniger als neun Stunden.

Bei der Vorstellung, heute Abend mit Leo und Ben in der kleinen WG-Küche zu stehen und einen Geburtstag vorzubereiten, breitet sich eine glühende Hitze in mir aus, und ich bin mir noch nicht sicher, was das zu bedeuten hat.

Ist das flaue Gefühl in meinem Magen nur da, weil ich es kaum abwarten kann, Ben zu sehen? Oder weil ein Teil von mir ganz genau weiß, dass er mich lieber ignorieren oder meiden würde? Genauso wie er es mit meinen Nachrichten getan hat.

> *Hey! Schaffst du es in der nächsten Stunde schon?*
> *Alicia hat die Einkäufe in der Küche. Stoße gegen*
> *Mittag dazu. Hoffe, keine Verspätung …*
> *Danke!!!*

Leo. Ich sehe auf die Uhr. Es ist erst kurz vor zehn, wir waren gegen zwölf sowieso verabredet, doch eine Stunde früher müsste machbar sein. Schließlich ist es auch in meinem Interesse, wenn wir pünktlich fertig werden.

Geht klar.

Ich habe mir mit Alicia am Telefon folgenden Plan überlegt: Maggie müsste gegen neunzehn Uhr mit dem Zug aus Düsseldorf ankommen. Ihre Mutter ist in unseren Plan natürlich eingeweiht und hat versprochen, kein Sterbenswörtchen darüber zu verlieren, sie aber pünktlich zur Bahn zu bringen. Maggie wird Alicia sowieso schreiben, wenn sie am Bahnhof einfährt, sodass wir vorbereitet sind und relativ gut planen können, wann sie in der Wohnung ankommt.

Wir haben zwanzig Leute eingeladen, was laut Alicia in der kleinen Wohnung »ein bisschen eng« werden könnte.

Neben Leo, Ben, Alicia und ihrem Bruder Oman werden auch ein paar Kommilitoninnen und Leos Freunde da sein.

Ich habe gestern Abend kleine Donuts gebacken.

Außerdem eine große Torte, die allerdings noch im Kühlschrank steht, damit die Cremeschicht über den Tag hinweg nicht anschmilzt. Die letzten Tage ist es zwar etwas abgekühlt, aber der September zeigt sich immer noch von seiner sommerlichen Seite, sodass ich meine kurze Jeanslatzhose anbehalten kann.

Ich muss also nur noch meine Tasche packen, eine Million Mal im Spiegel kontrollieren, ob sich irgendwas im letzten Monat verändert hat, was Ben auffallen könnte (Spoiler: Hat es nicht), und mich mit Herzrasen auf den Beifahrersitz im Auto setzen.

»Du bist sicher?«, fragt Mama. Sie hat angeboten, mich zu fahren, weil weder Torte noch Donuts die Zugfahrt überleben würden.

»Nein. Ich habe zwar Nachtisch für etwa dreißig Leute vorbereitet, würde aber am liebsten einen Rückzieher machen«, erwidere ich sarkastisch und lächele unsicher.

»Du hättest auch ablehnen können«, sagt meine Mutter und startet den Motor.

»Das hätte ich«, antworte ich. »Habe ich aber nicht, und außerdem wäre ich dann nicht nur eine Partnerin, die innerhalb der Beziehung untreu ist, sondern auch eine schlechte Freundin, auf die man sich nicht verlassen kann.«

Meine Mutter seufzt. »Willst du dir das jetzt für immer vorhalten? Süße, du weißt, dass das eine viel längere Vorgeschichte hat.«

Ich schnalle mich an. »Lass uns losfahren!« Am besten ist es, wenn ich den heutigen Tag möglichst ohne Gefühlsduselei hinter mich bringe. Vielleicht ist es auch in der Liebe wie mit einem Pflaster, das man lieber mit einem schmerzhaften Riss entfernt, damit die Wunde darunter endlich heilen kann.

Und genauso wird es mit uns enden. Es ergibt keinen Sinn, Ben dauerhaft nachzutrauern, wenn er ganz offensichtlich nichts mehr von mir wissen möchte.

Während der Autofahrt reden wir kaum. Meine Mutter hat das Radio angeschaltet. Vermutlich weil sie merkt, dass ich mit meinen eigenen Gedanken beschäftigt bin und unruhig mit dem Gurt spiele.

»Sind wir hier richtig?«, fragt sie mich, als wir längst durch eine der wenigen Anwohnerstraßen in der Innenstadt fahren. Ich habe die Adresse von Leo bekommen, gleiche sie also mit dem Straßenschild ab, das ich auf der rechten Seite entdecke.

Ich nicke, schnalle mich im selben Moment ab, in dem der Wagen am Bordstein zum Stehen kommt.

»Maus?« Mama greift nach meinem Handgelenk. »Es wird alles gut, okay? Ich hab dich lieb, vergiss das nicht!«

Ein heftiger Schmerz bohrt sich in meine Brust. Es sind viel weniger ihre Worte, sondern eher ihr besorgter Blick.

»Du denkst also auch, dass es ein Fehler ist«, murmele ich ausdruckslos.

»Das habe ich nicht gesagt«, erwidert meine Mutter.

»Aber gedacht.«

Sie schüttelt den Kopf. »Ich möchte nur, dass du aufhörst, so schlecht über dich zu sprechen. Über dich als Menschen. Das hast du nicht verdient, und egal, ob du es irgendwann anders siehst. Dein Herz hört das alles und vergisst nicht so schnell.«

Ach, Mama. Ich lasse mich in eine fürsorgliche Umarmung ziehen.

Wenn sie nur wüsste, dass mein Herz so wehtut, dass es eines Tages gegen jede Form von Schmerz immun sein muss.

»Wozu brauchen wir den Brokkoli?«, fragt Alicia und zieht das Plastik über die Röschen, um den Kopf zu waschen.

»Für Salat«, erkläre ich. Wir stehen erst seit einer halben Stunde in der Küche, und Alicia erweist sich bereits als absolute Teamplayerin.

Sie ist ein ganzes Stück kleiner als ich, ganz schmal gebaut und hat braune dunkle Locken, die sich bis zu ihrem Hals kräuseln. In der Küche hat sie diese jedoch hochgebunden, damit nichts ins Essen kommt.

Ich weiß noch nicht, was Alicia an sich hat, aber ich kann mir kaum vorstellen, dass es Menschen gibt, die ihre empathische, etwas schüchterne, aber gleichzeitig auch herzliche Art nicht leiden können.

»Brokkoli im Salat? Roh?«, horcht Alicia nach.

»Genau. Du kannst ihn am besten möglichst klein schneiden.

Dazu kommen noch Äpfel und Pinienkerne. Für das Dressing brauchen wir frische Zitrone.«

»Das klingt top.« Während sie den Kühlschrank nach den restlichen Zutaten absucht, studiere ich meine Notizen für die mediterranen Gemüsetaler.

Zuallererst schneide ich die Zucchini in Scheiben, bestreiche sie mit einem Paprika-Tomate-Aufstrich, der mit Hefeflocken leicht verfeinert wirklich spitze schmeckt. Für die feinen vegetarischen Speckstückchen brate ich den Tofu knusprig an und mariniere ihn schließlich mit einem Mix aus Sojasoße und Raucharoma. Als Alicia probiert, halte ich gespannt den Atem an.

»Oh, mein Gott, das ist genial! Ich hätte niemals gedacht, dass Tofu so schmecken kann.«

Ich lache. »Man kann auf jeden Fall eine gute Abwechslung zaubern.«

»Zaubern ist definitiv das richtige Wort«, stimmt Alicia zu und schnappt sich ein weiteres Stück von dem Tofu.

»Moment, Moment.« Ich hebe grinsend die Hand. »Wir sind noch gar nicht fertig. Die Würfel kommen jetzt oben auf die Streichcreme, dann dieser frische Käse auf Kokosbasis zum Schmelzen obendrauf, und sie werden im Ofen gebacken.« Ich verteile die gelben Flocken, die einen hervorragenden pflanzlichen Ersatz für Mozzarella darstellen, auf den Zucchinitalern und schiebe die belegten Teller in den Kühlschrank. »Wir backen sie, kurz bevor wir sie essen. Frisch schmecken sie einfach am besten. Vorher können wir alle kalten Sachen vorbereiten.«

Alicias Augen leuchten auf, als käme ihr eine Idee. »Hummus! Maggie liebt Hummus. Wir haben immer welchen zu Hause.«

Im Verlauf des Vormittags schaffen wir es, sowohl den Brokkolisalat fertigzustellen als auch die Miniburger zuzubereiten, die ich als warme Speise geplant habe.

Mittlerweile hat es eine minimale Planänderung gegeben. Während ich die Bratlinge in der Pfanne scharf anbrate, muss Alicia los, um die Schwester ihres Freundes Timon aus der Nachmittagsbetreuung abzuholen.

»Er fragt mich andauernd«, hat sie geschimpft, bevor sie losgegangen ist. »Meist tut er so, als wäre das schon vor Wochen vereinbart. Dabei hat er seinen Eltern versprochen, auf die Kleine aufzupassen. Sie ist ein Kind. Was denkt er sich dabei?«

Ganz offensichtlich scheine ich nicht die Einzige zu sein, die eventuell ein klein bisschen Beziehungskummer hat. So wie ich es mitbekomme, scheint dieser Timon nämlich nicht gerade der Bilderbuchfreund zu sein.

Es ist kurz nach vier Uhr am Nachmittag, und ich stehe allein in der Küche, als ich höre, wie sich ein Schlüssel im Schloss bewegt.

Zuerst halte ich das Poltern im Flur für Alicias Rückkehr, doch wenn sie oder die Siebenjährige nicht innerhalb der letzten dreißig Minuten in einen Stimmbruch verfallen sind, gehören die Stimmen nicht zu ihnen. Was wiederum bedeutet, dass mein Herz zu rasen beginnt. Es ist nicht nur Leo, der gerade den Flur betreten hat, sondern auch Ben. Vermutlich, dessen bin ich mir in diesem Moment absolut sicher, würde ich seine Anwesenheit mit geschlossenen Augen spüren, denn das Gefühl, tausend Vögel im Bauch endlich fliegen zu lassen, überfällt mich gepaart mit einer heißen Panik.

Ben. Ben. Ben.

Wir sind über eineinhalb Jahre ein festes Paar gewesen, haben die intimsten Momente miteinander geteilt, doch als Ben die Küche betritt, fühlt es sich an, als hätte unsere gemeinsame Zeit in einem anderen Universum stattgefunden oder als habe sie gar niemals existiert.

Es liegt so viel Unausgesprochenes und Schweres in der Luft. Und gleichzeitig eine schmerzhafte Sehnsucht, die mich wünschen lässt, dies wäre nur der Anfang, der Beginn von etwas und nicht das letzte Kapitel. Die Jungs stehen unschlüssig im Türrahmen. Ben trägt ein weißes Freizeithemd und seine Lieblingsjeans. Zwar ist er in den letzten Monaten etwas schmaler geworden, doch noch immer strahlt er etwas so Dominantes und Starkes aus, dass mir ganz schwindlig wird.

Sein Blick ist stumm auf mich gerichtet, doch so intensiv, dass ich kaum noch Luft bekomme. »Heyho«, bricht Leo die unangenehme Situation und geht ein paar Schritte auf mich zu.

»Hey«, sage ich und puste mir eine lockere Haarsträhne aus dem Gesicht. Nervös streiche ich mir die feuchten Hände am Geschirrtuch ab und wische mir mit dem Ärmel durchs Auge. Ich blinzele mehrfach, die Luft ist durchs Kochen so dick geworden, dass mir die Netzhaut brennt.

»Zwiebeln«, sage ich verlegen und deute auf mein heulendes Auge. Ich umarme Leo knapp, würde die Zeit am liebsten hinauszögern, um zu überlegen, wie ich Ben begrüßen soll. Doch als ich mich von Leo löse, ist Ben so nah, dass ich die Spannung kaum ertrage und ihn instinktiv berühre.

»Sorry.« Ich ziehe die Hand zurück, als hätte ich mich an seiner Haut verbrannt. »Ich wollte nicht …«

Ben neigt sich vor und schließt mich ebenfalls in eine Umarmung. Als der Geruch seines herben Parfüms in meine Nase dringt, muss ich an mich halten, um nicht in seiner Berührung zu versteinern. »Hi, Mel.«

Teddy. Nein, Ben. »Ben«, sage ich, als wäre mir sein Name gerade erst eingefallen. »Ihr seid da.«

Seine Augen verraten die innere Leere, die ich von mir selbst zu gut kenne.

Leo ist bereits hinter mich an die Küchentheke getreten. »Hmmm, warum sieht das so gut aus? Und warum muss ich noch drei Stunden warten?« Er lacht trocken auf.

»Ich hab gehofft, du würdest das sagen.«

»Als wäre das eine Überraschung«, murmelt Ben und schiebt den Ärmel seines Hemdes ein Stück nach oben.

»Alicia ist kurz unterwegs. Sie holt die kleine Schwester von ihrem Freund ab, kommt aber gleich wieder.«

Leo verzieht bei meinen Worten das Gesicht. »Oh man, ey. Letztes Jahr haben wir kurz gehofft, sie hat die Kurve bekommen.«

»Wie meinst du?«, frage ich und wende mich wieder den Zwiebelringen zu.

»Nun ja. Das mit Timon ist eine lange Geschichte. Er ist nicht der Typ Freund, den man sich für eine Frau wünscht. Und schon gar nicht für jemanden wie Alicia.«

Ich traue mich nicht, weiter nachzufragen, weil Leo sich ziemlich rasch von mir wegdreht und beginnt, das Baguette in Scheiben zu schneiden.

»Was soll ich machen?«, erkundigt sich Ben und sieht sich suchend in der Küche um.

Ich zögere einen Moment, dann sage ich: »Der Erfahrung nach am besten hinsetzen und bloß nichts anfassen.«

Sein verdutzter Blick trifft Leo, der nur achselzuckend nickt. »Sie hat recht.«

Ich unterdrücke ein Lächeln. »Du weißt aber schon, dass das für euch beide gilt? Oder wollt ihr Maggies Gäste vergiften?«

Niemand weiß so gut wie ich, dass keiner der beiden Jungs jemals etwas gekocht hat, das annähernd essbar schmeckte.

»Wir stellen die Getränke kalt«, sagt Leo und winkt Ben aus der Küche. »Du hast sie noch im Auto?«

Ben nickt und folgt Leo hinaus in den Flur.

Erleichtert schnappe ich nach Luft, als sei der Sauerstoff für uns drei zu knapp gewesen.

Oder vielleicht, überlege ich, habe ich auch einfach die ganze Zeit den Atem angehalten.

45. Kapitel

Ben

Als ich Mel in der Küche stehen sehe, erinnert sie mich wieder an das Mädchen aus dem Club. Vor zwei Jahren im Herbst, als wir noch keine Ahnung hatten, in welche Richtung sich das hier bewegen würde. Sie war die heiße Brünette, die ich am liebsten auf der Stelle angequatscht hätte, während ich mich um meinen völlig betrunkenen Kumpel kümmern musste. Und ich? Ich bin der arrogante Medizinstudent gewesen, der an den freien Tagen keine Party sausen ließ. Wie ich mich über diesen Club geärgert habe. Schlechte Musik und hauptsächlich Minderjährige mit Muttizettel. Die Wahrheit ist: An den nächsten Wochenenden habe ich genau in diesem Club auf sie gewartet, doch sie war nicht mehr dort.

Dass ich Mel ausgerechnet in einer Dating-App wiedersehen würde, damit hatte ich, weiß der Teufel, nicht gerechnet.

Diese App hatte für mich monatelang für den schnellen Kick zwischen den Lernphasen gesorgt. Ich war kein Arschloch. Ja, ich hatte gerne und oft Sex, aber ich habe immer mit offenen Karten gespielt, ihnen nie etwas vorgemacht. Eine klare Vereinbarung, ein Date, Sex. Und das Ganze am besten immer dann, wenn der

Kopf voll mit Unikram war und das Herz nicht in der Lage, sexuelle Anziehung mit Liebe zu verwechseln.

Doch irgendwann hat das nicht mehr funktioniert. Weil Mel in mein Leben und mein Herz gestolpert ist, sich einfach im Schneidersitz breitgemacht und »Hier bin ich, hier bleibe ich« gerufen hat.

Ja, genauso stelle ich es mir vor.

Bepackt mit zwei Sixpack Kölsch, wünsche ich mir auf einmal gleichermaßen, sie niemals getroffen und bloß nie verloren zu haben.

»Willst du mich verarschen?«

Erschrocken drehe ich mich um und stehe Alicia gegenüber. Ihre brünetten Locken hüpfen, während sie wild gestikulierend und aufgebracht telefoniert. Ich stehe noch in der Einfahrt, und sie muss gerade erst angekommen sein. Durch meine plötzliche Bewegung wird sie auf mich aufmerksam, und ihre Wangen färben sich dunkelrot. »Sorry!«

Ich winke lächelnd ab.

»Nicht an dich!«, sagt sie im nächsten Moment fassungslos in den Hörer. Ich bemerke erst jetzt das kleine Mädchen mit den schwarzen Zöpfen und einem pinken Feenrucksack, das einen halben Meter hinter ihr steht und mich mit wachem Blick studiert.

Ich drehe mich um. Wo ist Leo so schnell hingegangen? Da Alicia noch immer in ihr Telefonat vertieft ist, stelle ich das Bier ab und gehe langsam auf das Mädchen zu.

»Na? Bist du heute Abend dabei?«, frage ich, obwohl ich die Antwort natürlich kenne. Ein Kind wäre heute eher ungünstig.

»Wer bist du?«, fragt die Kleine und verschränkt die Arme skeptisch vor der Brust.

»Ich heiße Ben, und du?« Um ihr Vertrauen zu gewinnen, gehe ich in die Hocke.

»Ana«, flüstert sie, als wäre ihr Name ein Geheimnis. »Anastasia.«

»Was für ein schöner Name«, sage ich und deute zum Eingang. »Magst du mit reinkommen? Alicia kommt bestimmt gleich nach.«

Ana legt den Kopf in den Nacken, um einen Blick auf Alicia zu werfen. Diese winkt nur abwesend in meine Richtung, was ganz nach einem *Okay* aussieht. Ana zögert nicht lange, greift entschlossen nach meiner Hand und folgt mir zurück in die Wohnung.

»Wir haben Besuch«, rufe ich durch den Flur. Aus der Küche ist das Klappern von Geschirr zu vernehmen.

»Bist du zurück?« Mel steckt den Kopf hinaus. Als sie mich mit dem Kind an der Hand entdeckt, runzelt sie die Stirn.

»Ganz offenbar«, sage ich.

»Ich meinte eigentlich eher Alicia, aber ich sehe, sie ist mittlerweile auch da. Du musst Anastasia sein.« Genau wie ich eben kniet sich Mel vor das kleine Mädchen. »Warst du noch in der Betreuung?«

Ana nickt. »Ich habe gespielt und gewartet.«

»Aber jetzt bist du erst mal hier.« Mel strahlt sie an. »Sollen wir deinen Rucksack abstellen? Der ist doch sicher schwer.«

Ana schiebt sich die Schlaufen des Tornisters von den Schultern und gibt ihn in Mels Arme. »Ist es okay, wenn sie kurz bei dir bleibt?«, frage ich und tausche einen kurzen Blick mit Mel aus. Für eine Sekunde glaube ich, in ihrer Miene etwas wie Wehmut lesen zu können. Vielleicht bilde ich es mir aber auch nur ein, und ich bin der Einzige, der den Hauch eines Wir-Momentes genießt.

»Klar«, antwortet sie und schiebt Ana vor sich her in die Küche.

Währenddessen hole ich das restliche Bier aus dem Kofferraum. Alicia hat mittlerweile aufgehört zu telefonieren. Sie begrüßt mich mit einem Lächeln und kratzt sich verlegen am Kopf. »Tut mir leid. Ich hatte nicht gesehen, dass du dort stehst.«

»Und ich wollte nicht lauschen«, erkläre ich schnell und deute zum Eingang. »Anastasia ist drinnen bei Mel.«

Alicia nickt. »Danke. Die Sache ist kompliziert. Mein Freund wollte sie eigentlich abholen, doch jetzt ist er anscheinend unterwegs und … Ach, lassen wir das lieber! Du bist ganz offensichtlich Leos Zwillingsbruder. Schön, dass wir uns auch kennenlernen.«

»Kein Problem, und ja, das stimmt. Und ich glaube, Anastasia hat kein Problem damit, uns eine Weile in der Küche zu unterstützen.«

Alicia seufzt tief. »Kann ich dir helfen? Mit dem Bier?«

Ich schüttele den Kopf. »Du musst nicht …«

Alicia winkt ab und nimmt ebenfalls mit jeder Hand ein Sixpack.

Im Flur der Wohnung treffen wir Leo, der gerade damit beschäftigt ist, eine kitschige lila Girlande im Türrahmen zu befestigen.

»Hast du nichts Scheußlicheres gefunden?«, frage ich ihn skeptisch und halte den Stuhl fest, auf dem mein Bruder sich sonst gleich einen Genickbruch holt.

»Sie wird es so hässlich finden«, erklärt Leo und mustert zufrieden das befestigte HAPPY, bevor er sich die Seite mit dem BIRTHDAY schnappt.

»Ähmm, sag mir, wenn ich falschliege, aber machen wir das Ganze nicht, damit sie sich freut?«, erkundige ich mich stirnrunzelnd.

»Korrekt. Aber Maggie hat ein Faible für Dinge, die sie insgeheim abscheulich findet.«

»Ich könnte jetzt nachfragen, aber ich könnte es auch sein lassen«, murmele ich und drücke meine Hand fester gegen die heftig wackelnde Stuhllehne. »Sag mal, führst du da oben einen Tanz auf?«

»Bin gleich fertig«, sagt Leo und verzieht das Gesicht zu einem selbstzufriedenen Lächeln.

Alicias Lockenkopf taucht hinter der Girlande auf. »Maggie wird es lieben«, ruft sie, und jetzt bin ich allemal verwirrt.

Aber um ehrlich zu sein, muss ich dieses ganze Trallala auch nicht verstehen, denn der einzige Grund, warum ich heute gekommen bin, ist, dass ich kein kleiner Junge sein will, der schmollend in seiner Wohnung sitzt und nicht über die Tatsache hinwegkommt, dass ich Mel in den letzten Monaten immer weiter von mir abgedrängt habe, bis alles einer Handgranate gleich explodiert ist.

Warum ich nicht auf ihre Nachricht geantwortet habe?

Vielleicht, weil ich mich dann der Tatsache stellen müsste, dass nicht nur sie einen Fehler gemacht hat, sondern auch ich. Indem ich mich in meinem Leid ein- und sie aus meinem Leben ausgesperrt habe. Und das, obwohl wir uns einst doch versprochen hatten, füreinander da zu sein.

Ja, ich wäre in schweren Zeiten bei Mel geblieben. Bei Krankheit oder Armut, bei Rückschritten oder Ängsten. Doch viel schwieriger, als jemandem zu helfen ist es, die Hilfe von anderen anzunehmen, wenn man eigentlich das ganze Leben geglaubt hat, stark sein zu müssen, so viel ist mir inzwischen klar.

»Wir haben noch genau eine Stunde«, sagt Leo und holt mich aus meinen Gedanken. Die anderen haben mittlerweile den Küchentisch mit den Snacks eingedeckt und im Wohnzimmer einen Stehtisch aufgebaut.

Alicia scheint schon wieder mit Timon zu telefonieren. Sie sieht ziemlich mitgenommen aus, gestikuliert immer wieder heftig und wirft Seitenblicke auf Ana, die mittlerweile mit ihrer Stoffpuppe auf dem Teppich sitzt und den anderen beim Aufbauen zusieht.

»Es tut mir so leid.« Sie steckt das Smartphone in die Hosentasche und fährt sich durchs Haar. »Wäre es okay, wenn Ana noch ein bisschen bleibt? Sie spielt sicher nur friedlich, und Timon holt sie später ab.«

Ich tausche einen überraschten Blick mit Leo aus, der nur mit den Achseln zuckt. »Es ist eure Wohnung.« Begeistert sieht er allerdings nicht aus. Doch irgendwas gibt mir das Gefühl, dass seine Reaktion weniger mit dem Kind zu tun hat als mit Alicias Freund.

»Er kommt wirklich«, redet auch sie auf ihn ein. »Er hat es versprochen.«

»So wie er versprochen hat, sich bei dem Job zu bewerben und seine Schwester heute nach der Schule abzuholen.« Leo hebt abwehrend die Hände. »Sorry, ich weiß, es geht mich nichts an.«

Alicia stöhnt auf. »Du meinst es nur gut, aber es bringt mir nichts, okay?«

Etwas verlegen, weil es so scheint, als sei dieses Gespräch nichts, was sich unbedingt vertiefen sollte, wende ich mich ab. Leider bliebt mein Blick ausgerechnet an Mel hängen, die mich ebenfalls gerade ansieht.

Ich bin kein sonderlich neugieriger Mensch, denke ich. Doch an diesem Abend wünsche ich mir zu wissen, was in ihr vorgeht. Ob sie wütend ist. Oder traurig. Ob sie sich auch nächtelang gefragt hat, wie es so weit kommen konnte, dass unsere Beziehung so entgleitet.

»Wie geht's dir?«, fragt sie vorsichtig, und ich zucke bei dem Klang ihrer Stimme innerlich zusammen. Aus irgendeinem Grund habe ich nicht damit gerechnet, dass sie mich so direkt anspricht. Und vor allem ausgerechnet diese Frage stellt. Die Frage, auf die ich seit Wochen keine Antwort finde. Nein, seit Monaten. Auf die ich vielleicht noch nie eine Antwort hatte, weil es nie relevant gewesen ist, nie über eine Floskel hinausging.

Ich nicke nur zögerlich, anstatt zu antworten. »Bei dir?«

Sie beißt sich auf die Lippen. »Auch.«

Auch? Sie hat auch keine Ahnung? Ihr geht es auch beschissen? Moment. Geht es mir beschissen?

Kann man noch arbeiten gehen, wenn es einem beschissen geht?

Kann man noch Witze machen, wenn einen das Elend von innen auffrisst?

Kann man noch in den Startlöchern einer Party stehen, wenn die Tage schwarz und leer sind?

Kann man noch so ein verdammtes Herzrasen haben, wenn man sich eigentlich tot fühlt?

Aus eigener Erfahrung: Man kann.

»Du bist trotzdem gekommen«, sage ich leise.

»Du auch«, antwortet sie mit einem traurigen Lächeln auf den Lippen.

»Stimmt«, gebe ich zu. »Wir hatten versprochen zu helfen.«

Sie nickt vage. »Ben, hör zu …« Mel schafft es nicht, ihren Satz zu Ende zu sprechen. Aus der Küche dringt ein entsetzter Aufschrei. Dann hören wir ein lautes Weinen.

»Alles okay?«, rufe ich, obwohl ganz offensichtlich überhaupt nichts in Ordnung ist. Wir sehen uns an, haben anscheinend den gleichen Gedanken: Anastasia?

In der Küche trifft mich der Schlag. Der Boden sieht aus, als hätte ihn jemand mit einer dicken Schicht Sahne eingerieben, und ich wage es kaum, an der Theke hochzusehen.

»Ich wollte ihn mir nur ansehen«, bibbert Anastasia unter Tränen. Alicia steht direkt neben ihr und verdeckt zumindest zur Hälfte die Misere, die sich uns im nächsten Moment offenbart. Mels Schoko-Nuss-Torte ist zu einer undefinierbaren Masse aus Mousse au Chocolat und Küchenboden geworden.

»Er ist mir runtergefallen.« Anastasia weint so laut, dass sich keine klaren Gedanken fassen lassen und wir beinah die Klingel an der Haustür überhören.

»Die ersten Gäste«, ruft Leo aus dem Flur und schlägt die Hände vors Gesicht. »Und in einer halben Stunde könnte Maggie schon auftauchen.«

»Wir müssen das Chaos loswerden«, sagt Mel, anstatt ihrer Arbeit nachzutrauern.

»Es tut mir so leid, Melina.« Alicia lässt sich neben mir auf den Boden sinken und beginnt, die Creme zuerst mit den Händen und dann mit einem Küchentuch abzutragen und in den Mülleimer zu versenken.

»Passiert«, sagt Mel achselzuckend. »Vielleicht hätte sie nicht einmal geschmeckt.«

»Doch«, nuschelt Anastasia und wischt sich die Tränen von den Wangen. Mit ihren großen schwarzen Augen sieht sie Mel an. »Ich hab nur einmal kurz probiert. Da war sie aber schon kaputt.«

Obwohl ihr angesichts der Klebemasse unter den Füßen vermutlich eher zum Heulen zumute sein sollte, fängt Mel an zu lachen. »Hey, eine langweilige Party wird es immerhin nicht. Schade, dass Maggie den spannenden Teil verpasst hat.«

Tatsächlich gelingt es uns, den Matsch innerhalb von fünfzehn Minuten vollständig von Boden und Möbeln zu entfernen, die ersten elf Gäste zu begrüßen und nichts Weiteres mehr zu Bruch gehen zu lassen. Nach und nach trudeln die nächsten Freunde ein. Zum Beispiel auch Oman, der Cafébesitzer, Maggies Chef und Alicias Bruder.

Er ist gerade mit Mel im Gespräch. Ich kann nur grob aufschnappen, dass es um ihren Kanal und die Werbung für sein Café geht.

»Leute!« Leo ruft dazwischen. »Sie ist auf dem Weg hierher!«

Verdammt, es ist süß, meinen Bruder mit diesem Funkeln in den Augen zu sehen, wenn er über Maggie spricht. Ich wette, er würde auch ein Gedicht darüber schreiben, wie sie sich den Arsch abwischt. Und das Schlimme ist: Ich kann's verstehen.

Wenn ich Mel von der Seite ansehe, weiß ich, wie es ist, für jemanden in Flammen zu stehen. Das Schlimme ist nur, dass ich die Angst habe, weniger leuchten, sondern ziemlich heftig verbrennen zu müssen.

»Kannst du mir helfen?« Sie berührt mich vorsichtig an der Schulter. »Ich dachte, wir teilen Sekt aus zum Anstoßen. Und vielleicht können wir kurz reden?« Ich höre, wie sie schluckt. Gleichzeitig baut sich in mir eine Mischung aus Angst und Hoffnung auf.

»Ja, wir sollten miteinander reden«, sage ich und folge ihr. »Aber muss das jetzt sein?«

Wir betreten die Küche. Ich lehne mich angespannt gegen die Tischplatte, während sie ein Backblech mit Zucchinitalern in den Ofen schiebt.

»Ich will hier kein intensives Gespräch führen, und ich weiß, ich habe versprochen, dir Zeit zu geben. Aber fuck, ich kann nicht mehr warten«, sagt Mel, als sie mit dem Blech fertig ist. »Hier sind nur zwanzig Leute, und ich habe das Gefühl, kaum noch atmen zu können.«

»Geht mir genauso«, sage ich und lache nervös auf.

»Wann hat das angefangen?« Sie knabbert an ihrer Unterlippe. »Dass wir so voreinander stehen und niemand weiß, was er sagen soll. Dass wir aufgeregt sind, wenn wir miteinander sprechen ...« Fahrig wandern ihre Finger über die Küchenablage, als zeichne sie das nicht vorhandene Muster nach.

»Ich weiß es nicht«, sage ich, weil ich die Antwort nicht kenne und mir gleichzeitig sicher bin, dass es lange vor jenem Abend war.

»Hm«, macht sie und räuspert sich. »Hör zu, Ben.« Jedes Mal, wenn sie meinen Namen sagt, ist es, als würde in meinem Innersten etwas zerbrechen. Ben. Jahrelang hat sie mich Teddy genannt, und wie ich den Spitznamen am Anfang gehasst habe, weil er mich zu einem lächerlichen Kuschelbären gemacht hat.

Und wie sehr ich es vermisse, ihn aus ihrem Mund zu hören.

»Es tut mir so leid.« Sie holt tief Luft, scheint aber nicht in der Lage zu sein weiterzusprechen. Ich merke, wie ihre Beine zittern, und am liebsten würde ich einen Schritt auf sie zu machen und sie so lange festhalten, bis sie sich beruhigt hat. Doch an dem Punkt sind wir nicht. Nicht mehr. Noch nicht. Vielleicht irgendwann.

Sie soll sagen, dass es ihr absolut rein gar nichts bedeutet hat. Sie soll es ein einziges Mal aussprechen, und ich bin sicher, ihr das zu glauben.

»Ich hab's so oft gesagt, aber ich will, dass du weißt, dass ich dir nicht wehtun wollte.«

Plötzlich weiß ich nicht, ob ich für dieses Gespräch bereit bin. Ob ich es ein weiteres Mal ertragen kann, sie über diesen Typen sprechen zu hören, aushalte, wie sich in meinem Kopf das Szenario jenes abscheulichen Abends abspielt, an dem meine Mel sich einem anderen Mann nahe gefühlt hat.

Innerhalb von Sekunden ist die lähmende Hitze in meinem Bauch zurück. Die Bilder eines Abends, die ich nie gesehen, aber in den letzten Wochen tausendmal schmerzhaft gefühlt habe, so als hätte sie jemand in meine Haut tätowiert.

»Du wolltest mir nicht wehtun?«, wiederhole ich.

»Natürlich nicht«, sagt sie, ohne zu verstehen, worauf ich hinauswill. Es geht hier nicht nur um meine Gefühle. Ich will wissen, was es mit ihr gemacht hat.

»Und das ist alles?«

Ehe sie etwas darauf sagen kann, vernehmen wir aus dem Flur ein ersticktes Atmen. Ohne Mel anzusehen, drehe ich mich zur Tür und schrecke so heftig zusammen, dass mein Herz mir beinah aus dem Brustkorb springt.

Anastasia hustet heftig, kämpft um Luft oder aber gegen das Erbrechen. Ihr Gesicht ist unterm Auge dunkelrot angeschwollen, sodass sie rechts nur noch blinzeln kann.

»Oh Gott«, entfährt es Mel panisch. »Ist das Asthma? Ben?«

Zweifelsfrei kann ich das im ersten Moment nicht erkennen. Im nächsten Moment übergibt sie sich.

»Ruf den Notarzt!«, höre ich mich sagen. Nicht hektisch, nicht hysterisch, sondern ganz klar und sortiert. »Ich denke, sie hat einen anaphylaktischen Schock.«

46. Kapitel

Ben

– vor siebzehn Jahren –

»Was passiert jetzt?«

Leo zieht so heftig an Papas Jacke, dass ich sicher bin, einer der beiden wird sich jeden Augenblick verletzen. Und ich gehe davon aus, dass es Leo sein wird, denn er wiegt nicht nur einen Bruchteil von Papa, sondern läuft auch die ganze Zeit so hektisch von rechts nach links, dass mir allein beim Zusehen schwindelig wird. Dabei sind wir mitten auf einer Kirmes, und ich sollte mich an die Unruhe gewöhnt haben. Habe ich aber nicht. Wir sind sowieso nur hier, weil Mama es Leo versprochen hat. Am Freitag hat es Zeugnisse gegeben, und weil mein Zwillingsbruder zum ersten Mal eine Eins in Mathe bekommen hat, durfte er sich etwas aussuchen.

Ich hatte bisher immer eine Eins in Mathe, doch mir hat Papa nur über den Kopf gestrichen und gesagt: »Aus dir wird mal was, mein Junge.«

Weil ich der Vernünftigere von uns beiden bin, halte ich Leo jetzt auch am Arm fest. »Wart mal, okay?«

»Worauf denn?«

»Wir müssen hier einfach warten«, flüstere ich, denn obwohl unsere Eltern nur Blicke ausgetauscht haben, habe ich ein ziemlich mulmiges Gefühl im Bauch, das mir sagt, die Lage ist ernst.

Wenn Papa diesem Mann helfen soll, müssen die Kinder sich jetzt zurücknehmen.

Es ist erst ein paar Minuten her, dass die Frau aufgeschrien hat und der Mann neben ihr zu Boden gerutscht ist. Sie hat irgendwas von »Notarzt« geschrien, hat die Hände in die Luft geworfen, und Papa ist sofort eingeschritten. Schließlich ist unser Vater Arzt. Kein Notarzt, aber ich weiß, dass er einen Menschen zurückholen kann, wenn dieser zum Beispiel gerade erst tot ist. Ob dieser Mann tot ist?

Seine Frau weint auf jeden Fall. Ich glaube, sie ist schwanger, und ich frage mich, ob das Baby in ihrem Bauch vielleicht mitbekommt, dass etwas nicht in Ordnung ist.

Papa hat sich neben den fremden Mann auf den Boden geworfen und etwas getan, das aussah, als würde er mit den Händen auf ihn eindrücken. Vor einiger Zeit hat er uns mal erklärt, dass man so das Herz eines Menschen zum Schlagen bringen kann, wenn es kurz aussetzt oder ins Stocken gerät.

»Hat jemand einen Rettungswagen gerufen?«, brüllt Papa, und ich halte Leo die Ohren zu, weil er auf einmal so erschrocken aussieht. Erst jetzt spüre ich, wie unsere Mutter auch mich zur Seite schiebt.

»Wollt ihr aufs Karussell?«, fragt sie Leo und drückt mir hastig einen Geldschein in die Hand. »Wir kommen gleich.«

Ich möchte nicht auf das Karussell. Ich möchte eigentlich viel lieber hier stehen bleiben und sehen, ob es diesem Mann gut geht. Doch nun zieht Leo an meiner Schulter. »Können wir gehen?«

Ich lasse mich von ihm fortreißen, schaue noch einmal auf

die Szene zurück, die mittlerweile einige Umstehende angezogen hat.

Mama und Papa holen uns erst eine Stunde später am Karussell ab, und obwohl wir dafür nicht genug Geld dabeihatten, durften wir die ganze Zeit mitfahren.

Erst auf dem Rückweg sehe ich, dass Papas Hose an den Knien schmutzig und sein Hemd gerissen ist. Doch ich traue mich nicht, nach dem Mann zu fragen. Aus irgendeinem Grund habe ich furchtbare Angst, er könne es nicht geschafft haben.

Erst am Abend, eigentlich sollen wir schon im Bett liegen, schleiche ich mich noch einmal die Treppe hinunter und bleibe auf der untersten Stufe stehen.

»Papa?«, frage ich leise und hoffe, dass ich keinen Ärger bekomme. Eigentlich sollte ich sicher schon schlafen.

»Benedikt?«, fragt meine Mutter, während sie den Fernseher leiser stellt.

»Es ist schon spät«, brummt mein Vater, ohne aufzusehen.

»Der Mann heute ... ist der Mann noch am Leben?«

Erst jetzt hebt Papa den Kopf. »Ja.«

Mama löst sich vom Sessel und kommt stirnrunzelnd auf mich zu. »Der Mann wird wieder gesund, Ben. Papa hat ihn gerettet.«

Sie bringt mich zurück in mein Kinderzimmer, wo ich mich artig ins Bett lege. Meine Mutter zieht die Decke bis hoch zu meinem Kinn und wünscht mir eine Gute Nacht.

Doch ich schlafe nicht ein. Ich kann nicht aufhören, an diesen Mann zu denken.

Daran, dass Papa ihm das Leben gerettet hat.

Dass ich deshalb wahnsinnig stolz auf ihn bin.

Und dass ich mir wünsche, eines Tages einmal ein genauso guter Arzt zu sein wie er.

47. Kapitel

Ben

Als der Notarzt ankommt, knie ich immer noch auf dem Boden, den Blick auf den kleinen Körper gerichtet, der innerhalb der letzten Minuten so viel durchgemacht hat.

Auf meiner Haut glänzt mittlerweile ein dünner Schweißfilm. Niemand hat es gewagt, auch nur einen Laut von sich zu geben, während ich Anastasia vorsichtig in stabile Seitenlage gedreht und ihren Kopf zum Atmen angehoben habe.

Mittlerweile liegt die Kleine sicher angeschnallt auf einer Rettungstrage, die in einen Wagen geschoben wird.

»Erdnussallergie«, erkläre ich den eingetroffenen Sanitätern. »Sie hatte einen EpiPen in ihrem Rucksack. Seitdem bekommt sie wieder Luft. Das Mädchen ist sieben Jahre alt und heißt Anastasia Rinke.«

»Sie sind Arzt?«, fragt der Sanitäter mich.

Ich schüttele den Kopf. »Nicht ganz. Ich bin Student im Praktischen Jahr und arbeite hier im Klinikum.« Er nickt ernst, schiebt dann die Frage hinterher: »Ist hier jemand mit ihr verwandt?« Ich schüttele den Kopf und deute auf Alicia, die völlig aufgelöst ist und kaum ein Wort sprechen kann. »Sie ist die Partnerin des großen Bruders, der aber nicht hier ist. Die Eltern sind gerade nicht erreichbar.«

»Okay. Sie können dann entscheiden, wer mitfährt.«

Alicia schiebt sich hektisch an mir vorbei in den Wagen. Sie sieht mich noch einmal an, wirkt verzweifelt. »Kannst du bitte mitkommen?« Ohne meine Antwort abzuwarten, wendet sie sich Ana zu. Sie lehnt sich halb über die Trage, streicht dem kleinen Mädchen über das Gesicht. »Alles wird gut, Prinzessin. Alles wird gut.«

Ich weiß aus eigener Erfahrung, dass für mich kein Platz im Rettungswagen sein wird, deshalb verabschiede ich mich knapp und sprinte zu meinem Wagen. Verschwommen nehme ich noch wahr, dass Maggie angekommen ist und Leo ihr das Durcheinander zu erklären versucht, und Mel, die einfach nur dort steht und mir hinterhersieht.

In der Notaufnahme werden wir erst einmal auf die Plätze im Wartebereich gebeten. Da niemand von uns direkt zur Familie gehört, sollen wir auf die Eltern warten.

»Nussallergie«, seufzt Alicia und vergräbt das Gesicht in den Händen. »Warum habe ich da nicht dran gedacht? Es wäre meine Aufgabe gewesen, euch das zu sagen und darauf zu achten. Es ist nicht das erste Mal, dass sie so einen Schock hat, aber das erste Mal, dass ich dabei gewesen bin. Oh Gott, ich hatte ja keine Ahnung. Ich wusste nicht mal, dass sie so ein Ding bei sich hat.«

»Ihren EpiPen?«, frage ich.

Alicia nickt. »Klar, vielleicht hätte ich mir das denken müssen, aber ich bin mit der Kleinen ja nie allein, geschweige denn essen gewesen. Wie funktioniert so ein Stift?«

Ich erkläre, dass EpiPens zur Notfallbehandlung bei schweren allergischen Reaktionen notwendig sind und quasi eine künstliche Form von Adrenalin beinhalten.

Nur durch Glück habe ich den EpiPen im Seitenfach von Anas Rucksack gefunden. Alicia bekommt endlich eine Reaktion von Timon, der seine Eltern angerufen und informiert hat. Natürlich sind sie längst auf dem Weg hierher.

Da steht plötzlich eine verlegen wirkende Krankenschwester vor uns. Sie bittet mich, ins Behandlungszimmer zu kommen. Ana wolle sich von niemandem das Blut abnehmen lassen, und man fragt mich, ob ich bereit wäre zu helfen. Ana scheint das Personal wirklich gut im Griff zu haben, denn Alicia darf mich ausnahmsweise begleiten.

Und tatsächlich ... Als wir hineinkommen, sitzt Ana weinend auf der Kante der Behandlungsliege und schürzt die Lippen, während eine weitere Schwester versucht, sie aufzubauen. Ich setze mich auf den Hocker neben ihrer Liege und lächele aufmunternd.

»Du hast uns einen ganz schönen Schrecken eingejagt«, sage ich und stoße sie vorsichtig an.

»Ich wusste nicht, dass in der Torte Nüsse sind«, erklärt Ana kleinlaut.

»Es ist alles wieder gut. Deine Eltern sind gleich da, und die Ärztin sagt, du kannst später wieder nach Hause. Aber wir würden dir gerne vorher einmal Blut abnehmen.«

Sie sieht noch immer ziemlich verängstigt aus, versteckt das Gesicht hinter den kleinen Händen.

»Sieh mal, Ana, Ben kennst du doch jetzt schon. Er wird dir sicher nicht wehtun«, sagt Alicia und streicht ihr über den Rücken.

Die Schwester nickt. Sie ist nicht mehr ganz jung und hat ziemlich sicher tausendmal mehr Erfahrung im Blutabnehmen und beim Versorgen von Notfallpatienten als ich. »Ganz im Gegenteil«, sagt sie. »Sie haben hervorragende Arbeit geleistet und alles richtig gemacht. Der Tag hätte heute ganz anders enden können.«

Ihre Worte treffen mich unvorbereitet ins Herz, und ich muss gegen ein verlegenes Lächeln kämpfen, das sich noch nicht ganz auf die Lippen traut.

Nachdenklich sehe ich mich um, entdecke in Alicias Hand den Rucksack, den sie geistesgegenwärtig mitgenommen hat.

»Weißt du was? Wir können es doch zuerst mit deiner Puppe versuchen. Dann zeige ich dir genau, was wir machen.« Bei der Suche nach dem EpiPen war mir die kleine Stoffpuppe aufgefallen, die im Rucksack versteckt ist.

Anastasia lugt mit einem Auge zwischen den Fingern hervor.

»Meine Puppe? Die hat doch gar kein Blut.«

Schlaues Kind.

»Na und? Sie kann auch nicht wirklich hören, aber du sprichst doch trotzdem mit ihr. So kann ich dir genau zeigen, wie das funktioniert. Du siehst es dir an, und dann reden wir noch mal darüber, was dir Angst macht«, schlage ich vor.

»Hm. Okay«, sagt sie. »Aber nur, wenn du versprichst, dass du diesmal erst pikst, wenn ich das sage.«

Ich hebe meine Hand zum Schwur. Wenn sie eine Ahnung hätte, dass dieser Piks vorhin ihr vermutlich das Leben gerettet hat. »Das verspreche ich dir.«

»Also gut. Aber ihr müsst ganz lieb sein. Ihr darf nichts passieren.«

Vorsichtig nehme ich den schmalen Puppenkörper entgegen. »Wie heißt die junge Patientin denn?«

»Lulu«, antwortet Anastasia und lächelt dabei so breit, dass sich seit Tagen zum ersten Mal ein Funken Licht in mein Herz schleicht.

»So, Lulu. Dann musst du jetzt einmal ganz mutig sein. Wir

müssen nämlich dein Blut untersuchen«, erkläre ich an die Puppe gewandt.

»Aber sie hat doch kein Blut«, unterbricht mich Anastasia.

»Pssscht«, mache ich und lege meinen Zeigefinger an die Lippe. »Wir tun jetzt einfach einmal so. Du siehst bei Lulu zu, und nachher schaut sie genau an, was bei dir gemacht wird.«

Ich lege die Nadel vorsichtig an den Stoff der Puppe und steche sie nur einen halben Zentimeter tief hinein. »Keine Angst, Lulu. Das hat nicht so sehr wehgetan, oder? Jetzt warten wir einen Moment, bis wir genug Blut haben, und dann können wir uns das nachher anschauen.«

»Was denn?«, fragt Anastasia neugierig und beugt sich über ihre Puppe.

»Na, die Ärzte prüfen, ob du gesund bist«, beantwortet jetzt Alicia ihre Frage. Ich kann ihr ansehen, dass ihre Nerven blank liegen.

»Ich?« Doch unsere aufmerksame Patientin zieht die Brauen zusammen. »Erst mal geht es nur um Lulu.«

Schnell nicke ich. »Absolut. Wir werden dir später Bescheid geben, ob mit Lulu alles in Ordnung ist. Aber dazu müssen wir auch wissen, wie es mit dir aussieht. Bist du damit einverstanden?«

Das kleine Mädchen beißt sich nachdenklich auf die Lippen. »Hat Tim auch schon mal Blut abgenommen bekommen?«

»Tim?«, horche ich nach.

»Mein Freund«, sagt Anastasia. »Wir wollen vielleicht heiraten und Kinder bekommen. Und ich muss wissen, ob er auch gesund ist. Weil wir ja eine Familie sind.«

Ich kann mir ein Schmunzeln kaum verkneifen. »Das weiß ich nicht. Am besten fragst du ihn mal. Falls nicht, habe ich eine Idee.« Langsam beuge ich mich zu ihr vor und senke die Stimme:

»Wenn du jetzt ganz stark bist, kannst du ihm später davon erzählen und ihm wahrscheinlich eine ganze Menge Angst nehmen.«

»Du meinst also, Tim hat auch Angst?«

Ich schlucke, beiße mir fest auf die Lippe, bevor ich bestimmt nicke: »Ganz bestimmt. Wir Männer geben es zwar meistens nicht zu, aber häufig fürchten wir uns sogar vor Dingen, die eigentlich gar nicht so beängstigend sein müssen.«

Zum Beispiel vor Gefühlen. Als schwach zu gelten. Oder es tatsächlich einmal zu sein.

Mir wird ganz heiß, während ich mir meine eigenen Worte noch einmal durch den Kopf gehen lasse.

»Und es ist auch überhaupt nicht schlimm, Angst zu haben«, sagt Alicia plötzlich. »Die haben wir nämlich alle mal.«

Anastasia macht große Augen und schiebt dann ihren dünnen Arm über die Matratze in meine Richtung. »Wenn du mir wehtust, sprechen Lulu und ich nie wieder mit dir.«

»Nur ein kleiner Piks. Am besten bleibst du ganz locker und stellst dir vor, dass ein kleiner Vogel auf deinem Arm sitzt und Körner aufpickt. Weißt du, wie der Vogel aussieht?«

»Gelb«, murmelt sie. »Mit Punkten.«

»Außergewöhnlich. Habe ich noch nie gesehen. Das muss ein sehr seltener Vogel sein.«

»Er ist eben etwas Besonderes.«

»Bekommt er dann auch besonderes Futter?«

»Eigentlich isst er nur Schokolade.«

»Schmecken ihm die Körner denn trotzdem?«

»Ich glaube schon.«

»Wir können ihm ja nachher noch ein bisschen Schokolade geben. Als Dankeschön für die Hilfe. Meinst du nicht?«

Als sie nickt, ist es auch schon vorbei. Schnell lasse ich die Nadel und die Röhrchen zur Seite verschwinden, während die

Schwester ihr ein Pflaster in die Armbeuge klebt und sie auffordert, den Arm fest gebeugt zu halten.

»Schon überstanden. Du warst sehr tapfer!«, lobe ich.

Eine weitere Schwester taucht in der Tür auf. »Die Eltern sind da.«

Anastasias Kopf schnellt nach oben. »Mama!«

Wir beschließen, die Familie erst einmal für sich zu lassen. Im Hinausgehen entschuldigt sich Alicia mehrfach für die schlechte Aufsicht, obwohl ich das absolut nicht gerechtfertigt finde. Alicia hätte gar nicht die Aufsicht haben sollen – ich als Elternteil würde eher mit meinem Sohn ein Hühnchen rupfen.

»Wirst du später mal Kinderarzt?«, fragt Alicia, als wir zu meinem Auto gehen.

Ich zucke mit den Schultern. »Auf die Fachrichtung legt man sich erst nach dem Studium fest.« Vielleicht sollte ich an dieser Stelle sagen, dass ich vorhabe, die Praxis meines Vaters zu übernehmen. Aber stimmt das überhaupt noch?

»Du hast das richtig gut gemacht«, sagt Alicia und wirft mir einen bewundernden Blick zu. »Man merkt sofort, dass du einen guten Zugang zu Kindern hast.«

»Danke.«

Ja, es stimmt. Kinder sind etwas Tolles. Sie strahlen eine gewisse Leichtigkeit aus, die meist noch in ihren Augen funkelt und die erst dann zerplatzt, wenn Erwachsene sich zu sehr einmischen.

Man sollte Kinder nicht zu Maschinen erziehen, sie so biegen, wie man sie gerne haben möchte. Man sollte sie lieben. Mit allen Ecken und Kanten, mit ihrer ganz eigenen Persönlichkeit. Selbst dann, wenn sie sich anders formen, als man es erwartet hat. Wenn sie nicht den eigenen Erwartungen entsprechen, nicht das tun, was man selbst für den einzig wahren und akzeptablen Weg hält. Wenn sie nicht die Kopie deiner selbst werden, sondern ihre eigenen Träume leben.

Als wir die WG-Küche betreten, herrscht für einen Moment betretenes Schweigen. Die meisten Gäste sind nach Hause gegangen. Nur Maggie, Leo und Mel sind noch da.

»Es tut mir so leid, Alicia«, murmelt Mel. »Das mit der Torte ist so blöd gelaufen. Das war alles irgendwie meine Schuld.«

Alicia widerspricht sofort. »Wenn überhaupt, habe ich das zu verantworten. Ihr konntet von der Allergie nichts wissen, und allein die Tatsache, dass Ana hier war ... Ich muss mich entschuldigen. Vor allem bei dir, Leo. Du hast dir so viel Mühe gemacht mit der Überraschung, und ich habe alles zerstört. Deinen ganzen Geburtstag, Maggie.«

Plötzlich lacht Maggie auf. »Mal eine Frage, Leute. Wie um Himmels willen kommt hier überhaupt jemand auf diese absurde Idee, sich zu entschuldigen?« Sie tippt sich auf die Stirn. »Ihr habt mir eine Überraschungsparty organisiert, all meine Freunde eingeladen ... Mel, du hast all das hier gezaubert. Das ist der Wahnsinn.« Sie deutet auf das unberührte Büfett. »Und Leo, du bist gekommen.« Sie schlingt ihre Arme um seinen Hals. »Ihr seid die tollsten Freunde, die ich mir vorstellen könnte, und wenn sich heute noch irgendwer bei mir entschuldigen möchte, dann starte ich die offizielle Kuchenschlacht mit einem dieser Donuts.« Sie greift in die Schale und nimmt einen hinaus.

»Oh, glaub mir«, sage ich. »Die offizielle Kuchenschlacht hast du bereits verpasst.« Erleichtert lachen wir alle gemeinsam. Und ich spüre, dass es für einen winzigen Moment ein ehrliches Lachen ist. Unwillkürlich fällt mein Blick auf Mel. Auch sie sieht ein wenig gelöster aus.

»Was haben die Gäste gesagt?«, fragt Alicia nun und nimmt sich ebenfalls einen Donut.

»Was sollen sie schon sagen? Ich denke, jeder hatte Verständnis, dass die Stimmung zum Feiern vielleicht nicht ganz passend ist«, erklärt Leo.

»Nun ja. Zumindest ist die Sache für heute noch mal gut ausgegangen.« Sofort läuft vor meinem geistigen Auge ein Film der letzten Stunden ab.

»Weil du ziemlich schnell reagiert hast«, wirft Mel ein. Als mich ihr Blick trifft, ist es, als wolle mein Herz jeden Moment aus der Brust springen. Doch stattdessen zwinge ich mich zu einem vagen Lächeln, das auf meiner Haut eine leichte Gänsehaut erzeugt. Dieser Tag hat das Durcheinander in meinem Inneren zum absoluten Höhepunkt gebracht, und ich weiß, dass Mel und ich dringend noch einmal miteinander sprechen sollten.

48. Kapitel

Mel

Wir sitzen im Wohnzimmer auf dem Sofa, die große Platte mit den Zucchinitalern vor uns auf dem Tisch. Natürlich ist das Essen mittlerweile kalt geworden, doch trotzdem scheint es allen zu schmecken.

Ich sollte großen Hunger haben, und irgendwo in meinem Bauch sitzt er bestimmt auch, ohne dass ich wirklich etwas davon mitbekomme. Mich beschäftigt zu sehr die Frage, wie es mit Ben und mir weitergeht. Vorhin wurden wir durch den Notfall mit Anastasia unterbrochen, und bisher hat niemand von uns Anstalten gemacht, wieder dort anzuknüpfen. Als ich aufstehe und mir in der Küche etwas zu trinken holen möchte, taucht Ben jedoch plötzlich hinter mir auf.

»Ich bin's«, warnt er leise, damit ich mich nicht erschrecke. Dabei bringt allein seine Stimme meinen Herzschlag zum Stolpern.

»Hallo«, sage ich und beiße mir im nächsten Moment auf die Zunge. Warum fühle ich mich so unbeholfen und nervös? Es ist Ben. Kein Fremder. Mein Ben. Oder zumindest war er das einmal.

»Willst du auch?« Ich hebe die Flasche Orangensaft und deute auf die Gläser.

»Hm«, macht Ben und lehnt sich vorsichtig gegen die Küchentheke. »Hast du etwas dagegen, wenn wir noch einmal sprechen?«

Jede Faser meines Körpers zieht sich zusammen, bevor ich rasch den Kopf schüttele. »Du hast auf meine Nachricht nicht reagiert.« Wow, Melina! Das Einzige, was mir plötzlich einfällt, ist, ihm einen Vorwurf zu machen? Nach dem ganzen Chaos, das ich mitzuverantworten habe?

»Ich weiß«, sagt Ben ganz ruhig und nimmt das Glas Saft entgegen. Ohne davon zu trinken, dreht er es in der Hand und überlegt. »Ich wusste nicht, was.«

»Schon okay«, werfe ich schnell ein und versuche, versöhnlicher zu klingen. »Das sollte sich nicht so böse anhören. Du hast jedes Recht, sauer auf mich zu sein.« Und das meine ich absolut ernst. Wie in einer Rückblende sehe ich erneut die Bilder des Abends mit Basti vor mir und spüre, wie mir die Hitze in den Kopf schießt.

»Ja«, sagt Ben knapp. »Weißt du, vielleicht habe ich das. Aber du hast es genauso.« Er fährt sich erschöpft durchs Haar und seufzt. »Außerdem bin ich nicht einmal wirklich sauer gewesen. Verletzt, das definitiv. Tief gekränkt, voller Angst und Schmerz und wer weiß, ja, möglich, irgendwo darunter auch etwas wütend. Aber vermutlich mehr auf mich als auf dich.«

Mein Herz schlägt so fest gegen meine Rippen, dass ich mir instinktiv eine Hand an die Brust halte. »Wie ... wie meinst du das?«

»Ich habe mich von dir abgeschottet und versucht, das Chaos in meinem Kopf allein zu sortieren. Dabei war ich so sehr mit mir beschäftigt, dass ich *uns* aus dem Blick verloren habe. Du sagst, du hast einen Fehler gemacht, weil du mich nicht verletzen wolltest. Doch ich habe dich monatelang verletzt. Nicht zuletzt, indem ich in unserem letzten Streit einige Grenzen überschritten habe. Und ich denke, die Wahrheit, warum ich dir nicht geschrieben habe, ist, dass ich genau das wusste.« Einen Moment schweigt er, ballt die Hände zu angespannten Fäusten zusammen, bevor er doch weiterspricht. »Ich muss Dinge aussprechen, die ich am liebsten nicht einmal denken würde, die einzugestehen ich nicht bereit war. Unsere Beziehung ist schon lange vor ... dieser Sache zerbrochen.«

Mit einem Mal weicht jedes bisschen Hoffnung aus meinem Körper. Es ist, als hätte er mir allein mit seinen Worten einen ordentlichen Tritt in die Magengegend gegeben.

Ich möchte widersprechen. Ich möchte es so, so, so gerne, aber ich weiß, dass es zwecklos ist. Weil er recht hat. Weil all das, was er gerade gesagt hat, die absolute Wahrheit ist.

Die Wahrheit, vor der wir in den letzten Monaten die Augen verschlossen haben. Vielleicht weil es zuerst weniger schmerzhaft schien.

Schon wieder sehe ich den Abend vor meinem geistigen Auge. Ich spüre Bastis Kuss auf meinen Lippen. Einen Kuss, der seit langer Zeit mit einem echten Verlangen erfüllt war.

Ich höre in meinen Erinnerungen, wie er mir im Auto sagt, dass ich etwas Besonderes sei, und ich erinnere mich, wie ein Teil von mir seine Komplimente gierig in sich aufsog, während der andere sich am liebsten im Spiegel anspucken wollte. Und hier ist vermutlich meine Mutter die Person, die recht behalten hat. Mit dem Kuss hatte mein Innerstes etwas zurückholen wollen. Etwas, das ich all die letzten Monate so sehr gebraucht hätte.

Viele dieser Dinge, die Basti zu mir sagte, hat noch nie jemand zu mir gesagt. Das ist wahr. In meinem Leben bin ich immer die Unscheinbare gewesen. Mel, die den anderen bei den Hausaufgaben hilft, im Zweifelsfall Nachhilfe gibt. In der sechsten Klasse hat meine damalige beste Freundin mir meinen Schwarm weggeschnappt. Und was habe ich getan? Ihr viel Glück gewünscht. Immerhin wusste ich vorher schon, dass ich ihn sowieso nicht haben kann.

Doch vieles davon habe ich dennoch nicht zum ersten Mal gespürt. Dieser neugierige Blick, dieses *ich mag dich etwas mehr als geplant*, das Funkeln in den Augen ... ich muss nur eineinhalb Jahre zurückdenken und sehe Ben.

»Ich ...«, platzt es mir heraus. »Willst du damit sagen, dass es endgültig vorbei ist?« Meine Stimme bricht ab. Ich schaffe es nicht, diesen Satz auszusprechen, ohne innerlich in tausend Einzelteile zu zerfallen. Tränen schießen in meine Augen, machen es mir schwer, ruhig Luft zu holen.

»Mel.« Seine Miene ist so schmerzverzogen, dass ich mir eine Antwort schon denken kann. »Du verstehst das falsch.«

»Ich verstehe das falsch?«, wiederhole ich aufgebracht. »Wie soll ich das hier denn verstehen? Du sagst mir, dass unsere Beziehung zerstört ist – schon lange war. Dass ich nicht traurig sein soll, mir keine Vorwürfe machen muss? Was kommt als Nächstes? Dass es an dir liegt, nicht an mir?«

Ich kann das nicht. Ich kann das nicht. Ich kann das nicht.

»Mel, bleib ruhig. Bitte.« Auf einmal liegen meine Hände in seinen, und dieses verboten vertraute Gefühl entfacht ein ganzes Feuer der Verwirrung. Das hier ist anders. Das hier ist kein Wir-Moment. Es gibt kein Wir. Ben möchte sich von mir trennen. Und ich habe der Funkstille geglaubt, noch eine Chance mit ihm zu haben.

»Ich will nicht ruhig bleiben«, stoße ich hervor. »Ich möchte gehen. Nein, ich muss gehen.«

Raus hier. Raus aus diesem Haus, als könnte ich damit auch vor meinem Schmerz fliehen. Ich ignoriere Bens Rufe, renne im Flur an Leo vorbei, die Treppe hinunter und auf die Straße. Unter dem Schleier der Tränen übersehe ich fast das Auto, das abrupt abbremst. Das laute Hupen reißt mich aus der Trance. Ich stolpere zurück auf den Gehsteig, höre noch ein wütendes »Verdammt! Pass doch auf!« durch die geöffnete Fensterscheibe des Wagens.

»Mel!« Ich habe keine Ahnung, wie Ben plötzlich auf die Straße kommt. »Mel, du hast das missverstanden. Und bevor du mich jetzt wieder nicht ausreden lässt. Man, verdammt. Ich liebe dich! Ich liebe dich von ganzem Herzen. So wie ich noch nie einen Menschen geliebt habe. Und ich habe dich all die Monate geliebt. Jeden Tag und jede Nacht – jede einzelne Sekunde.« Er hält plötzlich inne, als hätte er selbst so gar nicht mit seinen eigenen Worten gerechnet. »Was ich eigentlich sagen will, ist, dass ich Zeit brauche. Nicht wegen des Kusses, sondern wegen all dem anderen Mist, den ich mit mir herumschleppe.« Ich sehe, dass er schluckt und sich schließlich auf die Bordsteinkante sinken lässt. Ich folge seiner Bewegung, setze mich neben ihn auf den warmen Asphalt. Erst jetzt spüre ich, wie gut es tut, nicht mehr stehen zu müssen, wie weich meine Knie sind. »Wir haben uns voneinander entfernt«, fährt Ben fort, »weil ich nicht zulassen konnte, dass jemand merkt, wie schlecht es mir geht, nicht einmal du. Und ich möchte das nicht als Ausrede benutzen. Ich weiß, dass es so nicht weitergehen kann. Aber Mel, ich liebe dich, und dich zu verlieren schmerzt mehr als alles, was wir uns gegenseitig antun könnten.«

Es ist inzwischen längst dunkel geworden, doch seine Worte schießen wie Blitze über mich hinweg. Ich habe keine Ahnung, was sie bedeuten.

»Ich verstehe das nicht«, flüstere ich, spüre plötzlich seinen Atem ganz dicht an meiner Haut. Doch Ben küsst mich nicht. Er versucht es auch gar nicht. Er legt einfach nur die Hände um mein Gesicht und sieht mir tief in die Augen. Die Berührung ist so vorsichtig und gleichzeitig so bestimmt und liebevoll. Neu und doch so unfassbar vertraut. »Du bist mir wichtig, Mel. Ich liebe dich von Tag zu Tag mehr, doch das genügt nicht.«

»Warum nicht?«, frage ich, und wieder droht mein Herz aus dem Takt zu kommen. Ich wische mir mit dem Handrücken die Tränen von den Wangen.

»Weil ich Hilfe brauche«, presst er hervor.

»Ich wollte dir helfen. Die ganze Zeit«, erkläre ich und drücke meine Stirn gegen seine.

»Ich weiß, aber das ist nicht die Art Hilfe, die ich brauche, um aus diesem Loch herauszukommen. Deine Hilfe anzunehmen wird ein Schritt auf diesem Weg sein, aber es wird nicht reichen, das weiß ich jetzt. Verstehst du das?«

Ich spüre die Tränen, die über meine Wange laufen und in seiner Hand verrinnen. Auch seine Augen sind mit Traurigkeit gefüllt, mit Angst, aber auch mit einer Art Sehnsucht, die tief in mir wieder eine Hoffnung erweckt. Eine Hoffnung, die eigentlich überhaupt nicht hier sein dürfte.

»Was kann ich tun?«, frage ich und nehme seine Hand von meiner Wange, um sie festzuhalten.

»Ich hätte nie gedacht, dass ich das einmal sage«, erklärt Ben. »Aber im Moment brauche ich eine beste Freundin, keine Partnerin. Jemand, der da ist und mir sagt, dass alles wieder gut wird, ohne den Druck, es in den Sand setzen zu können. Ich brauche, dass du mir zuhörst, ohne nach einer Lösung zu suchen. Ich möchte dir erzählen, was mit mir los ist, was in den letzten Monaten in mir vorging, ohne dass du versuchst, die Ursache zu finden, oder die Schuld bei dir suchst. Ich brauche dich ... aber nicht so wie sonst, sondern ... anders. Neutraler. Ich weiß, dass das viel verlangt ist, Mel. Und ich könnte verstehen, wenn du ...« Er sucht nach den richtigen Worten, doch ich lasse ihn nicht weitersprechen.

»Ben, hör mir zu: Ich will, dass es dir gut geht. Und wenn dich zu lieben heißt, dass ich gerade nur einen Teil von dir bekommen kann, dann passe ich auf ihn auf und hoffe, dass du mir irgendwann auch wieder den Rest von dir anvertraust.«

Am liebsten würde ich ihn küssen. Jetzt. Hier. In diesem Moment, aber vermutlich verstößt genau das gegen die Regeln, die er gerade aufstellt.

»Es geht nicht ums Vertrauen, Mel«, sagt Ben und drückt meine Hand fester. »Ich möchte dir alles anvertrauen. Himmel, du bist der einzige Mensch, vor dem ich anscheinend weinen kann.« Er wischt sich über die Augen. »Aber ich möchte dich nicht noch einmal enttäuschen. Du hast es verdient, dass jemand an deiner Seite ist, der dir jeden Tag zeigen kann, wie wertvoll du bist, wie sehr du geliebt wirst. Und diese Person bin ich momentan nicht, das habe ich in den letzten Monaten gemerkt. Aber ich will daran arbeiten, dass ich dieser Mensch für dich sein kann.«

Er hält inne, als müsse er erst meine Reaktion abwarten oder aber über das nachdenken, was er gerade gesagt hat.

Ich hingegen spüre nur mein wummerndes Herz und weiß genau, was ich sagen will.

»Ich bin stolz auf dich«, platzt es aus mir heraus. »So verdammt stolz. Wenn der Ben von vor einigen Wochen und Monaten … Er wäre so stolz auf dich.«

»Das hoffe ich«, seufzt Ben. »Ich möchte, dass du alles weißt, dass du die Gefühle kennst, die mich so fertigmachen, aber es fällt mir so unglaublich schwer, darüber zu sprechen. Ich habe unfassbare Angst, dass das, was ich dir sage, genau das Falsche ist, dass ich damit alles noch mehr zerstöre, dass ich mich damit zerstöre. Aber vielleicht muss es erst schlechter werden, bevor es besser wird. Das ist auch etwas, über das ich in den letzten Wochen nachgedacht habe.«

Das ergibt Sinn. Schmerzhaft viel Sinn, wenn man das so sagen kann. Es ist genauso, wie ich neulich bereits gedacht habe: Die Liebe ist im echten Leben viel komplizierter als in Büchern und Filmen. So ungeschliffen, gar unperfekt. Aber sie ist real. Das weiß ich, weil ich sonst nicht in der Lage wäre, diese Dinge zu sagen und sie vor allem auch tatsächlich genauso zu meinen.

»Dann sind wir jetzt so was wie Freunde?«

Loslassen und darauf vertrauen, dass es wird. Die flackernde Taschenlampe ausknipsen und stattdessen die Rollläden aufmachen, sehen, ob die Sonne nicht bereits aufgegangen ist.

Ich will ehrlich zu mir sein. Ehrlich zu Ben. Allein die Vorstellung, ihn in meiner Nähe zu wissen, ohne ihm wirklich nah sein zu dürfen, macht mir Angst. Eine verfluchte Scheißangst. Doch noch viel mehr würde ich mich fürchten, ihn gehen zu lassen. Uns endgültig aufzugeben. Das, was wir haben. Das, was wir waren. Und das, was wir vielleicht wieder werden können.

»Freunde«, sagt Ben. »Freunde, die sich gegenseitig unterstützen.«

»Hm«, mache ich und lächele traurig und erleichtert zugleich. »Freunde küssen sich aber nicht, oder?«

Auf Bens Lippen entsteht ein Grinsen. »Vermutlich nicht. Aber die Regeln können wir in den nächsten Wochen vielleicht auch selbst definieren. Herausfinden, womit wir uns wohlfühlen, und die Grenzen da ziehen, wo wir sie brauchen. Offen und ehrlich.«

Wir schließen uns in die Arme, verharren für einen Moment in dieser innigen, aber dennoch ungewohnten Berührung, bis ich es kaum noch aushalten kann und ihn ein Stück von mir wegschiebe.

Es sollte befremdlich sein. Wir zwei, vor Maggies WG am Straßenrand in einer lauen Spätsommernacht. Beide verweint, verzweifelt, aber auch ein wenig erlöst. Irgendetwas zwischen Herz und Verstand. Doch je länger ich mit Ben auf dem Asphalt sitze, desto weniger seltsam kommt es mir vor.

»Wir sollten wirklich Regeln aufstellen. Zum Beispiel darfst du nicht so süß gucken, wenn wir uns sehen. Du darfst nicht dein typisches Parfüm benutzen, und deinen Bart musst du abrasieren. Am besten duschst du gar nicht mehr.«

Ben lacht auf, dann wird seine Miene wieder ernst. »Mel, du bist mir nichts schuldig. Schon gar nicht, wenn wir vorerst kein Paar sind.«

»Stopp!«, unterbreche ich ihn. »Davon will ich nichts mehr hören, okay? Ben, ich liebe dich. Nur dich. Und ich möchte überhaupt niemand anders in meinem Leben haben außer dir.« Ich fahre mit den Fingern über die unebene Struktur des Asphalts, der noch immer eine wohlige Wärme abstrahlt. »Als ich sagte, ich habe einen Fehler gemacht, weil ich dich verletzt habe ...« Ich hole tief Luft. Jetzt ist es an mir, das auszusprechen, was ich denke. »Es hat sich gut angefühlt. Der Kuss. Es tut mir so leid, dir das sagen zu müssen, Ben, aber bitte hör zu. An dem Abend, an dem Basti mich geküsst hat, war ich verwirrt über meine eigenen Gefühle. Ich wollte dich nicht belügen, dir sagen, dass es nichts zu bedeuten hat. Das hatte es. Es hatte eine große Bedeutung. Ich war so verdammt einsam und verzweifelt, habe mich verlassen gefühlt und suchte Trost! Die Wahrheit ist allerdings, dass ich mir nur eine Sache in dem Augenblick sehnlicher gewünscht habe, als geliebt zu werden. Und zwar, dass diese Liebe und dieser Kuss von dir kommen. Die Bedeutung des Moments lag nicht in Basti, sondern in den Gefühlen, die er ausgelöst hat und nach denen ich mich so gesehnt habe.«

Ich muss an die Worte meiner Mutter denken. Daran, was sie über die Prozentsätze im Wesen eines Menschen gesagt hat und was sie für eine Beziehung bedeuten. Vielleicht sind Bens zehn Prozent, dass er es in seinem Leben nie geschafft hat, über seine Gefühle zu sprechen.

Vielleicht ist genau das der wunde Punkt, der alles schwer und kompliziert macht, zumindest jetzt, für den Moment. Aber vielleicht sind die anderen neunzig Prozent die Anteile von uns, die so hart dafür kämpfen werden, dass wir einander halten. Dass wir uns nicht voneinander abwenden, sondern um eine Fünfundneunzig kämpfen. Eine sehr schöne und völlig stabile Fünfundneunzig, die weiß, dass sie keine Hundert sein muss, um sich Liebe zu nennen. Und so schwer es mir gerade fällt, es mir einzugestehen, weiß ich, dass das, was wir haben, es wert ist, zu kämpfen.

49. Kapitel

Ben

Mel ist an meiner Seite, als ich die E-Mail an den Therapeuten abschicke, der auf Menschen mit Depressionen und Angsterkrankungen spezialisiert ist.

Mel lässt mich nicht im Stich, als ich zwei Tage lang kaum aus dem Bett aufstehe, weil die Vorstellung, in der Klinik zu versagen, mich vor Angst nahezu lähmt.

An manchen Tagen ist sie es, die mich motiviert aufzustehen, in meine Sachen zu schlüpfen und meinen inneren Dämonen zu beweisen, dass sie unrecht haben.

Doch an anderen Tagen, an denen selbst das Atmen manchmal schwerfällig und anstrengend ist, bleibt sie einfach an meiner Seite sitzen, wenn ich auf dem Bett liege und mir wünsche, dass der Tag weniger Stunden hat. Verlangt nichts von mir, fordert nicht, ist einfach nur da.

Ich habe keine Ahnung, wie sie es macht, aber aus irgendeinem Grunde weiß sie, was für mich das Richtige ist. Und obwohl es mir schwerfällt, mich fallen zu lassen, kann ich mir nicht vorstellen, welchem Menschen ich mich besser schwach und verletzlich zeigen könnte als Mel. Wir sind Freunde. Eine ganz besondere Art von Freundschaft, von der wir beide wissen, dass es nicht mehr viel braucht, um wieder mehr zu sein. Ben und Mel. Aber die erst einmal auch einfach existieren darf. Ohne Erwartungen. Ohne Stress.

Mel wohnt immer noch bei ihren Eltern, doch an den meisten Tagen ist sie wieder in der Wohnung, kocht für uns oder schreibt an der Bachelorarbeit, die sie mittlerweile begonnen hat. Manchmal, wenn ich sie am Schreibtisch beobachte, stelle ich mir vor, wie es wäre, sie von hinten zu umarmen, mich ihren Hals entlangzuküssen und sie die ganze Nacht lieben zu dürfen. So wie früher. Zu Beginn unserer Beziehung.

Doch ich weiß, dass wir dafür noch Zeit brauchen. Zeit, in der ich mein Bestes gebe, mich auf mein eigenes Leben zu konzentrieren.

Mel hat mir angeboten, mich zu meinem Vater zu begleiten. Wenn ich das Gespräch führe, vor dem ich mich seit Wochen drücke.

Wir haben Ende Oktober. Vor drei Tagen habe ich das Praktische Jahr beendet. Mel hat mir diese wahnsinnige Nusstorte gebacken, die auf Maggies Geburtstag für die große Eskalation gesorgt hat. Die Kollegen in der Klinik waren wirklich fasziniert, und obwohl ich Mel nur von den Reaktionen erzählt habe, wollte das stolze Lächeln gar nicht mehr aus ihrem Gesicht verschwinden.

»Ich fahre allein«, sage ich am Morgen zu ihr am Telefon. »Wenn du Lust hast, kannst du heute Abend vorbeikommen. Ich bin bestimmt nicht allzu spät zurück.«

»Bist du sicher?«

»Ziemlich«, beantworte ich ihre Frage und stopfe ein paar Lernsachen in meine Tasche. Die Zeit im Zug möchte ich zum Lernen nutzen. Nächsten Monat findet meine mündliche Prüfung für das Dritte Staatsexamen statt. Zwar habe ich den größten Teil mit den schriftlichen Klausuren vor der Zeit im Krankenhaus bestanden, dennoch möchte ich ganz sichergehen, dass alles nach Plan läuft und ich nicht auf den letzten Metern vollends hängen bleibe.

»Du kannst mich jederzeit anrufen, okay?«, sagt Mel. Ich höre im Hintergrund ihre Mutter reden.

»Mache ich.«

»Ich denke an dich.«

»Danke.« Ich bin zu angespannt, um viel zu sagen, verabschiede mich knapp und sehe auf die Uhr. In einer Dreiviertelstunde muss ich am Bahnhof sein. Ich habe mich wieder einmal sehr spontan bei meinem Vater angemeldet, doch diesmal hat er mich zum Mittagessen ins Restaurant eingeladen. Mein Lieblingsitaliener, bei dem wir als Kind jedes Mal gewesen sind, wenn es Zeugnisse gab oder sonst etwas, bei dem man gute Leistungen feiern konnte.

Am Bahnhof in Frankfurt muss ich erst einmal zwanzig Minuten warten, weil die Bahn ausgerechnet heute pünktlich ist und mein Vater noch einen Termin hat.

Ich versenke die Hände in den Hosentaschen meiner Jeans und ziehe die Schultern hoch. Es ist kalt geworden in den letzten Tagen, und ich habe mich immer noch nicht an die Wintersachen gewöhnt, die seit zwei Wochen in meinem Schrank liegen. Der Herbst ist im Schnelldurchlauf an uns vorbeigerast, als hätte er sich im letzten Augenblick daran erinnert, den Menschen zwischen Sonnenschein und Frost zumindest eine kleine Verschnaufpause zu gestatten.

Ich laufe angespannt durch die Bahnhofshalle und drehe eine Runde durch den Zeitungsladen. Erst kurz vor eins gehe ich nach draußen.

Der schwarze Wagen meines Vaters ist wie selbstverständlich im Halteverbot geparkt, weshalb ich mich beeile und einsteige.

Während der Fahrt erzählt mein Vater mir von seinem Termin, kann es allerdings auch nicht sein lassen, mir von einem Streit mit meiner Mutter zu berichten.

Manchmal frage ich mich, wieso die beiden überhaupt noch zusammen sind, wenn sie sich gegenseitig die meiste Zeit sowieso eher schlecht als recht ertragen.

Im Restaurant angekommen, werden uns die Plätze an unserem Stammtisch angeboten, direkt am Fenster. Von hier aus kann man den Main sehen und sitzt ein wenig abseits vom Geschehen.

»Bist dünner geworden«, bemerkt mein Vater im Hinsetzen. »Wenn ich das mal so sagen darf. Gehst du nicht mehr trainieren?«

Ich beiße mir auf die Lippe. Tatsächlich habe ich nicht damit gerechnet, dass meinem Vater eine Veränderung auffällt.

»Viel zu tun«, sage ich knapp und massiere meine Oberschenkel, die ich angespannt gegen den Stuhl presse.

»Nun ja. Das Studium hast du jetzt bald hinter dir. Dann wird es erst einmal richtig ernst.« Mein Vater winkt den Kellner heran und bestellt eine große Flasche Wasser.

»Darüber will ich mit dir sprechen«, erkläre ich und räuspere mich.

»Deshalb sind wir hier. Ich habe noch einmal alles abgeklärt. Wir …«

»Christian«, unterbreche ich ihn. »Es wäre toll, wenn du mir für einen Moment zuhörst.«

Mein Vater scheint verblüfft über meinen Einwurf. »Möchtest du zuerst bestellen?«

Mein Herz rast so schnell, dass ich nicht klar denken kann. Also nicke ich wie ein feiger Idiot. »Ja, lass uns bestellen.«

Ich entscheide mich für eine Portion Pasta, während mein Vater nur einen Salat wählt. Seit einigen Wochen will er angeblich auf Diät sein. »Ein paar Kilo müssen runter. Besser fürs Herz«, erklärt er noch einmal, und schon wieder nicke ich.

Denk an Mel. Denk an das, was ihr besprochen habt!

Wie ein Mantra rufe ich mir unsere Telefonate von gestern, vorgestern und den Tagen zuvor ins Gedächtnis, sortiere noch einmal all die Sätze, die ich vorbereitet habe.

Vielleicht ist es gut, wenn ich warte, bis das Essen da ist, damit wir nicht vom Kellner unterbrochen werden. Also wippe ich nervös mit dem Fuß unterm Tisch, bis unsere Bestellung endlich auftaucht.

Mein Vater beginnt sofort mit dem Essen, doch ich starre nur nachdenklich auf die Nudeln und schlucke.

Ich kann nicht glauben, dass ich mich mit fünfundzwanzig immer noch so klein und schwach fühle, wenn ich meinem Vater gegenübersitze. Dabei bin ich nicht mehr der zehnjährige Ben, den er jederzeit zurechtweisen kann. Ich bin erwachsen und sollte meine eigenen Wege gehen. Wie Leo.

Auch mit ihm habe ich über meine Entscheidung gesprochen.

»Was willst du wirklich?«, hat Leo mich noch einmal gefragt. Diesmal saßen wir in meiner Wohnung am Küchentisch, und es hätte nicht viel gefehlt, dass mein Bruder nach meiner Hand gegriffen hätte. *Ich bin eine richtige Mimose geworden.* Und schon wieder ein Gedanke, den ich meinem Vater zu verdanken habe.

»Wie schaffst du es, nicht andauernd wütend zu sein?« Ich habe Leo angesehen und verzweifelt die Stirn gerunzelt. »Sie haben dich komplett fallen lassen.« Und das werden sie mich auch. Sobald ich nicht mehr funktioniere. Ein Eigenleben entwickle.

»Weißt du, Ben. Es gibt etwas, das habe ich durch Maggie gelernt und durch ihre Therapie. Mit der Wut tust du dir selbst am allermeisten weh. Du machst dir *dein* Leben schwer und nicht das des anderen. Meine Genugtuung ist vielmehr, dass ich glücklich bin und genau das ausstrahle.«

Darüber musste ich tagelang nachdenken, bis ich irgendwann zu dem Ergebnis gekommen bin, dass ich nicht einmal echte Wut auf meinen Vater empfinden kann.

Und vielleicht ist das das Gefährliche an einer toxischen Erziehung. Dass Kinder nicht anfangen, ihre eigenen Eltern zu hassen, sondern irgendwann glauben, sie selbst seien es, die nicht liebenswert sind.

»Ich habe nicht vor, deine Praxis zu übernehmen.« Okay. Habe ich das gerade wirklich gesagt? »Es tut mir leid, aber ich habe noch einmal darüber nachgedacht und glaube, dass es nicht das Richtige für mich ist.«

Mein Vater sieht mich an. Sein Gesichtsausdruck ist kaum deutbar. Der Blick verwirrt, der Mund vermutlich noch gefüllt mit dem Kaninchenfutter von seinem Teller und die Brauen leicht zusammengezogen.

»Warte! Bevor du etwas sagst, hör mir zu. Ich bin verdammt stolz auf dich! Ich weiß, dass diese Praxis dein Heiligtum ist und du dir all das mit sehr viel Fleiß aufgebaut hast. Und das hast du grandios gemacht. Ich war schon als Kind wahnsinnig stolz auf dich, auf dein Können, auf deine Fähigkeiten als Arzt. Deine Patienten lieben dich, und die Praxis verdient jemanden, der diesen Job genauso gut macht wie du. Aber das kann nicht ich sein, denn ich habe mich entschieden, in eine andere Richtung zu gehen. Ich möchte Kinderarzt werden. Es würde mir sehr viel bedeuten, wenn du mich auf diesem Weg unterstützt, hinter mir stehst und mir hilfst, wenn ich dich brauche.«

Entweder ich muss mich übergeben, oder ich werde jeden Augenblick ohnmächtig. Etwas anderes ist ausgeschlossen. Mein

Herz pumpt so heftig Blut, dass ich das Rauschen in meinen Adern förmlich hören kann. Einen Moment sagt niemand etwas.

»Hm«, macht mein Vater plötzlich und bricht die Stille.

Hm? Was soll das bedeuten? Ich warte darauf, dass er vor Ärger auf den Tisch schlägt oder vielleicht auch etwas diskreter vor sich hin flucht, mir vorwirft, ein schlechter Sohn zu sein. Ein Versager. Ein Nichtsnutz.

»Meinst du das ernst?«

Noch könnte ich das Ruder rumreißen. Ich könnte sagen, dass ich ihn nur reinlegen wollte, dass ich mich spontan doch umentschieden habe, dass er sich verhört hat ... Stattdessen nicke ich.

»Tatsächlich bin ich überrascht«, sagt mein Vater. »Weniger über die Entscheidung, sondern dass du wirklich etwas von der Praxis hältst.« Mein Vater schluckt, sieht beinah betroffen aus.

Ich drücke die Fußsohle fest in die Fliesen, als könnte ich mich so möglichst schnell vom Boden abstoßen und die Flucht ergreifen.

»Ich verstehe, dass du sauer bist.«

»Ich bin nicht sauer«, erklärt mein Vater, doch sein Blick bleibt immer noch schwer zu deuten. *Nicht sauer, aber enttäuscht*, überlege ich stumm. Mein Leben lang habe ich darum gekämpft, meine Eltern nicht zu enttäuschen, und jetzt zerschlage ich all ihre Erwartungen mit einem Mal?

»Es bedeutet mir viel, dass du mir das sagst«, presst mein Vater hervor. Dass ich ihm was sage? Ich bin absolut verwirrt.

»Kinderarzt also. Ich wusste nicht, dass dich der Bereich interessiert.« Mein Vater nimmt erneut eine Gabel voll Salat. »Ich kenne den ein oder anderen Kollegen, der dir sicher weiterhelfen könnte.«

Es gelingt mir nicht, den Worten meines Vaters zu folgen.

»Das heißt, du akzeptierst meine Entscheidung?«, frage ich erstaunt nach.

»Benedikt, du bist erwachsen. Ich finde es schade. Es ist sicher eine sinnvolle Idee gewesen, die Praxis in Familienbesitz zu lassen. Sie hat mir immer viel bedeutet, und es wäre mir leichter gefallen, irgendwann aufzuhören, wenn ich gewusst hätte, dass du sie weiterführen wirst. Aber wenn dich ein anderer Bereich mehr interessiert …«

Als ich den Blick jetzt ein Stück höher hebe, traue ich meiner eigenen Wahrnehmung nicht. Die Augen meines Vaters glänzen. Es ist ein fremder Anblick, und er muss sich mehrfach räuspern, um wieder Stimme zu bekommen.

»Ist alles in Ordnung?« Ich gieße ihm ein Glas Wasser ein und schiebe es direkt vor ihn.

»Sicher. Es ist nur schön zu wissen, dass wenigstens einer meiner Söhne meine Arbeit würdigt.«

Irritiert ziehe ich den Kopf zurück. »Wie meinst du das?«

»Nun ja. Es ist seltsam, das zu sagen. Du weißt ja, dass es nichts gegeben hat, was mir mehr bedeutet hätte, als die Praxis meines Stiefvaters zu übernehmen.«

Ich nicke. Die Geschichte mit meinem Onkel Andreas. Mein Großvater, der sich gegen unseren Vater entschied und seinem leiblichen Sohn alles weitergab.

»Ich habe mir so sehr gewünscht, dass ich euch irgendwann dieses Geschenk machen kann, das ich mir damals so sehnlichst gewünscht habe. Aber ich hatte nie das Gefühl, meine Arbeit würde die Familie wirklich interessieren.« Mein Vater lacht trocken auf, doch es ist offensichtlich, dass er etwas zu überspielen versucht.

»Das stimmt nicht«, werfe ich ein.

»Fast niemanden«, korrigiert er. »Abgesehen von dir.« Er

macht eine Pause. »Es hat mir immer viel bedeutet, dass dir die Medizin genauso viel gibt wie mir, Benedikt.«

»Papa«, stoße ich hervor. Nicht Christian. Papa. »Du weißt, dass es kaum etwas gibt, das mir je wichtiger war.«

Abgesehen von Mel. Mel, die Frau an meiner Seite, die mir jeden Tag gesagt hat, wie verdammt stolz sie auf mich ist.

»Ich weiß, Ben. Und deshalb bin ich sicher, du kannst ein guter Kinderarzt werden, wenn du hartnäckig an diesem Ziel arbeitest.«

Ich nicke heftig, lasse die nächsten Minuten an mir vorbeirasen, als beobachte ich das ganze Szenario nur durch ein Fenster von draußen. Als könnte ich meinen Vater und mich hier in diesem Restaurant sitzen sehen und langsam verstehen, dass die Dinge nicht immer so einfach sind, wie sie scheinen.

»Wie geht es Leonard?«, fragt mein Vater beim Hinausgehen wieder.

»Jedes Mal fragst du mich nach ihm. Ruf ihn doch an und stell ihm die Frage einfach selbst!«, antworte ich zum ersten Mal mit dem Gedanken, der mir tatsächlich seit Ewigkeiten auf der Zunge liegt.

Mein Vater schließt seinen Mantel und schüttelt den Kopf, als sei mein Vorschlag nichts weiter als ein Hirngespinst. »Dein Bruder soll erst einmal zur Vernunft kommen«, sagt er, und ich weiß nicht, ob ich erleichtert oder enttäuscht sein sollte, weil sich die Dinge nicht um hundertachtzig Grad drehten und mein Vater im Kern eben doch nur mein Vater ist. So gern würde ich noch mehr für meinen Bruder einstehen, aber die Kraft habe ich im Moment nicht, und ich weiß, dass Leo das auch nicht von mir erwartet.

Für heute ist das, was ich geschafft habe, genug. Denn mir wird auf eine skurrile Art und Weise bewusst, dass ich mich mein Leben lang geirrt habe in der Annahme, mein Vater würde mich nicht lieben. Vielleicht ist es vielmehr so, dass er nicht weiß, was Liebe eigentlich bedeutet, weil es ihm selbst niemand gezeigt hat. Und vielleicht ist genau das jetzt meine Verantwortung. Herauszufinden, wie man Liebe gibt. Sich und anderen. Um diesen Teufelskreis damit ein für alle Mal zu brechen.

50. Kapitel

Mel

»Verstößt da etwa einer gegen die Regeln?« Ertappt zucke ich zusammen, als ich Bens Hände auf meiner Schulter spüre. Ich habe nicht damit gerechnet, dass er schon wieder zurück ist. Schließlich war die Schlange zum Popcorn eben noch so lang, als gäbe es vorne etwas umsonst. Oder vielmehr – um realistisch zu bleiben –, als kosteten eine Portion Tortilla mit Dip und eine kleine Limo keine unverschämten zehn Euro.

»Du hast ja recht ...«, gebe ich mich geschlagen. »Doofe Angewohnheit, die ich dringend loswerden muss.«

Ben winkt ab und reicht mir meine Schale Nachos. »Na, sieh schon nach! Der Film beginnt ja erst in einer halben Stunde!« Kopfschüttelnd nehme ich den Snack entgegen. »Nichts da! Erstens gelten die Regeln genauso für mich ... und zweitens ... zweitens ist es jetzt wirklich egal.« Wie zur Bestätigung lasse ich mein Smartphone in die Jackentasche gleiten. »Keine Handys. Keine Ablenkung. Nur wir!«

»Und Matthias Schweighöfer.«

»Diesmal Til Schweiger«, korrigiere ich ihn schmunzelnd.

»Richtig. Til Schweiger.«

Vereinzelt schleicht sich noch ein dummer Kommentar unter

meine Videos oder Bilder, doch insgesamt haben die Fragen nach Basti tatsächlich abgenommen, als wir unser Perfektes Dinner online gestellt haben.

Beim Ansehen fühlt es sich surreal an, und ich kann kaum glauben, dass das Video mittlerweile mehr Klicks hat als viele andere meiner Aufnahmen zusammen. Das ist wohl die Sonnenseite, von der die meisten auf Social Media nicht genug bekommen. Dieses Gefühl, vom Außen getragen und gefeiert zu werden. Doch je mehr Likes, Kommentare und Aufrufe meine Inhalte erreichen, desto sicherer bin ich, dass dieser Kanal mir zwar viel bedeutet, längst aber nicht mit meinem Leben offline mithalten kann. Und das, obwohl die Dinge natürlich weit davon entfernt sind, perfekt zu sein. Perfekt? Ich meine, was heißt das schon? Glaubt tatsächlich irgendwer, dass so ein Zustand existiert?

Ich bin die meiste Zeit zurück in unserer Wohnung. Was das für Ben und mich bedeutet, weiß ich nicht, denn keiner von uns hat gewagt, eine genaue Definition dafür zu finden. Aber unsere festen Datetage sind ein weiterer Schritt in die Richtung, die sich wie die einzig richtige anfühlt.

Es ist fast achtzehn Uhr, und Ben hat das Lernen für heute früher beendet. Zum einen, weil er bis zur mündlichen Prüfung noch drei Wochen Zeit hat, zum anderen sehen unsere Regeln vor, das ein oder andere Mal eine Pause zu machen. Innezuhalten. An nichts anderes zu denken als an das Hier und Jetzt.

»Wollen wir reingehen?«

Ben nickt. Für einen Augenblick spüre ich seinen fragenden Blick auf mir ruhen.

»Ist etwas?«

Ein fragender Blick, der zu einem zögerlichen Lächeln wird, als ich ihn erwidere. »Ich will dir nur noch mal sagen, wie froh ich bin, dass wir hier sind.« Er fährt sich etwas unbeholfen durchs Haar. »Und damit meine ich mehr das Wir als das Kino.«

Auf der Stelle muss ich ein Kichern unterdrücken. Es ist so süß, wie viel Mühe Ben sich die letzte Zeit gibt. Fast so süß wie der warme Geruch des Popcorns, der einem hier im Eingang durchgehend in der Nase sitzt.

»Ich auch.« Ein vertrautes Gefühl von Wärme flutet meinen Körper. Es ist eine Wärme, der kein Dezember dieser Welt etwas anhaben kann. Kurz überlege ich, nach Bens Hand zu greifen, doch gleichzeitig bin ich nicht sicher, damit womöglich etwas zu zerbrechen, das sich gerade erst aufgebaut hat.

»Freunde sein«. Wir müssten lügen, würden wir behaupten, es habe die letzten Wochen keinerlei Anziehung zwischen uns gegeben. Und doch denke ich, dass uns die Zeit gutgetan hat und wir früher oder später sehen werden, wohin es uns führt. Abgesehen von »in einen Kinofilm« natürlich.

Wir haben zwei Sitze direkt am Gang. Laut Ben seien das die sichersten Plätze, um bei einem möglichen Kitschalarm die Flucht ergreifen zu können. Dabei werfe ich ihm während des Films zu viele verstohlene Seitenblicke zu, um sein breites Lächeln nicht zu bemerken.

Es tut gut, ihn anzusehen. Und es tut gut zu merken, dass es guttut. An Ben zu denken, ist wieder leichter geworden. Weniger Sorge, mehr Zuversicht, weil ich weiß, dass er die Dinge in die Hand nimmt.

»Willst du was von meinem?« Als er meinen Blick auffängt, hat er keine Ahnung, wie wenig ich mich für sein Popcorn interessiere. Trotzdem greife ich zu und schiebe stattdessen meine Nachos in seine Richtung. Unsere Hände berühren sich nur für den Bruchteil einer Sekunde, und doch reicht es, um meine Haut zum Kribbeln zu bringen.

Ein Lacher geht durch den Saal.

»Was war daran denn lustig?«, murmelt Ben und tunkt einen Nacho in die Sauce.

»Ich muss dir wohl was gestehen.« Etwas schuldbewusst beiße ich mir auf die Lippe. »Ich glaube, ich ... ich habe die letzten zwanzig Minuten kein einziges Wort mitbekommen.«

Verblüffung zeichnet sich auf Bens Gesicht ab. »Tja, dann kannst du mir wohl nicht krummnehmen, dass es mir ganz eventuell ähnlich geht.«

Wir lachen auf und ernten dafür einen vorwurfsvollen Blick aus der Reihe vor uns. Ich rutsche näher an Ben heran und berühre wie beiläufig seine Schulter. »Na, klasse! Und jetzt?«

Ben tut so, als würde er intensiv nachdenken, dann zückt er sein Telefon. Ich will gerade protestieren, da vibriert etwas in meiner Tasche. Eine Nachricht von Ben.

Wir könnten uns eine eigene Geschichte ausdenken.

Überrascht sehe ich Ben von der Seite an. Doch er beginnt, erneut etwas zu tippen.

Vielleicht ist das Brautpaar in Wahrheit nur ein Betrüger-Duo.

Verwirrt runzele ich die Stirn.

Und im ganzen Film geht's ums Steuersparen? Heirate mich und wir rutschen in eine neue Steuerklasse?

Vorwurfsvoll stupst Ben mich an.

Würde erklären, warum's hier so voll ist.

Vielleicht wollen die Leute hier aber tatsächlich so etwas wie Romantik sehen.

Aus dem Augenwinkel kann ich erkennen, dass Ben überlegt. Im Chat steht, dass er online ist. Nachricht gelesen. Warum antwortet er nicht? Ich tue so, als würde ich meinen Blick zurück auf die Leinwand führen, da vibriert endlich eine Antwort in meinen Händen.

Und du, Mel wie Melina. Bist du auch für die Romantik hier?

Mein Herz macht einen heftigen Sprung. Ich lese die Nachricht ein zweites Mal und ertappe mich dabei, dass ich den Atem anhalte. Ist das so was wie ein Flirtversuch? Das kann ich auch.

Für Romantik und Zweisamkeit.

Zweisamkeit klingt gut. Aber hier im vollen Kino?

Die Zweisamkeit kommt danach.

Schon jemandem im Visier?

Ich halte inne, überlege, ob die erste Antwort, die mir einfällt, zu plump wirkt, da leuchtet bereits eine weitere von Ben auf.

Also ich für meinen Teil habe den Blick auf eine heiße Brünette geworfen.

Schnell beiße ich mir auf die Lippe, um nicht loszukichern, als mein Handy schon wieder vibriert.

Was ist so lustig? Du müsstest sie dir mal ansehen. Dann wüsstest du genau, wovon ich spreche.

Hast du sie schon angesprochen?

Bislang noch nicht. Sie wirkt zu beschäftigt damit, eine sicherlich brillante Komödie zu verpassen.

So ein Jammer. Und weißt du sonst noch etwas über sie?

Das heiße Kribbeln breitet sich immer stärker in mir aus.

Hmm ... Es scheint mir unmöglich, sie zu beschreiben.

Versuch es!

Sie trägt schlichte Bluejeans. Eng, weil sie weiß, dass ihr Po darin verboten heiß aussieht. Dazu hat sie eine beige Winterjacke dabei. Die, auf die sie so lange gespart hat, dass sie sie kaum anzieht.

Das ergibt ja überhaupt keinen Sinn!

Nein. Das weiß sie auch. So ist es trotzdem immer, wenn sie sich etwas Neues kauft.

Eine eigenartige Frau! Und du bist sicher, dass sie die Richtige für den heutigen Abend ist?

Nicht nur für den heutigen Abend …

Atmen. Mel, atme einfach.

Wann hast du vor, ihr das zu sagen?

Ich denke, ich werde mir einen geeigneten Moment überlegen. Willst du sonst noch etwas über sie wissen?

Unbedingt!

Sie ist einer der stärksten, klügsten und aufrichtigsten Menschen, die ich kenne. Eigentlich hat sie für alle nur das Beste im Sinn. Ach, und bevor ich es vergesse … ich denke, ich weiß, welche Farbe ihre Unterwäsche hat.

Überrascht schnappe ich nach Luft. Bitte was? Woher …? Wieder eine neue Nachricht.

Und manchmal stelle ich mir vor, wie es wäre, sie zu berühren. Ihr den grauen Slip von den Beinen zu streifen und mich ihren Hals hinabzuküssen.

Ein fordernder Druck baut sich in meinem Unterleib auf. Ein Druck, der von einem zarten Pulsieren begleitet wird.

Mit glühendem Kopf schiele ich zu ihm hinüber. Fuck. Wie kann Ben bei diesen Nachrichten so ruhig bleiben?

Mein Herz rast so schnell, dass meine Gedanken wild durch den Kopf springen. Dabei bin ich normalerweise gar nicht der Typ für das hier. Das hier ... anzügliche Nachrichten im Kino verschicken? Nervös tippe ich eine Antwort.

Und was hast du dann mit ihr vor?

Das wäre davon abhängig, was ihr gefällt:-)

Ich korrigiere, vielleicht habe ich einfach noch nicht gewusst, dass ich der Typ dafür bin. Jedenfalls kann ich mir nicht vorstellen, dass die leise Musik, die aus den Boxen dringt, für die prickelnde Gänsehaut auf meinen Armen verantwortlich ist.

Vielleicht will sie auch lieber deinen Plan hören.

Kaum habe ich die Nachricht abgeschickt, kommt auf einmal Bewegung in Ben. Er knüllt die leere Popcorntüte zusammen, steckt sie wortlos in seine Jackentasche und ... steht von seinem Platz auf? Was zum Teufel hat er vor? Meine Verblüffung trifft auf ein kurzes, aber eindeutig amüsiertes Funkeln in seinen Augen. Dann nimmt er seine Jacke vom Sitz, dreht sich um und geht. Er geht.

Etwas zu hastig springe ich von meinem Platz auf und kann gerade noch in letzter Sekunde verhindern, dass sich der Becher Cola über den Nachbarsplatz ergießt.

»Tschuldigung.« Kaum habe ich die Sitzreihe verlassen, beschleunige ich meine Schritte, um Ben im Flur einzuholen.

»Wo willst du hin?« Keuchend bleibe ich neben ihm stehen.

»Nach Hause. Mit dir.«

»Jetzt? Aber der Film läuft doch noch …?«

»Oh, glaub mir, das, was ich vorhabe, ist viel besser.«

Ben muss ein Taxi gerufen haben, denn als wir das Kino verlassen, wartet bereits ein Wagen auf uns. Die ganze Fahrt über tut er so, als habe er die aufgeladene Stimmung zwischen uns vollkommen vergessen.

Nein, er tut nicht nur so … kurz ziehe ich in Betracht, dass ich mir die letzte halbe Stunde vielleicht doch nur eingebildet habe. Das Taxi hält am Straßenrand, und Ben bezahlt. Als er die Tür zum Hausflur aufschließt, haben wir seit dem Kino höchstens fünf Sätze gewechselt.

»Alles in Ordnung?«

»Mehr als das«, versichert Ben und greift auf einmal nach meiner Hand. »Es gibt Neuigkeiten!«

Ehe ich nachfragen kann, drückt er mir sein Smartphone in die Hand und deutet auf die Mail, die vor gerade einmal zwanzig Minuten angekommen ist: *Erstgespräch*.

»Wow! Das ist großartig!« Wer hätte gedacht, dass wir uns einmal so über ein Gespräch bei einem Psychotherapeuten freuen?

»Nächste Woche schon«, sagt Ben und holt tief Luft. Ich weiß, dass es ihn noch immer Überwindung kostet, doch ich bin so verdammt stolz auf ihn und seine Entscheidung, der Therapie eine Chance zu geben. Denn auch wenn die erste große Herausforderung überwältigend ist und jetzt offiziell feststeht, dass Ben die Praxis seines Vaters nicht übernimmt, gibt es noch so einige Dinge, die er verarbeiten möchte.

»Haben wir deshalb stürmisch das Kino verlassen und sind statt Bahn mit einem Taxi gefahren?«, frage ich und drücke seine Hand ein wenig fester. Es kitzelt auf meiner Haut, als sei es das erste Mal, dass ich jemanden vom anderen Geschlecht überhaupt berühre. Dabei ist Ben nicht irgendjemand. Er ist der Mann, in den ich mich nicht nur einmal, sondern direkt ein zweites Mal verliebt habe.

»Wir haben ab jetzt keine Zeit mehr zu verlieren.«

»Das wären maximal zwanzig Minuten Unterschied gewesen.«

»Zwanzig Minuten zu viel.« Er lächelt. »Ich möchte jede gemeinsame Sekunde mit dir genießen. Keinen Moment mit etwas verschwenden, das mich dir nicht näherbringt.«

Sein Gesicht ist so nah, dass ich seinen Atem spüren kann, und Wärme breitet sich in meinem Körper aus, als sich unsere Lippen berühren und wir eins werden.

Als wir uns vor knapp zwei Jahren das erste Mal geküsst haben, fühlte es sich an, als habe jemand einen Schwarm Vögel oder Schmetterlinge in meinem Bauch freigelassen. Doch dieser Kuss ist anders. Er ist vertraut. Er ist ruhig. Er ist echt. Er löst noch immer den Wunsch aus, Ben wieder nah zu sein – auch körperlich. Wir küssen uns nicht wie zwei Verliebte, sondern wie Liebende, die wissen, dass sie einander halten werden, komme was wolle.

»Das hier … das hier … wow.«

Er streicht mit den Fingern über meine Wange. »Manchmal fange ich an, wieder mehr zu spüren. Mich selbst zu spüren.«

»Das ist so unglaublich schön«, flüstere ich.

»Du … du hast nicht aufgehört, nach mir zu fragen.«

»Du hast auch nicht aufgehört, mir zu fehlen, Teddy.« Es ist das erste Mal, dass ich ihn wieder so nenne, und es fühlt sich so natürlich an. So richtig.

Bens Hände fahren meinen Hals hinab zu meinen Brüsten, zärtlich, aber gleichzeitig bestimmt.

»Du bist der wichtigste Mensch in meinem Leben«, flüstert er, und sein Blick ist so tief, dass mir schwindelig wird. Ich möchte ihm antworten, ihm sagen, dass er für mich genau das Gleiche bedeutet, doch er erstickt meine Worte in einem erneuten Kuss. Dieser Kuss ist voller Verlangen, voller Sehnsucht, voller Erleichterung. Als könnten wir uns allein mit den Zungen aneinander festhalten.

Ben packt mich um die Taille, hebt mich ein Stück, sodass ich meine Beine um seine Hüfte schwingen kann.

»Vielleicht gehen wir zumindest ein Stück weiter ins Haus«, sagt er dicht an mein Ohr gepresst und nimmt die ersten Stufen, als würde es ihn keinerlei Anstrengung kosten, mich zu tragen.

Im ersten Stock bleibt er schließlich stehen, drückt meinen Rücken gegen die Wand und zeichnet mit den Händen meine Taille nach. »Gott, wie sehr du mir den Verstand raubst!« Langsam lässt er mich an der Wand im Hausflur hinab und küsst mich erneut. Das Pochen zwischen meinen Beinen steigert sich zu einem sehnsüchtigen Schmerz, als könnte mein Körper es kaum ertragen, ihn auch nur eine einzige Sekunde weiter zu vermissen.

Zu vermissen, obwohl Ben immer noch dicht vor mir steht, die Augen gefüllt mit echtem Begehren. So, als könnte er noch immer nicht glauben, dass das hier wirklich passiert. Dass wir passieren. Dass es uns gibt.

»Oh Gott, Mel«, keucht Ben und krallt seine Hand stürmisch in mein Haar. Ich weiß nicht, wie lange es her ist, dass er mich auf diese Weise geküsst hat. Die Stoppeln seines Bartes kratzen über die Haut meines Kinnes, und ich atme so tief Luft ein, dass meine Lunge sich mit dem Duft seines Parfüms füllt. Einem herben Geruch, der für mich Zuhause bedeutet und mich auf der Stelle wie süchtig nach ihm fühlen lässt.

Er schiebt meinen Kopf zurück, als wolle er mein Gesicht ein weiteres Mal betrachten, und legt seine Finger an meine Lippen, um die Linien meines Mundes nachzufahren.

»Ist das okay für dich oder zu schnell?«, fragt er mit stockendem Atem, als koste ihn das Innehalten viel zu viel Kraft.

»Zu schnell?«, stoße ich hervor. »Von mir aus könnten wir das Tempo auch verdoppeln.« Ich habe lange genug gewartet. Die letzten Monate, während er neben mir lag und gleichzeitig fort war. Die letzten Wochen, in denen er mich als gute Freundin brauchte. Ben grinst schief und taucht im selben Moment zu meinem Bauch hinab. »Das lasse ich mir nicht zweimal sagen.«

Ich würde gerne mit der Hand zu seinem Gürtel nach unten gleiten, doch gleichzeitig erinnere ich mich daran, dass wir noch immer im Treppenhaus stehen.

»Andererseits – es sind nur noch hundert Meter, und wir haben eine ganze Wohnung für uns.«

»Hundert Meter zu weit!«

Seine Finger schieben sich unter mein Shirt, die Daumen streichen in sanften Kreisen über meine Brust, hinterlassen eine heiße Spur auf meiner Haut.

Ich dränge meine Hüften gegen seine, kann nicht genug von seiner Lust spüren. Ben holt scharf Luft, bevor seine Hand ganz langsam in meinen Jeans verschwindet.

»Küss mich noch mal!«, fordere ich und habe in der nächsten Sekunde das Gefühl, die Welt um uns herum löst sich auf. Als er sich von meinen Lippen löst, stoße ich einen lustvollen Seufzer aus, der Ben zum Lächeln bringt. Ich erschaudere erneut bei dem zarten Kratzen seines Bartes, kralle meine Hände in seine starke Schulter und sauge jedes Detail dieses Augenblickes in mich auf.

Ben zu küssen bringt nicht nur mein Herz dazu, den Takt zu verlieren, nein, Ben zu küssen ist so intensiv, als könne ein Gefühl allein die ganze Erde aus ihrer Umlaufbahn werfen.

Ich spüre, wie er mit dem Finger meinen Slip zur Seite schiebt, höre, wie er leise stöhnt, als er realisiert, wie feucht ich bin.

»Fuck, ich wusste ja gar nicht, dass so was hier dein Ding ist.«

»Du weißt wohl einiges nicht über mich.« Nur mit Mühe schaffe ich es, die Augen aufzuhalten.

»Andererseits, darf man das hier überhaupt?«

»Wir tun doch gar nichts«, raunt er und dringt mit einem plötzlichen Stoß mit seinem Finger in mich ein. »Wir stehen nur hier im Flur und lassen den Abend ausklingen.«

Ich japse nach Luft, als er einen zweiten Finger in mich schiebt. »Oder findest du irgendetwas falsch an dieser Sache?« Ein freches Grinsen zuckt in seinen Mundwinkeln. »Manchmal …« Er bewegt sich schneller in mir. »Muss.« Schneller. »Man.« Shit. »Einfach den Moment genießen.«

Den Moment genießen. Ich nehme seine Worte in mich auf und lasse zu, dass ein nicht zu unterschätzender Teil von mir beginnt, die Idee zu mögen. Ein Teil, der längst nicht mehr bei Verstand ist!

Als eine Glühbirne aufflackert und ich ein Poltern wahrnehme, zucke ich zusammen.

»Verdammt, ist da jemand im Fahrstuhl?«

»Shit! Auf die Idee hätte ich auch kommen können. Ist ja wie im Film.«

»So habe ich das nicht gemeint.«

»Ich aber.« Er grinst breit.

Wie um alles in der Welt kann er so gelassen bleiben? Und wieso haben wir nicht gewartet, bis wir zur Tür hinein sind?

»Wir sollten kurz warten«, werfe ich ein und versuche, einen Blick zum Aufzug zu erhaschen. »Vielleicht haben wir Glück, und die Person steigt woanders aus.«

Ben winkt ab. »Wir werden auf gar keinen Fall warten.« Zum zweiten Mal an diesem Abend hebt er mich hoch und lässt mich erst runter, als wir es in die Wohnung geschafft haben.

Kaum ist die Tür ins Schloss gefallen, kann ich nicht mehr warten. Wir schaffen es gerade noch aufs Sofa, ehe ich beginne, ihm das Hemd aufzuknöpfen. Die ersten dunklen Brusthaare tauchen auf. Ich fahre mit den Fingern über seine Muskeln und versuche zu vergessen, was Ben in den letzten Monaten mitgemacht haben muss.

Stattdessen küsse ich mich seine Brust hinauf zu seinem Hals, will am liebsten mit jeder Berührung ungeschehen machen, welchen Schmerz er empfunden und welche Ängste er durchgestanden hat. Ben öffnet zuerst den Knopf meiner Jeans, dann macht er sich an seinen Gürtel. Als wir nur noch durch den dünnen Stoff der Unterwäsche getrennt sind, drückt seine Härte herausfordernd gegen die Hitze zwischen meinen Beinen. Auf einmal möchte ich, dass endlich alles verschwindet. All die Vorsicht. All das, was von der Kleidung übrig geblieben ist.

Ich stöhne auf, als Ben sich zuerst die Boxershorts auszieht und dann den Stoff meines Slips zur Seite schiebt.

»Bitte«, will ich sagen, nicht mehr warten, doch ich verliere meine Stimme, als Ben ganz von selbst seine Hüfte über mich bewegt und seine Erektion gegen meine Mitte drückt.

Normalerweise lässt er sich oft Zeit mit einem intensiven Vorspiel. Bei unseren ersten Malen hat er mich regelrecht gequält, sodass sich das Verlangen so unerträglich in mir aufbaute, dass die Welle manchmal schon brach, bevor er in mich eindrang.

»Willst du schon …?« Ben spürt meine Dringlichkeit, sieht, wie ich mich ihm entgegenbiege, nur um ihn schneller in mich aufzunehmen.

Ben kennt mich. Wir wissen, was dem anderen gefällt und

was ihn verrückt macht. Doch heute hat Ben keine Ahnung, wie dringend ich ihn brauche. Ein verzweifeltes Stöhnen dringt aus meinem Mund, als ich spüre, wie sich seine Härte tiefer zwischen meine Beine drückt und das Pulsieren in meinem Unterbauch zunimmt. Noch immer bin ich so feucht, dass er ohne Probleme in mich eindringt. Zuerst vorsichtig, doch dann schneller, in einem gleichmäßigen Rhythmus, als beherrsche er meinen Körper. Als würden wir in einer geheimen Sprache kommunizieren, die außer uns niemand verstehen kann. Niemals verstehen wird. Weil sie aus einzelnen Buchstaben und Erinnerungen besteht, die nur wir zwei kennen und miteinander teilen. Er bewegt sich plötzlich wieder langsamer in mir, sodass eine schmerzhafte Gier mich zwingt, meinen Unterleib fordernder gegen ihn zu drücken.

Ich schließe die Augen, umfasse seinen Hintern und spüre, wie die Lust mir innerhalb von Sekunden durch die Adern schießt und mein Gehirn benebelt, als falle ich in eine Art Trance.

Ben nimmt meine Hand, führt sie dorthin, wo unsere Körper miteinander verschmolzen sind. *Wo unsere Körper sich lieben*, schießt es mir durch den Kopf. Er küsst sich gleichzeitig mein Dekolleté hinab. Meine Brustwarzen sind schon hart geworden, ehe seine Lippen sich um sie schließen und er vorsichtig an ihnen saugt.

Ich keuche und muss mich am Sofa festhalten, um nicht hinunterzufallen.

Dabei weiß ich, dass Ben mich hält. Er hält mich, während er mich nimmt. Immer und immer wieder. Während ich mir mit der rechten Hand den empfindsamsten Punkt massiere, so wie wir es immer machen, wenn ich langsam auf den Höhepunkt zusteuere.

Als der Orgasmus wie ein süßer Nebel über mich herfällt, weiß ich, dass das hier keine fünfundneunzig Prozent sind, sondern mindestens drei mehr.

51. Kapitel

Ben

Mein Herz klopft mir bis zum Hals, meine Finger sind so schwitzig, dass ich fürchte, das Telefon in meiner Hand könnte jeden Augenblick auf den Boden gleiten.

Wo bist du?

Mein Vater. Wer sonst? Ich antworte nicht, trete stattdessen durch die Glastür und fahre mit dem Blick suchend durch die vielen Menschen, die alle aufgeregt durcheinanderrufen.

Es wird gefeiert, gelacht und vor Erleichterung geweint.

Hätte mich gestern jemand gefragt, wie es sein würde, all die Anstrengung der letzten Jahre mit einem Schlag zu verlieren, ich hätte nicht annähernd eine Vorstellung davon gehabt.

»Ben!«, höre ich Maggies Stimme. Sie sind alle gekommen. Leo und Maggie, die als Erste auf mich aufmerksam wurden. Meine Eltern. Und natürlich Mel, die vor Nervosität Tränen in den Augen hat.

Mein Grinsen brennt breit in meinen Mundwinkeln, und ich werfe meinen Vorsatz über Bord, den anderen etwas vorzuspielen.

Spätestens nachdem ich ihnen nacheinander in die Arme falle, ist klar, dass ich bestanden habe. Das Dritte Staatsexamen. Ich bin Arzt. Das Studium ist vorbei, und ich habe es tatsächlich geschafft.

»Teddy.« Mel drückt sich so fest an mich, dass ich beinah vor Überraschung nach hinten falle, presst ihre Lippen auf meinen Mund, als bräuchte sie diesen Kuss zum Atmen.

Vermutlich hat sie, genau wie ich, in den letzten Stunden die Luft angehalten.

»Bestanden«, sage ich überflüssigerweise und lache.

Es ist ein echtes, tiefes Lachen, das vor Befreiung viel lauter schallt, als ich es eigentlich wollte.

»Ich wusste, dass du das packst.« Mein Vater klopft mir zustimmend auf die Schulter, während meine Mutter mir das Gesicht tätschelt. »Wir haben es die ganze Zeit gewusst.«

Sie sind heute Morgen aus Frankfurt gekommen und bleiben die Nacht hier im Hotel, weil sie uns abends zum Essen einladen wollen. Ehrlich gesagt weiß niemand von uns, ob dieses Versprechen mehr eine Strafe als eine Belohnung darstellen soll, aber seit dem Gespräch mit meinem Vater habe ich mir selbst geschworen, ihn mit anderen Augen zu betrachten. Denn zu dem Druck, den ich mein Leben lang gespürt habe, gehören immer zwei.

Einer drückt, einer lässt sich drücken.

Mein Vater hat mich vielleicht das halbe Leben lang getriezt, seine eigenen Dämonen kopiert und Liebe höchstens durch Anerkennung von Leistung gezeigt. Aber ich bin der, der es zugelassen und mittlerweile angefangen hat zu verstehen, dass diese Zeit vorbei sein kann.

»Danke«, sage ich und nicke erlöst.

»Ich kann es kaum glauben«, quietscht Mel und greift nach meiner Hand. Ich gehe davon aus, dass sie diese heute gar nicht mehr loslassen wird. »Du bist jetzt nicht mehr mein Fast-Arzt-Ben«, kichert sie. »Ab heute bist du wirklich Arzt. Und du kannst nie mehr fremde Mädels im Club damit aufreißen.«

Wenn sie wüsste, wie egal mir das ist.

Solange Mel an meiner Seite ist, brauche ich nichts anderes mehr, um mich sicher und gleichzeitig mutig zu fühlen.

Mutig genug, um jede kommende Herausforderung anzugehen.

Die Therapie scheint wirklich einen Einfluss darauf zu haben, denn in den letzten Tagen habe ich mich häufiger dabei erwischt, meine Gedanken in Bilder zu sortieren. Bilder, die es mir einfacher machen, mich selbst zu verstehen. Mich und die Welt.

Das Leben mit einer Depression fühlt sich an, als sei man in ständiger Gefahr, sich selbst zu verlieren.

An den schlechten Tagen ist es, als seist du ein Astronaut, der in die große Finsternis des Universums abdriftet. An den Tagen geht es mir ziemlich mies, ich kämpfe mit der Furcht und der Frage, wie lange es dauern wird, bis nichts weiter von mir bleibt als ein Haufen Schrott im All.

Es kommt immer noch vor, dass ich in die Dunkelheit gezogen werde, mich kaum spüren kann da draußen im All.

Aber das habe ich nach den ersten Therapiestunden auch wirklich nicht erwartet. Die Therapie ist vielleicht vergleichbar mit einer Sicherheitsleine, die verhindert, dass ich ganz davonfliege, aber zurück zu meinem Raumschiff muss ich aus eigener Kraft wieder kommen.

Mittlerweile gibt es aber auch die guten Tage, an denen ich sicher in meinem Raumschiff sitze und nicht in der endlosen Dunkelheit des Universums versinke. Dann beobachte ich den Weltraummüll und weiß, dass er da ist, um mich herumschwirrt und wohl auch nie verschwindet, aber dass er mir weniger und weniger anhaben kann.

In diesen Momenten wird mir klar, dass ich mich seit Monaten, nein, seit Jahren, danach sehne, dass es okay ist, dass es diese Tage gibt. Dass sie kommen und dass sie gehen.

Wenn ich so dasitze und in die Dunkelheit starre, bricht manchmal die Sonne durch, die mir Energie schenkt und wieder das Gefühl gibt, dass ich Teil von etwas bin. Teil von diesem atemberaubenden System. Dann keimt in mir sogar die Hoffnung auf, dass ich eines Tages bereit bin, wieder zu anderen Planeten zu fliegen, zum Mond, zum Mars, zu Mel.

»Teddy?« Mels Hand schließt sich fester um meine. »Machen wir ein Foto? Zur Erinnerung?«

Ich nicke heftig. Immerhin möchte ich mir selbst nicht vorstellen, den heutigen Tag jemals wieder zu vergessen.

Vorsichtig lege ich meinen Arm um ihre Schulter und ziehe sie näher an mich heran. Maggie schießt gleich mehrere Fotos, und ich bin sicher, es wird keine zwei Tage dauern, bis eine enge Auswahl davon bei uns im Flur an der Wand hängt oder auf der Fensterbank steht.

Vielleicht wird Viktor den ein oder anderen Bilderrahmen runterreißen, Mel wird frustriert die Scherben auffegen und ich insgeheim froh sein, dass es das Bild ist, auf dem ich meine Freundin so kitschig anlächele, dass man damit das Titelbild einer Mädchenzeitschrift bedrucken könnte.

»Wollen wir anstoßen?«, fragt Leo und reicht Gläser mit Sekt herum, die im Eingang an Studierende und Verwandte verteilt werden. Mel nimmt zwei entgegen und drückt mir eins davon in die Hand.

Wenn ich mir heute die Frage stelle, wann sich der Schleier

über mein Leben gelegt hat, finde ich immer noch keine Antwort. Doch es gibt etwas, das ich dafür umso mehr weiß:

Das ist keine Phase, es wird immer ein Teil von mir sein. Doch ich kann lernen, damit zu leben.

Denn ich bin nicht allein.

Nachwort

Diejenigen, die den Schreibprozess von »Wenn ich uns verliere« auf meinen Social-Media-Kanälen verfolgt haben, wissen, dass ich nie vorhatte, eine Fortsetzung aus der Köln-Welt zu erzählen.

Maggie und Leos Geschichte aufzuschreiben, hat mich innerlich viel Kraft gekostet, und ich war mir sicher, dass dieses Projekt das emotionalste wird, das ich je geschrieben habe. Doch dann kamen Melina und Ben. Zwei Nebencharaktere, die anfänglich nur einen Zweck erfüllten, mir dann jedoch mehr und mehr ans Herz wuchsen. Ich habe so etwas noch nie zuvor erlebt. Dass zwei Figuren in meinem Kopf anfangen, mit mir zu sprechen, sich mir quasi aufzwingen, bis ich nicht mehr anders kann, als meiner Agentin folgende E-Mail zu schicken: *»Denkst du, ich könnte doch noch einen zweiten Band schreiben?«*

Aber was war der ursprüngliche Gedanke, der Wunsch, der mich zum Schreiben von »Wo du uns findest« bewegte?

Ich denke, es ist die Frage gewesen, die sich viele Leserinnen und Leser nach einem schönen Liebesroman mit Happy End stellen. Wie geht es weiter? Bleibt das Paar so glücklich? Welche Krisen muss es überwinden? Was macht das mit ihrer Liebe?

Ich habe mich gefragt, warum wir so häufig über das Verliebtsein sprechen und viel seltener über die Liebe. Und damit meine ich die völlig entromantisierte Form von Liebe, die uns auch im echten Leben begegnet.

Ein auslösender Moment fand bei mir unter der Dusche statt. Absolutes Klischee, aber hier kommen mir manchmal echt die besten Ideen. Ich rieb mich mit einer ordentlichen Ladung Shampoo ein, während meine Spotify-Playlist Wincent Weiss mit seinem Song »Pläne« abspielte. In dem Lied geht es um Trennung, Schmerzverarbeitung und um das Vermissen dieser einen Person, mit der man doch eigentlich sein ganzes Leben verbringen wollte. Ich hatte den Song zu diesem Zeitpunkt schon etliche Male gehört, und doch brachte es mich auf einmal so tief in ein Gefühl der Sehnsucht hinein, dass ich am liebsten zum Telefon gegriffen oder in den Zug zu meinem Freund gestiegen wäre. Vermutlich habe ich es damals sogar getan. Ganz sicher könnte ich irgendwo in meinem WhatsApp-Chat eine hochdramatische Nachricht finden, in der mein Freund mir etliche Male versichert, dass er mich immer noch liebt und ich mir »diese Kitschlieder« nicht immer so nahegehen lassen darf.

Zu spät: Ich wollte eine Geschichte schreiben, welche die Emotionen lebt, von denen dieses Lied singt.

Dass es in dem Roman schließlich um das Thema Depressionen geht, ist für diejenigen, die mich kennen, vielleicht recht naheliegend, da ich selbst seit meiner frühen Jugend von der Erkrankung betroffen bin. Warum es aber ausgerechnet Ben trifft und nicht Melina, ist ein Thema, das ich gerne einmal aufgreifen möchte.

Man sagt, dass sich zum aktuellen Zeitpunkt doppelt so viele Frauen wie Männer aufgrund von Depressionen in eine Behandlung begeben. Dass Frauen deutlich häufiger Hilfe in Anspruch nehmen, hat aber noch lange nichts damit zu tun, dass sie mehr von dieser Krankheit betroffen sind. Ganz im Gegenteil: Für sehr viele Männer ist es einfach nur viel schwieriger, sich schwach und verletzlich zu zeigen, weil sie einem bestimmten gesellschaftlichen Bild entsprechen wollen. Und was hat das für Folgen? Ein Begriff, der in diesem Zusammenhang häufig verwendet wird, lautet »toxische Männlichkeit«, ein wenig unmissverständlicher auch »toxisches Männerbild«.

Auch Ben ist mit diesem Konstrukt seit seiner Kindheit konfrontiert. Vor allem durch seinen Vater.

Männer leiden oft stumm, kompensieren ihre Gefühle mit Drogen und Alkohol, versuchen, weiterhin zu funktionieren. Laut einem Artikel in *Die Welt* nehmen sich in Deutschland fast dreimal so viele Männer wie Frauen das Leben, in anderen Ländern ist der Anteil an Männern sogar noch höher. Mit meinem Roman hoffe ich also, weiter zu sensibilisieren, (männliche) Depressionen zu enttabuisieren und eine Therapie zu normalisieren.

Ich wünsche allen Menschen da draußen die bestmögliche Hilfe und ganz viel Kraft für diesen harten Weg. Dass eine Erholung von einer Depression kein Sprint, sondern meist ein ziemlich anstrengender Marathon ist, musste auch ich schmerzhaft feststellen … denn … sagen wir mal so: Das ein oder andere Mal wäre ich, genau wie Ben, lieber mit zweihundert Stundenkilometern über die Landstraße gekracht, anstatt mal eine Pause zu machen und einen Beifahrer einzuladen.

In Therapie zu gehen fühlt sich für die meisten mehr nach Rückschritt als nach Fortschritt an. So war es auch bei Ben. Dabei sollte man unendlich stolz darauf sein, sich sein Problem einzugestehen. Stolz, weil man in einer Gesellschaft, in der alles aufs Funktionieren gerichtet ist, den Mut hat, sich selbst an erste Stelle zu setzen.

Und du, ihr, jeder von uns, wir haben es so sehr verdient, das bestmögliche Leben zu führen, das es für uns nur gibt.

Stimmen von Betroffenen

»Es gab ein gängiges Gefühl des Bedrückens. Man hat keine Motivation oder Kraft, irgendwas zu machen. Im Kontakt mit anderen hält man stetig eine Fassade aufrecht, fühlt sich innerlich aber leer. Irgendwann ist selbst für die Fassade keine Kraft mehr da, und man schottet sich ab. Man fühlt sich allein auf der Welt, und man geht davon aus, niemand kann verstehen, wie man sich gerade fühlt, geschweige denn sich in einen hineinzuversetzen.«

Tim, 24 Jahre alt

• • •

»Ich habe manchmal mit Schuldgefühlen zu kämpfen, weil ich weiß, dass ich als weißer heterosexueller Mann in Deutschland in einer privilegierten Lage bin.

Dann frage ich mich, ob es mir überhaupt schlecht gehen darf. Mir fehlt oft ein Vorbild für »einen Mann im 21. Jahrhundert«. Alle sagen einem, wie man das nicht machen soll, aber mir fehlt eine Antwort auf die Frage ›Wie soll ich überhaupt sein?‹«

Nils, 27 Jahre alt

• • •

»Es ist so, dass man einfach keinen Antrieb mehr hat und nur noch alleine in seinem Zimmer ist, man zieht sich aus der Familie und dem Freundeskreis zurück, und dann kommen die Gedanken, ob man es noch wert ist und was man hier überhaupt noch soll, und irgendwann gibt es nur noch diese Gedanken.«

Viktor, 14 Jahre alt

...

»Für mich hat sich die Depression angefühlt, als wäre ich innerlich bereits gestorben und wäre dazu verdammt, ein graues, immer gleiches Leben zu führen. Ich hatte keine Energie, keine Hoffnung und am allerschlimmsten: niemanden, mit dem ich darüber reden konnte. Als Mann sind deine Gefühle egal, zumindest wurde mir das lange eingeredet.«

Chris, 25 Jahre alt

...

»Der Körper und das dazugehörige Geschlecht ist nur die menschliche Hülle. Jede Seele kann Depressionen erleiden. Es ist keine typische Frauenkrankheit. Man versucht, es zu verbergen, weil es schwach wirken könnte, aber es ist stark, sich selbst einzugestehen, dass man auch als Mann Gefühle hat, verletzt ist, Tränen weint und sich verkriecht, weil man alles nicht mehr händeln kann, weil es zu viel ist.«

Dominik, 30 Jahre alt

...

»Als Mann erwartet die Gesellschaft von dir, dass du stark und stoisch bist. Wenn du dann Probleme im Bereich Mental Health hast – wie zum Beispiel Depressionen –, giltst du als schwacher oder minderwertiger Mann, weil anscheinend nur physischer Schmerz »männlich« ist, während psychischer oft als invalide betrachtet wird. Männern wird ein Stigma aufgezwungen, von sich selbst und den toxisch maskulinen Standards vorheriger Generationen, dass über Gefühle zu sprechen ein Tabu ist. Und jeder, der es trotzdem tut, wird gemieden oder belächelt und wird zur Witzfigur und zum Außenseiter.«

Jordan, 25 Jahre alt

• • •

»Nach einer gewissen Zeit fängt man an, an sich selbst zu zweifeln, und fragt sich – nein, fängt sogar an zu glauben –, mit sich selbst sei etwas falsch und für all das sei man selbst schuld. Die Depression und Ängste »leben« dann nicht mehr nur im Kopf, sondern machen sich im übrigen Körper bemerkbar. Schon das Verlassen der Wohnung kostet dann viel Kraft und Überwindung. Und das Schlimmste ist, dass man sich ziemlich schnell allein und missverstanden fühlt. Wir trennen uns dann immer mehr von uns selbst, bis wir nicht mehr aus der Fülle leben und schlussendlich nur ›depersonalisiert‹ neben uns selbst stehen.«

Milosh, 31 Jahre alt

• • •

»Es fühlt sich an, wie wenn ein großer schwerer Brocken auf deiner Brust liegt. Darüber mit jemandem zu reden ist schwer, vor allem wenn es Menschen sind, die mit dem Thema nicht vertraut sind. Viele sagen dann, das wird schon wieder werden … Aber das wird es nicht ... Mit jedem Freund, der sich deswegen von dir distanziert, der nichts mehr mit dir zu tun haben will, wird es schlimmer. Und du redest dir ein, DU hast was falsch gemacht. Die fehlende Akzeptanz für diese Krankheit lässt mich oft glauben, mir kann nicht geholfen werden, weil mich keiner versteht. Und das ist so schlimm daran.«

Johannes, 19 Jahre alt

Danksagung

Ich habe dieses Buch in zwei sehr unterschiedlichen Phasen meines Lebens geschrieben. Die ersten Kapitel entstanden im Frühjahr 2021. Zu dem Zeitpunkt hatte ich gerade selbst mit einer schweren depressiven Episode zu kämpfen und war, um es mal ganz direkt zu sagen, ziemlich am Limit. Als ich zusätzlich durch Schmerzen in meinen Handgelenken das Schreiben als Zufluchtsort verlor, entschied ich mich für einen Klinikaufenthalt, der bis in den August 2021 ging. Dieses Buch entstand also »davor« und »danach«. (Wobei ich nicht behaupten möchte, dass meine Depressionen geheilt sind.)

Im Sommer 2021 war ich mehrfach an dem Punkt, an dem ich felsenfest davon überzeugt war, nicht mehr schreiben zu können. »Schlichtweg verlernt«, behauptete der innere Kritiker immer wieder. Dass die Geschichte von Melina und Ben allerdings nicht zwischen Pommes frites und wackeligen Stühlen endet, verdanke ich heute auch einigen Menschen, die mir bei allen Selbstzweifeln zur Seite gestanden haben.

Beginnen wir mit meiner einzigartigen Literaturagentin Kathrin Nehm, die jeder künstlerischen Krise standhält und immer den Blick auf das Wesentliche lenkt.

Ebenso bedanken möchte ich mich bei dem gesamten Forever Verlag. Julia? Tabea? Um ehrlich zu sein, könnte ich euch nicht einmal verübeln, wenn mein Name in eurem E-Mail-Fach irgendwann auf einer Art Autorinnen-Blacklist landet. Dass ihr meinen Ideen und Wünschen immer so offen gegenübersteht, bedeutet mir die Welt.

Ganz viel Liebe geht raus an meine Familie und an meinen Freund Luca, der mich nach Nachrichten wie »Kannst du bitte noch mal genau erklären, wie sich eine Erektion bei einem Mann anfühlt?« noch immer nicht zum Mond geschossen hat. Falls es jemals so weit sein sollte, schicke ich dir die coolsten Weltall-Fotos, die es jemals geben wird.

Tausend Umarmungen gehen raus an meine treuen Testleserinnen. Danke für eure sorgfältige Arbeit und eure radikale Ehrlichkeit. Sofia, Ludwig gehört dir! Silja, ich werde nie darüber hinwegkommen, dass eine *Bravo* keine 1,60 Euro mehr kostet. Anna-Lena, danke für deine Genauigkeit!

Becca? Was wäre dieses Buch ohne dich?

Sarah? Was wäre die ganze Reihe ohne dich?

Liebe Sophia, danke für deine Geduld und das Teilen deiner Erfahrungen bezüglich des Medizinstudiums.

Auch danke an dich, Johanna, fürs Speedreading, 3:35-Uhr-E-Mails und die Nummer mit dem Main. Ich bin froh, dass niemand diese Anspielung hier jemals verstehen wird.

Danke an Sarah Sprinz für deine lieben Worte, fürs Dasein und Mitfiebern.

Hannah? Mal ganz davon abgesehen, dass ich mir von niemandem so gerne Sprachnachrichten anhöre wie von dir, bist du auch als Zugbegleitung unbezahlbar. Können wir bitte für immer Freundinnen bleiben? Einfach aus so ganz praktischen Gründen.

Unendlicher Dank geht an dich, liebe Maike.

NaNoWriMo2021 … ich werde diese Zeit nie wieder vergessen. Ich hoffe, dass du im Buch einen würdevollen Platz gefunden hast, und kann nur beten, dass dieser Roman nicht in die Hände von HSV-Fans fällt.

Danke an meine Schreibfreundinnen Lara, Ayla und Jenny. Unsere Gruppe ist so ungeplant und plötzlich in mein Leben geplatzt, dass ich manchmal gar nicht glauben kann, dass es euch gibt. In ganz Deutschland verteilt und doch so nah.

Ganz ehrlich? Ihr seid die Cola in meinem Leben: einfach unverzichtbar.

Mein allerletzter Dank geht an euch, meine lieben Leserinnen und Leser. Danke, dass ihr bis hierher gelesen habt. Ich übertreibe nicht, wenn ich sage: Ihr seid alles für mich!

Von Herzen und hoffentlich bis bald!

Eure Toni

Hilfsangebote

www.telefonseelsorge.de

Telefonnummer: (0800) 111 0 111 oder (0800) 111 0 222
Info: Die Telefonseelsorge ist rund um die Uhr erreichbar und bietet auch eine Mail- und eine Chat-Beratung an. Die Kontaktaufnahme ist immer anonym und kostenlos.

Für Kinder, Jugendliche und Eltern

www.nummergegenkummer.de

Telefonnummer: 116 111
Info: Erreichbar von montags bis sonnabends von 14 bis 20 Uhr.

www.elterntelefon.info

Telefonnummer: (0800) 111 05 50
Info: Erreichbar von montags bis freitags von 9 bis 17 Uhr und dienstags und donnerstags von 9 bis 19 Uhr.